（懂点中医，护卫家人健康）

从基础理论到实践操作，跟着视频由浅入深、轻松掌握

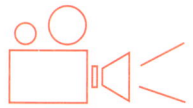

# 视频讲透
# 零基础学艾灸

视频讲解　白话解读　简单易懂　一看就会

陈大为／主编

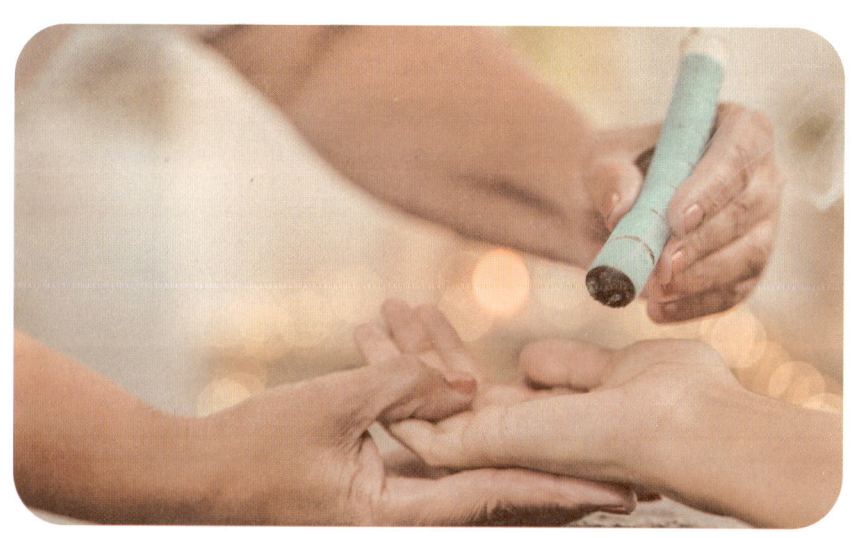

天津出版传媒集团

天津科学技术出版社

### 图书在版编目（CIP）数据

视频讲透零基础学艾灸 / 陈大为主编 . -- 天津：天津科学技术出版社，2024.6
　ISBN 978-7-5742-2085-0

Ⅰ.①视… Ⅱ.①陈… Ⅲ.①艾灸—基本知识 Ⅳ.①R245.81

中国国家版本馆CIP数据核字（2024）第089195号

---

视频讲透零基础学艾灸
SHIPIN JIANG TOU LING JICHU XUE AIJIU

策划编辑：杨　譞
责任编辑：孟祥刚
责任印制：刘　彤

| | |
|---|---|
| 出　　版 | 天津出版传媒集团<br>天津科学技术出版社 |
| 地　　址 | 天津市西康路35号 |
| 邮　　编 | 300051 |
| 电　　话 | （022）23332490 |
| 网　　址 | www.tjkjcbs.com.cn |
| 发　　行 | 新华书店经销 |
| 印　　刷 | 唐山富达印务有限公司 |

---

开本 787×1092　1/16　印张 16　字数 160 000
2024年6月第1版第1次印刷
定价：128.00元

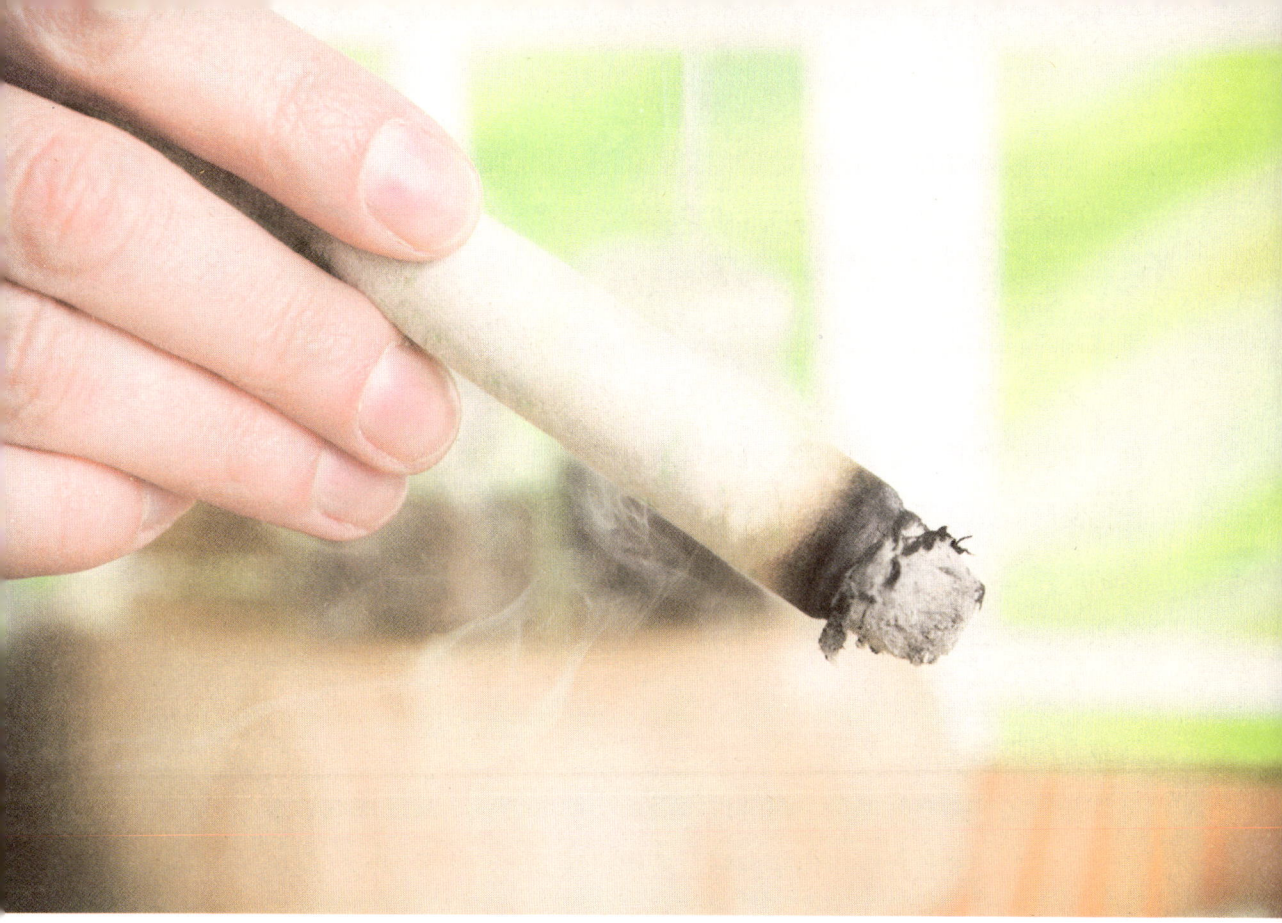

# 前言

　　艾灸是中华民族传统医学中的一种独特而古老的医疗方法,在中医理论和中医实践中都具有重要的地位,因具有温经散寒、行气通络、扶阳固脱等功效而被广泛应用于临床治疗。此外,艾灸疗法还具有优良的养生保健作用,是中医"治未病"的常见有效方法,在缓解疲劳、改善睡眠、强身健体、延缓衰老等方面有着显著的效果。

　　现代人因为快节奏的生活和较高的压力,身体常超负荷工作,再加上生活习惯和饮食结构等的不合理,致使很多人都处于亚健康状态,主要表现为睡眠质量差、精神不振、倦怠无力、烦躁焦虑等。此外,很多慢性疾病也逐渐开始年轻化,重大疾病的发病率也在不断提高。从中医的角度来看,亚健康的状态和疾病的发生与人体阴阳失调、气血不通、寒湿阻滞等有着很大的关系。这种情况就可以通过艾灸进行调理。而且,艾灸不仅疗效显著、作用广泛,还具有简单易学、操作方便的优点,因而成为家庭养生保健的绝佳选择。

为了读者能够安全有效地运用艾灸疗法，我们专门编著了本书。书中全面而系统地介绍了艾灸疗法，内容准确翔实，语言通俗易懂，而且很多知识都配有清晰明了的图片，如艾灸方法、取穴技巧等，即使是艾灸新手，也能一看就懂、一学就会。

本书共分6章，第一章介绍艾灸的基础知识，包括艾灸的历史渊源、艾灸的原理、艾灸的作用、艾灸的适应证和禁忌证等。第二章介绍艾灸前需要做的准备，包括艾叶的采集和加工、鉴别优劣艾绒、艾炷和艾条的制作方法、艾灸的顺序、艾灸的体位、艾灸的原则等。第三章接着介绍艾灸的具体方法和操作技巧，包括艾条灸、艾炷灸、温灸器灸、温针灸等。第四章重点介绍十四经脉的循行路线及其上主要穴位的取穴技巧、适用病症和艾灸方法，以及4种主要的腧穴定位法。第五章介绍防治未病、增强体质及不同人群的养生保健艾灸法，包括养心安神灸、健脾益胃灸、益气补血灸、宣肺理气灸、小儿保健灸、女性保健灸等。第六章介绍常见病症的艾灸疗法，包括感冒、发热、头痛、支气管哮喘、便秘、颈椎病、口腔溃疡、鼻炎、湿疹、痛经、小儿厌食症等。本书最后还对与艾灸有关的一些疑问进行了解答，如哪种体质的人适宜艾灸、艾灸时的烟雾是否对身体有害、药艾条与纯艾条的效果如何、常用的艾灸保健穴位有哪些等。

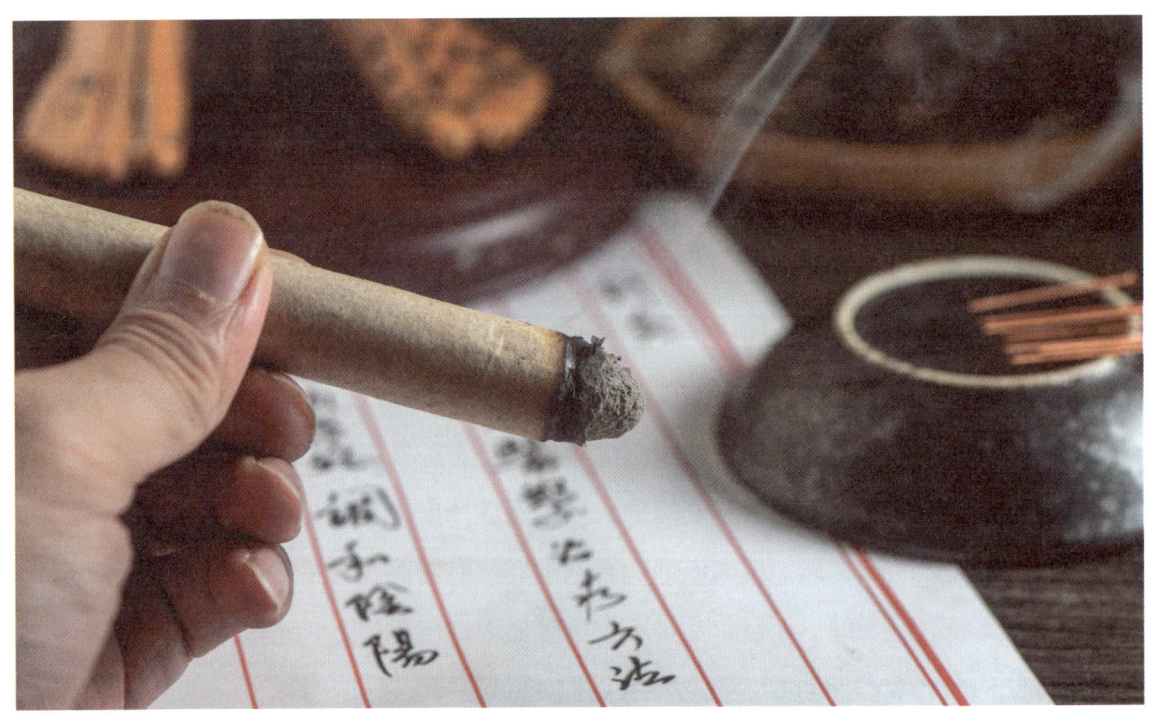

# 目录

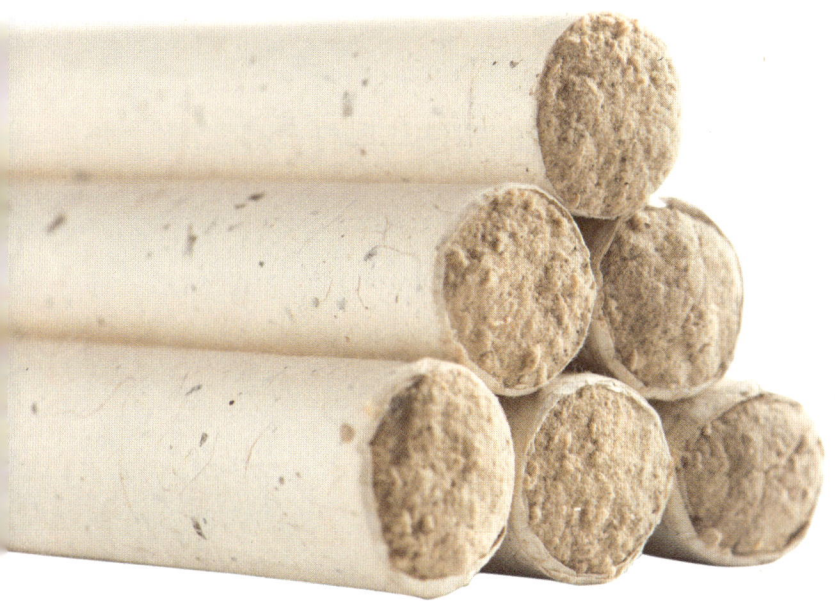

### 第一章
## 艾灸基础知识 ... 1

- 艾灸的历史渊源 ... 2
- 艾灸的原理 ... 4
- 艾灸的关键 ... 5
- 艾灸的作用 ... 6
- 影响艾灸效果的因素 ... 8
- 艾灸的适应证和禁忌证 ... 10
- 艾灸与时令 ... 11

- 制作艾炷和艾条 ... 32
- 艾灸的顺序 ... 33
- 艾灸的用量 ... 34
- 艾灸的体位 ... 35
- 艾灸的原则 ... 38
- 了解不同的灸感 ... 41
- 艾灸注意事项 ... 42

### 第二章
## 做好施灸的准备 ... 27

- 什么是艾 ... 28
- 艾叶采集和加工 ... 30
- 鉴别优劣艾绒 ... 31

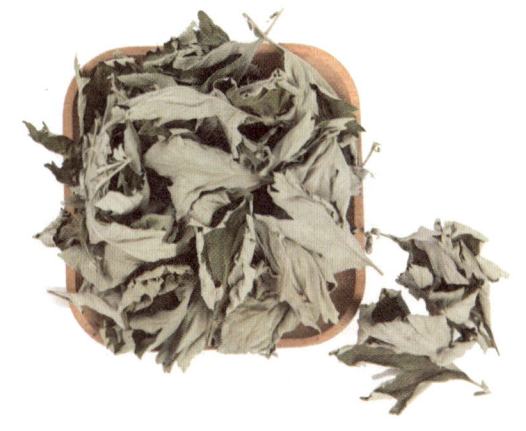

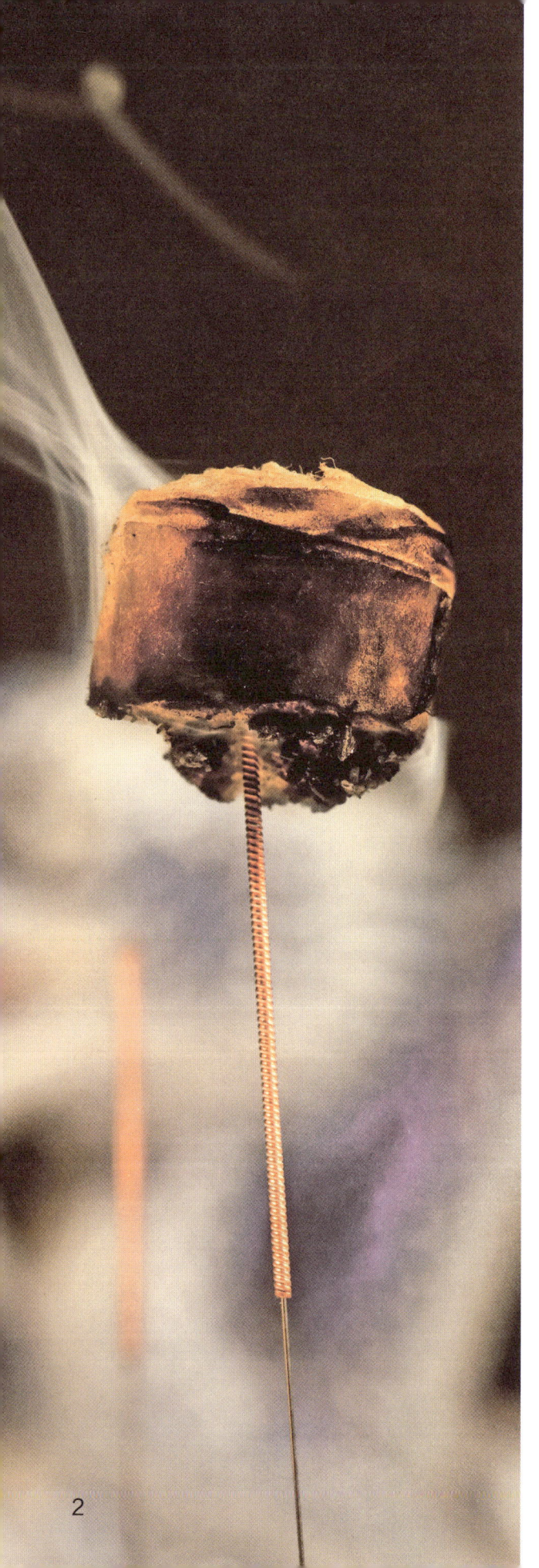

### 第三章
**艾灸的方法与操作** ...... 45
艾条灸 ...... 46
艾炷灸 ...... 48
温灸器灸 ...... 50
温针灸 ...... 52
非艾灸疗法 ...... 53
灸后处理与调养 ...... 54

### 第四章
**艾灸与经络腧穴** ...... 57
腧穴定位法 ...... 58
手太阴肺经 ...... 62
手阳明大肠经 ...... 64
足阳明胃经 ...... 66
足太阴脾经 ...... 68
手少阴心经 ...... 70
手太阳小肠经 ...... 72
足太阳膀胱经 ...... 74
足少阴肾经 ...... 76
手厥阴心包经 ...... 78
手少阳三焦经 ...... 80
足少阳胆经 ...... 82
足厥阴肝经 ...... 84
任脉 ...... 86
督脉 ...... 88
禁灸穴位 ...... 90

## 第五章
### 养生保健艾灸疗法 ... 93

- 养心安神 ... 94
- 健脾益胃 ... 96
- 疏肝解郁 ... 98
- 宣肺理气 ... 100
- 补肾强腰 ... 102
- 健脑益智 ... 104
- 明目护眼 ... 106
- 益气补血 ... 108
- 调理血压 ... 110
- 缓解疲劳 ... 112
- 减轻压力 ... 114
- 改善睡眠 ... 116
- 减肥瘦身 ... 118
- 丰体增肌 ... 120
- 防治脱发 ... 122
- 养颜润肤 ... 124
- 强身健体 ... 126
- 美白祛斑 ... 128
- 清热解毒 ... 130
- 延缓衰老 ... 132
- 小儿保健 ... 134
- 女性保健 ... 136
- 男性保健 ... 138
- 老年保健 ... 140

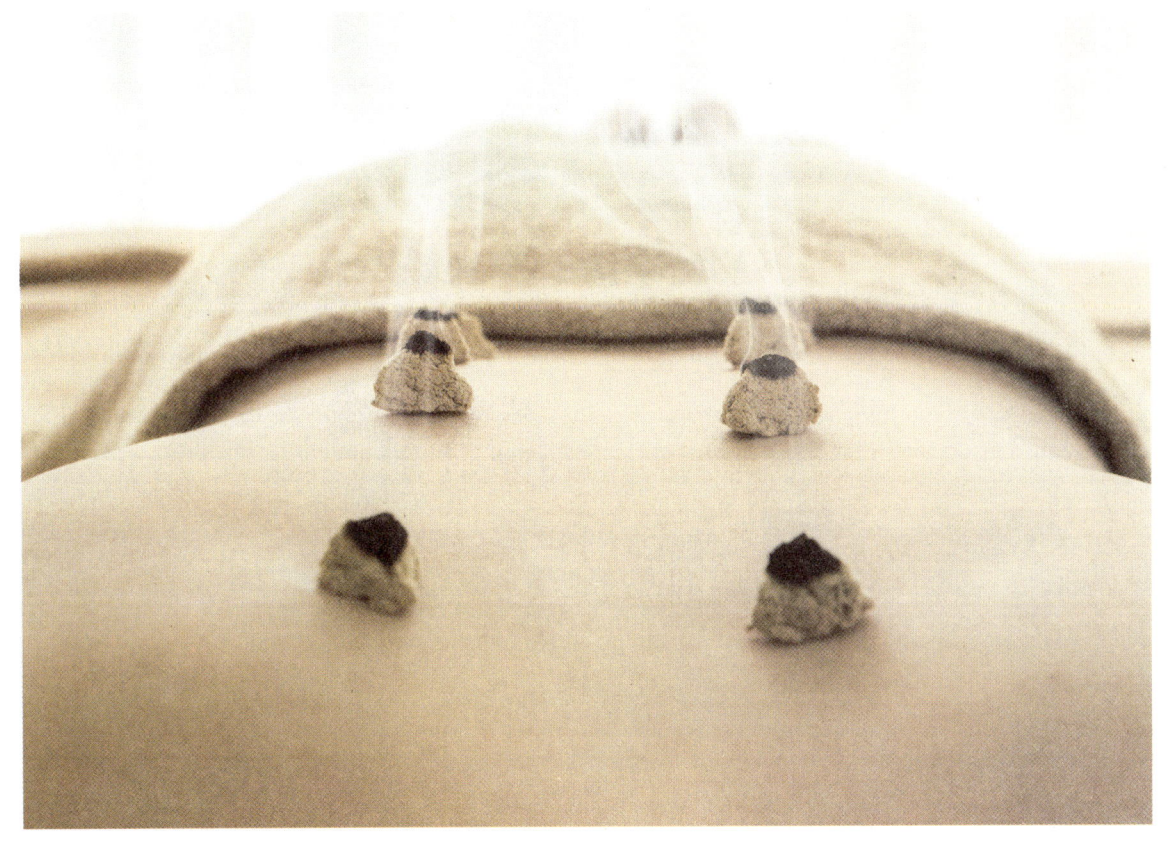

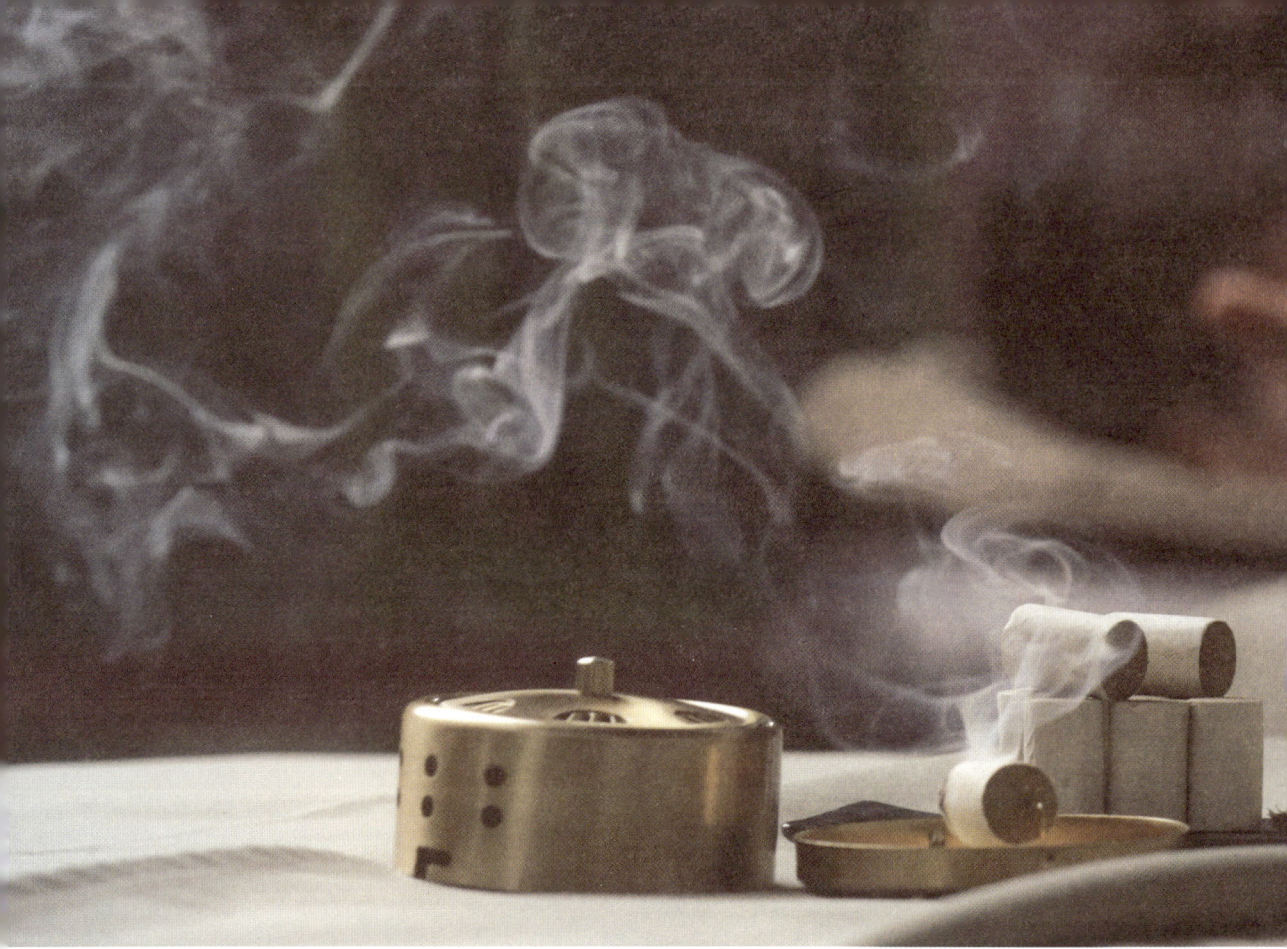

### 第六章

**常见病症艾灸疗法** .................. 143

| | |
|---|---|
| 感冒 .................. 144 | 风湿性关节炎 .................. 168 |
| 咳嗽 .................. 146 | 呕吐 .................. 170 |
| 发热 .................. 148 | 腹胀 .................. 172 |
| 支气管哮喘 .................. 150 | 腹泻 .................. 174 |
| 支气管炎 .................. 152 | 腹痛 .................. 176 |
| 黄疸 .................. 154 | 便秘 .................. 178 |
| 水肿 .................. 156 | 痔疮 .................. 180 |
| 头痛 .................. 158 | 胃痛 .................. 182 |
| 神经衰弱 .................. 160 | 胃下垂 .................. 184 |
| 三叉神经痛 .................. 162 | 慢性胃炎 .................. 186 |
| 坐骨神经痛 .................. 164 | 肩周炎 .................. 188 |
| 中风偏瘫 .................. 166 | 颈椎病 .................. 190 |
| | 落枕 .................. 192 |

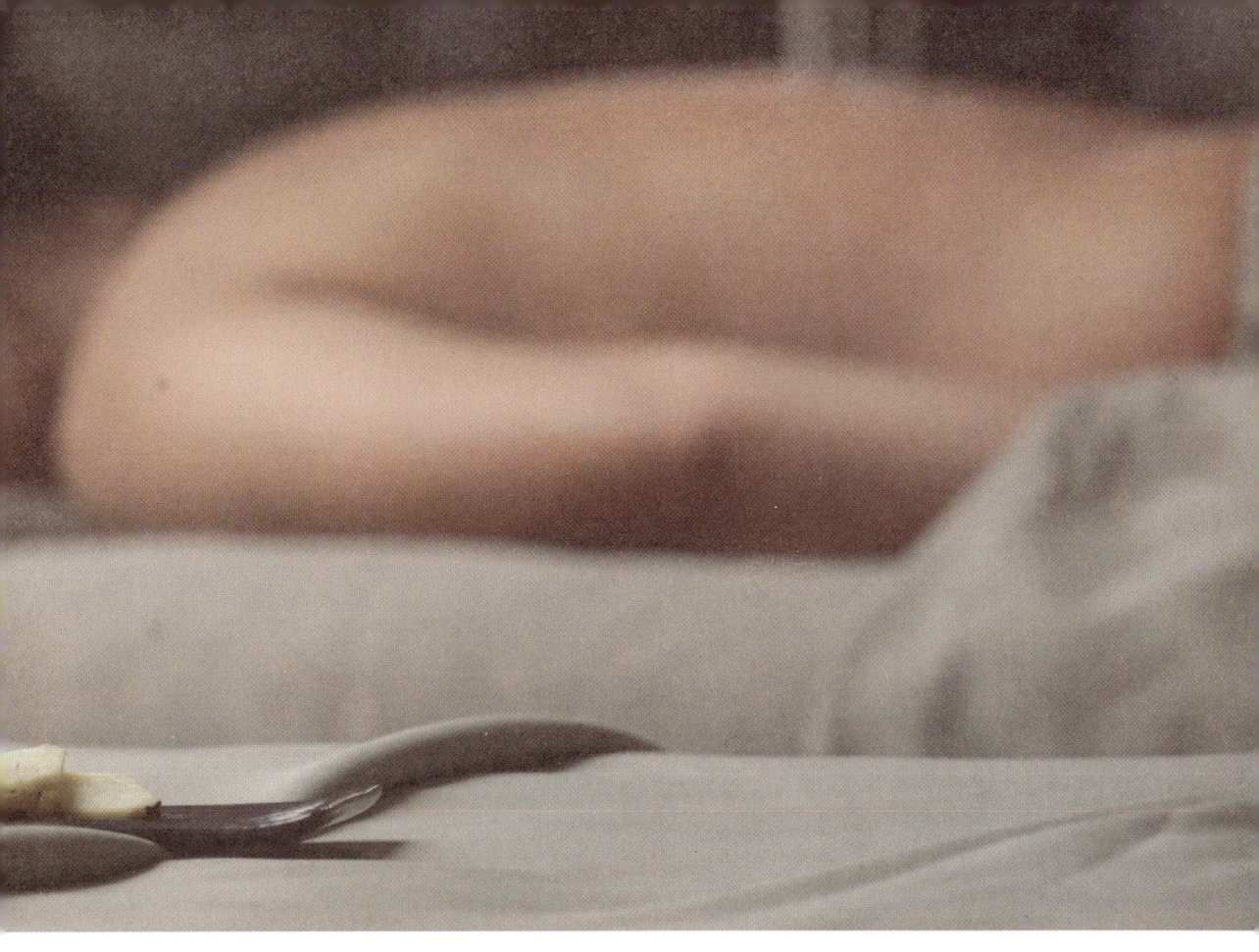

| 腰痛 | 194 | 湿疹 | 220 |
|---|---|---|---|
| 腰肌劳损 | 196 | 带状疱疹 | 222 |
| 足跟痛 | 198 | 斑秃 | 224 |
| 耳鸣 | 200 | 痛经 | 226 |
| 眩晕 | 202 | 月经失调 | 228 |
| 鼻出血 | 204 | 产后缺乳 | 230 |
| 口腔溃疡 | 206 | 阳痿 | 232 |
| 牙痛 | 208 | 遗精 | 234 |
| 鼻炎 | 210 | 前列腺炎 | 236 |
| 扁桃体炎 | 212 | 小儿厌食症 | 238 |
| 睑腺炎 | 214 | 小儿遗尿 | 240 |
| 上睑下垂 | 216 | 夜啼 | 242 |
| 痤疮 | 218 | 附录：艾灸问答 | 244 |

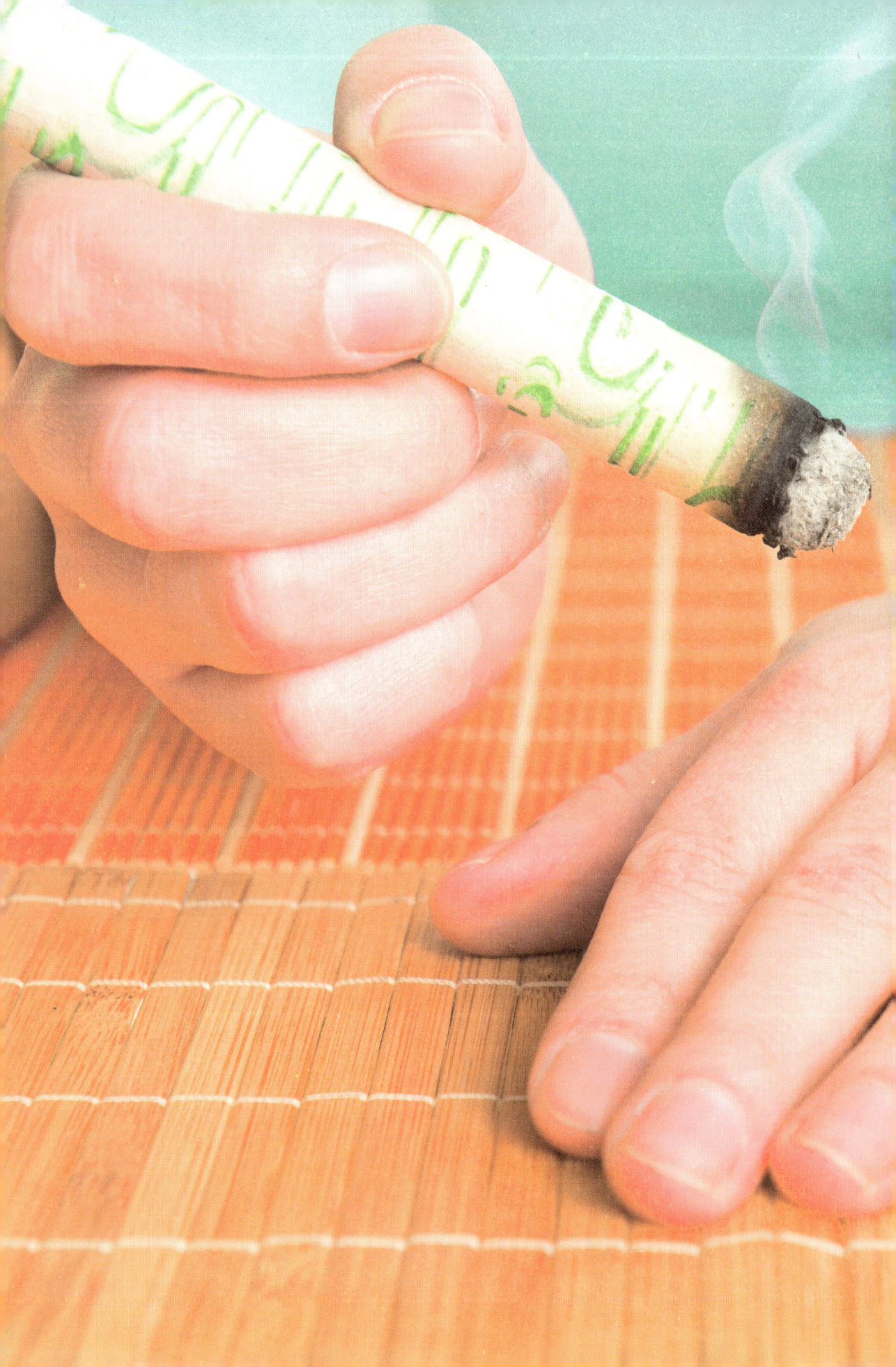

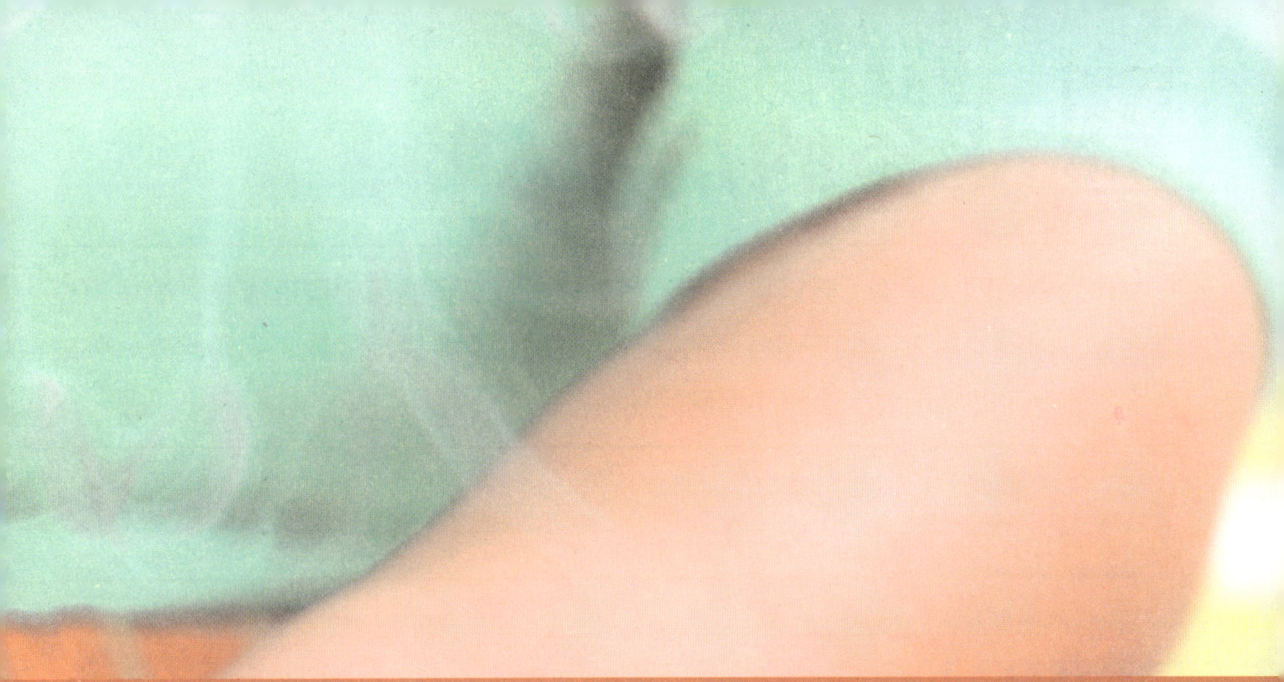

# 第一章
# 艾灸基础知识

经过上千年的发展，艾灸已成为中医特色疗法中的佼佼者。在学习艾灸的方法之前，应该首先了解与其有关的基础知识，如艾灸的历史发展、功效原理、关键因素、作用范畴、适应证和禁忌证等。

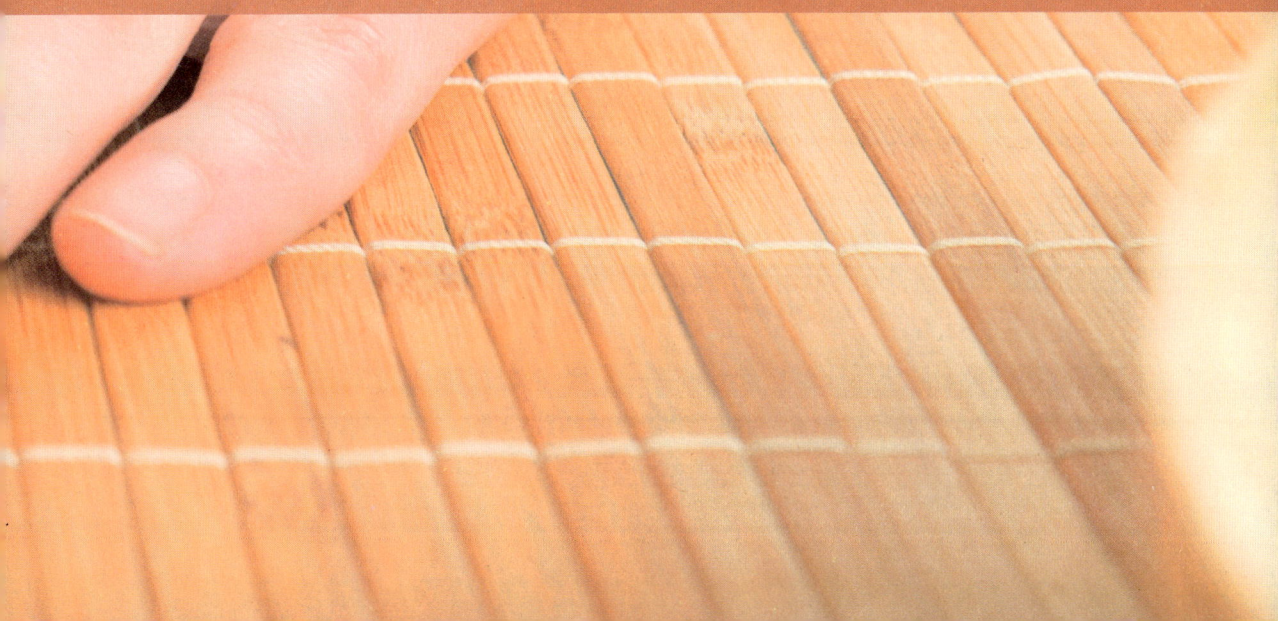

# 艾灸的历史渊源

作为中医四大医术（砭、针、灸、药）之一，艾灸的历史源远流长，最早可追溯至远古时期。后来经过各朝各代的实践和发展，艾灸逐渐成熟、完善起来，并成为中医里一种非常重要的治病和保健的独特疗法。

## 艾灸的起源

灸疗的出现与人们对火的使用有关。远古时期的人类并没有明确的治疗疾病的方法，他们在用火取暖或意外被火灼伤后，发现身体的病痛会得到缓解或减轻。之所以会出现这种情况，是因为火的热量逼退了体内的寒气。古人从中受到启发，开始有意识地将火应用到疾病的治疗当中。

刚开始，人们只是简单地通过燃烧树枝或其他植物来进行施灸。后来，一种较为常见的植物——艾草在不经意间被用来作为灸疗的材料。因为燃烧艾草治疗疾病的效果要比其他植物好很多，艾草便成为主要的施灸材料，这就形成了艾灸。

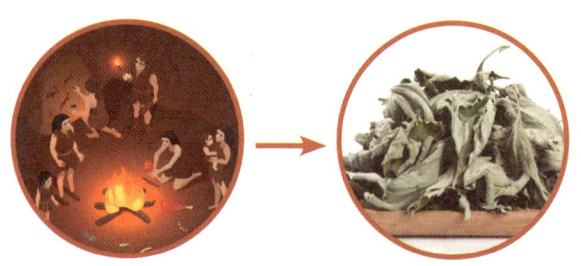

## 艾灸的发展

关于艾灸最早的文献记载，见于1973年在湖南长沙马王堆汉墓出土的《足臂十一脉灸经》。这本帛书大约成书于春秋战国时期，书中记录了78种疾病，这些疾病的治疗方法均是艾灸。和《足臂十一脉灸经》同时出土，成书时间稍晚于它的《阴阳十一脉灸经》中记载了147种疾病，其治疗方法也全都是艾灸。

秦汉时期，我国医学得到进一步发展，《黄帝内经》这部医学巨著就产生于这个时期。在《黄帝内经》中，灸法被作为一个重要内容进行了比较系统的介绍。书中不仅出现了"针所不为，灸之所宜"等论述，还记载了灸法的起源、各种灸疗方法及灸法的适应证。东汉时期的张仲景在其所撰的《伤寒论》一书中，记载了艾灸治疗某些疾病的具体方法和艾灸的禁忌证，使艾灸疗法初步形成体系。

到了三国时期，我国第一部灸疗专著——《曹氏灸经》出现了。该书由曹操之孙曹翕所著，共有7卷，书中总结了先秦至三国时期灸疗的实践经验，不仅所载可灸穴位比之前的医书有所增加，还详细介绍了艾灸的禁忌和禁灸的原因。

两晋南北朝时期，艾灸疗法继续发展，并成为民间的一种普遍治病方法。西晋皇甫谧所著的《针灸甲乙经》一书中，详细论述了各种疾病的取穴部位和艾灸的方法，使艾灸疗法更加系统化、专业化。东晋陈延之在其撰写的《小品方》中也表明艾灸疗法是一种简单而有效的治病之法，且易于推广。

发展到唐朝，艾灸已经成为一门独立学科，还出现了"灸师"这个专业职称。唐朝名医孙思邈在其著作《千金要方》和《千金翼方》中记载了大量与艾灸有关的内容。孙思邈不仅重视艾灸的用量，还增加了多种隔物灸的方法，如隔豆豉饼灸、隔附片灸、隔商陆饼灸等。另外，孙思邈本人也经常对足三里穴进行施灸，并有"艾火遍身烧，祛病如把抓"的论述。

在宋朝，艾灸受到了各个阶层人们的重视，上至皇亲国戚，下至普通百姓，都将艾灸作为一种防病治病、养生保健的有效方法。据《宋史》记载，宋太祖赵匡胤就曾为其弟弟赵光义亲自施灸。成书于北宋时期的《太平圣惠方》《圣济总录》等重要医书中，也记载了很多灸疗的内容。

明朝时，艾灸发展到全盛时期，关于灸法的记载越来越丰富，包括灯火灸、桑枝灸、桃枝灸、艾条灸、药条灸等。后来还出现了在艾条里加入其他药物的雷火神针、太乙神针等灸法。明朝著名医学家李时珍在其医学著作《本草纲目》里也记载了艾的功效和艾灸的方法。

然而到了清朝，因为宫廷禁止使用艾灸疗法，导致其衰落下来。但艾灸成本低廉、方便操作、安全有效等特点，使其在缺医少药的民间流传下来。到了现代社会，人们越来越重视养生，艾灸这种中医特色疗法也随之兴起。各级中医院还开设有专门的针灸科，艾灸因此在医疗、科研、教学和临床应用等各个方面都得到大力发展。

## 艾灸的传播

作为中国传统医学的重要组成部分，艾灸不仅在我国受到重视，更是远播海外，先后传入朝鲜、日本、韩国及欧洲多个国家，并受到国外人们的喜爱。

公元562年，南北朝吴人知聪携带针灸挂图《明堂图》等东渡日本，将艾灸传入日本。此后，艾灸便在日本的国土上扎根、开花、结果。公元700年，日本文武天皇还将艾灸作为国医确定下来。

我国的医学在公元5世纪就已传入朝鲜，到了公元692年，朝鲜医学教材中就出现了《针灸甲乙经》《针经》《明堂经》等与艾灸相关的中国传统医书。艾灸作为朝鲜传统医学的一个重要组成部分被保留至今。

17世纪中叶，艾灸由日本传入欧洲。起初，艾灸在欧洲并未引起人们重视。后来，法国的一名医师在行军作战过程中，经常通过艾灸来为士兵、军官治疗各种疾病。自此，艾灸的神奇疗效便被欧洲人所熟知，艾灸也得到了大范围的推广。

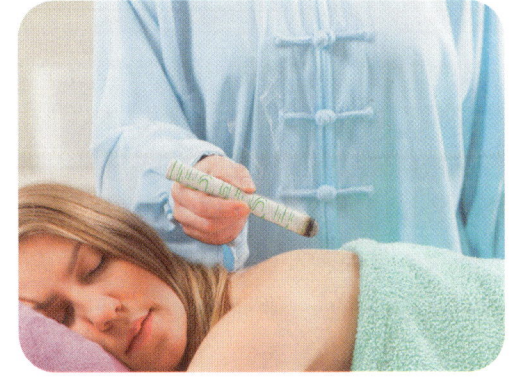

# 艾灸的原理

艾灸疗法在我国已有两千多年的历史，其疗效已被临床实践所证实。而其之所以能够起到治疗疾病和预防保健的效果，主要是因为以下几个方面的作用。

## 药物药效的发挥

艾灸的主要材料是艾，可以说，离开艾，灸疗就不存在。施灸时艾被点燃，由此便产生一种独特的"药气"。这种"药气"若被皮肤吸收，可以起到抗菌、消毒、杀灭有害微生物的作用；若被吸入体内，则能起到安神醒脑、清窍通络的功效。此外，在艾灸时还可以加入艾以外的其他药物，这些药物在艾火的刺激下，其各自的药效也能得到充分发挥。

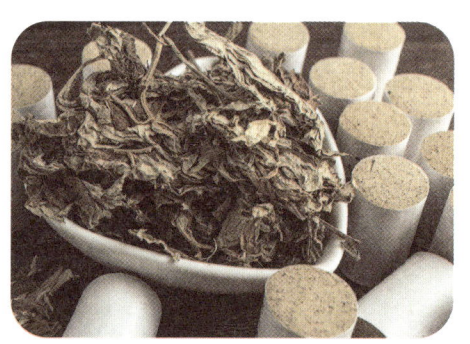

## 艾火的温热刺激

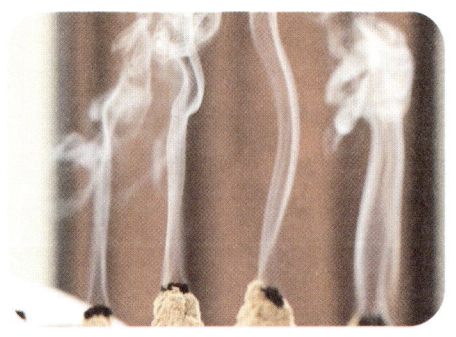

艾灸时点燃的艾条或艾炷会产生一定的热力，适宜的热力刺激可使人体局部皮肤充血，毛细血管扩张，血液循环增强，肌肉痉挛因此得到缓解，皮肤组织的代谢能力也得到加强，最终促进皮肤炎症、瘢痕、粘连、血肿及渗出物等病理性产物被吸收而消散。同时，艾火对人体局部的温热刺激还可以降低神经系统的兴奋性，起到镇静安神、镇痛止痛等作用。

## 经络腧穴的调节

经络学说是我国传统医学的一个重要内容，也是艾灸疗法的理论基础。不仅人体五脏六腑、四肢百骸的协调关系需要靠经络的调节作用来实现，艾灸疗效的发挥同样离不开经络的调节作用。对身体局部穴位施灸，便会激发体内经气，调动经脉的功能，使经络发挥出行气血、调阴阳、利关节、濡筋骨等整体作用，进而达到防病治病、保健养生的目的。

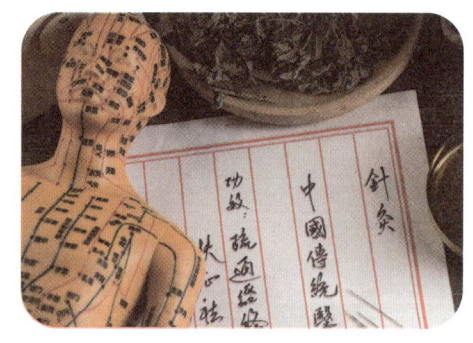

# 艾灸的关键

艾灸之所以可以发挥治病、防病、养生的作用，关键有三点，即穴位、药物和温热。艾灸的疗效是在三者的共同作用下产生的。艾灸时，药物在温热的刺激下通过穴位进入人体，由此达到治病疗疾、保健强身的目的。

**穴位**

穴位是人体经络上的特殊点状区域。经络为气血的运行通道，是一条条线，穴位是气血停留汇聚之所，是一个个点。穴位并非独立存在于体表，而是与人体内部的组织器官紧密联系的，是机体内部与外界交流、输通的门户。通过这个门户，人体内部的病痛可以反映出来，外部的药物、能量等刺激也能深达脏腑，并流通到身体各个部位。因此，艾灸时一定要使艾条、艾炷对准所选穴位，以便艾火的热量和药物能从穴位处进入人体。

**药物**

药物主要是指艾草及姜、蒜、盐、附子、白芥子、灯芯草、天南星等艾灸时所需的各种中药。这些药物多具有散寒止痛、祛湿止痒、温中止呕、补火助阳、散结通络、利水渗湿、祛风止痉等作用，对各种寒证、痛证、虚证、厥证等有较好的治疗效果。艾灸时，因为艾火的刺激，这些药物的药效得到了极大程度的发挥，穿透力非常强，可以快速被人体吸收，于是就起到了防病治病的作用。

**温热**

温热是指艾炷、艾条及其他药物被点燃或加热时所产生的热度。艾灸要想取得良好的效果，温热刺激也必须达到一定的强度，否则可能会出现表热里不热的情况。适宜的温热刺激跟艾条与皮肤的距离、艾炷的大小及施灸的时长都有关系，施灸时需多加注意，既不能烫伤患者，又必须使患者受到相应强度的温热刺激。这样，艾灸产生的热量辐射和药物的药效才能通过穴位输入体内，以便使脏腑功能、气血运行、阴阳虚实等达到平衡。

# 艾灸的作用

艾灸这种中医外治法，是通过将点燃的艾绒对身体穴位进行烧灼，使艾火的温热刺激依靠经络的传导到达身体内部脏器或病灶，从而起到祛邪治病的目的的。其作用，主要表现在以下几个方面。

## 温经散寒

人体的生命活动是否正常与气血的运行情况息息相关，气血通畅则生命活动正常，气血瘀阻则生命活动发生异常。影响气血运行的原因有很多，根据"寒则气收，热则气疾"可知，寒热就是其中一种原因。若人体寒气较盛，寒邪凝滞经络，则气血运行就会缓慢甚而不通而致病，患者可出现肢体关节冷痛、拘急、麻木等症状。针对这种情况，用艾灸治疗就可以收到非常好的效果，因为艾火可以驱散体内寒邪，起到温经散寒的作用。

## 行气通络

经络遍布全身，既将内部脏腑和体表及身体各部相连，又是气血运行的通道。正常情况下，气血在经络中循序运行、周流不息。如果人体受到风、寒、暑、湿、燥、火等外邪的侵袭，体内气血就可能发生凝滞，人体经络便会受阻。这时，患者便会出现肿胀疼痛等诸多不适，可见于疮疡肿疖、癃闭、扭挫伤、冻伤等病症。在这类患者相应的穴位上进行施灸，就可以祛除外邪，起到疏通经络、调和气血的作用，还能增强机体的抗病能力。

## 排毒泄热

人们通常认为艾灸主要用来治疗寒证，对于热证则禁用艾灸。但有些医书中也有艾灸可祛除体内热毒，从而治疗热证的记载。例如，《黄帝内经》中提到可用艾灸治疗由邪热壅聚导致的痈疽，《千金要方》里也指出艾灸具有宣泄脏腑实热的作用。明朝李梴在其所撰的《医学入门》中更是阐述了艾灸治疗热证的机制：热者灸之，引郁热之气外发，火就燥之义也。由此可知，艾灸不仅可以散寒邪，还能泄热邪，对人体具有双向调节的作用。

## 升阳举陷

阳气虚弱的人，容易出现精神倦怠、浑身乏力、腰酸背痛、手脚冰凉等症状，严重者还会发生脏器下垂，如胃下垂、子宫下垂、脱肛等。《黄帝内经·灵枢》中有"陷下则灸之"的记载。《针经》里也说道："今言下陷者，阳气陷入阴气之中，是阴反居其上而复其阳，脉证俱在外者，则灸之。"李时珍在《本草纲目》中也说艾叶"取太阳真火，可以回垂绝元阳"。因此，对阳虚患者进行艾灸，可以起到益气温阳、提升中气、升阳举陷、安胎固经等作用，可用于治疗卫阳不固、腠理疏松等症。

## 扶阳固脱

人体健康的根本在于阳气，阳气健旺而邪不能客，身体就会健康；阳虚则阴盛，阴盛则人体就容易发生寒证、厥证，严重者甚至气虚欲脱、脉微欲绝。这种情况就可以用艾灸进行救治。《伤寒论》中就多次提到，可急用艾灸疗法回阳复脉，治疗呕吐、腹泻、手足厥冷、脉象微弱等阳气虚脱的重症，如"少阴病，吐利……脉不至者，灸少阴七壮""少阴病……呕而汗出，必数更衣，反少者，当温其上，灸之""伤寒六七日，脉微，手足厥冷，烦躁，灸厥阴""伤寒脉促，手足厥逆，可灸之"。

## 防病保健

预防疾病一直都是中医的重要内容之一，《黄帝内经》中就提出过"治未病"的思想。而艾灸这种疗法，就可以既治病，又防病。民间有俗语"三里灸不绝，一切灾病息"，意思是经常艾灸足三里穴可以预防各种灾病。此外，各种医学典籍中也有很多关于艾灸防病保健的论述。例如，《千金要方》中说道："凡人吴蜀地游宦，体上常须三两处灸之，勿令疮暂瘥，则瘴疠温疟毒气不能着人也，故吴蜀多行灸法。"意思是说，艾灸可以预防传染病。明朝杨继洲撰写的《针灸大成》里也有艾灸足三里穴可以预防中风的说法。

# 影响艾灸效果的因素

艾灸的疗效受到多种因素的影响,一般包括艾灸材料、所选穴位、刺激量、艾灸方法、个体差异和环境。

## 艾灸材料

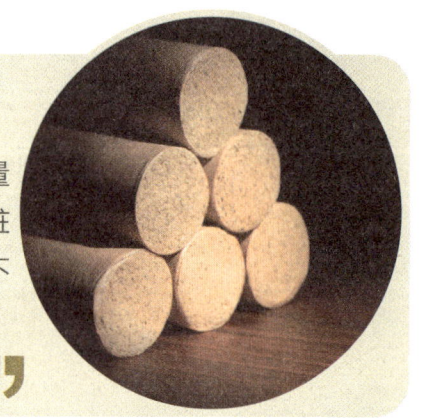

> 艾灸的材料即艾绒,其质量直接影响艾灸效果。质量好的艾绒,燃烧时产生的热力可以穿透皮肤,直达内部脏腑或病灶,疗效显著。质量差的艾绒,燃烧时易散落,不仅火力不够,还可能烫伤患者,疗效自然不理想。因此,要使艾灸发挥疗效,首先就要选择优质的材料。

## 所选穴位

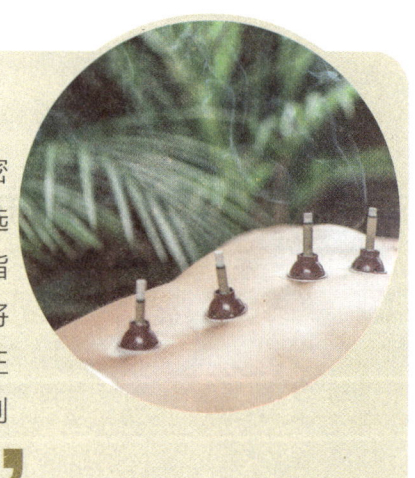

> 灸不离穴,效由穴生。艾灸的疗效与所选穴位密切相关。但并不是选择的穴位越多越好,而是要对症选穴,重在合理而有效的穴位配伍。在辨证论治原则的指导下确定穴位配伍后,还要快速而准确地取穴,否则将降低艾灸疗效,甚至毫无效果。因此,艾灸时一定要正确选取穴位,这样才能在施灸时实现针对性的"点"刺激,从而使艾灸发挥其应有的作用。

## 刺激量

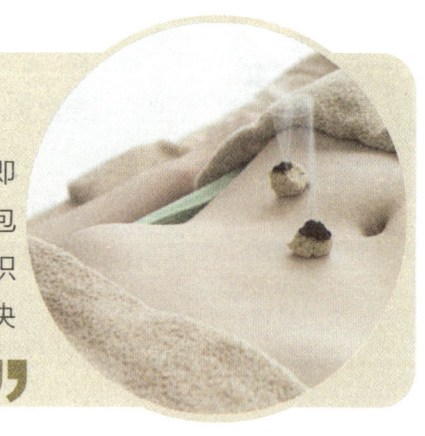

> 艾灸必须要有足够的刺激量,才能取得疗效,即"凡灸诸病,必火足气到,始能求愈。"刺激量主要包括两个方面,一是单次艾灸的刺激量,二是长期艾灸积累的刺激量。前者由艾灸时长、艾炷大小和壮数等决定,后者需要通过长期坚持来实现。

## 艾灸方法

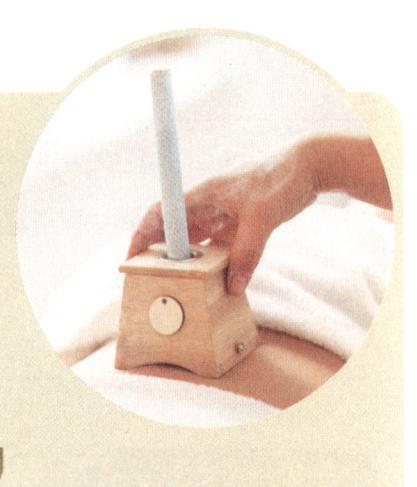

艾灸的操作方法多种多样，主要包括艾条悬起灸、艾条实按灸、艾炷直接灸、艾炷间接灸、温灸器灸、温针灸等。这些方法各具特色，其具体操作手法、适用病症、注意事项等都存在一定的差异，在具体选择时，应该综合考虑患者的身体状态、病症的轻重、病灶的位置、需要施灸的部位等情况。

## 个体差异

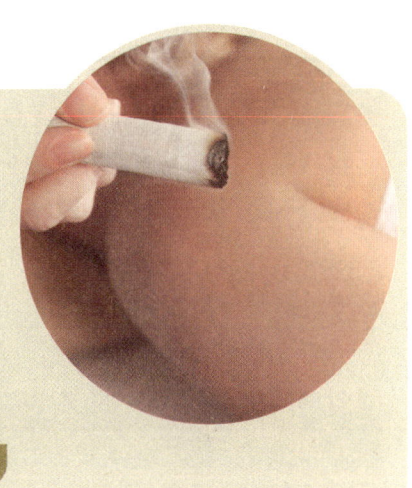

个体差异对艾灸疗效的影响主要表现在，患有相同病症的不同个体采用相同的艾灸方式进行艾灸时，取得的效果存在差异。这是因为在遗传、环境、个体能动性等因素的作用下，不同的个体对艾灸热刺激的敏感度，以及经络穴位被刺激后的反应各不相同。因此，施灸时一定要"因人制宜"。

## 环境

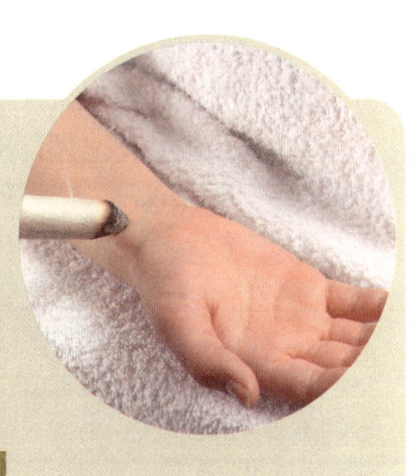

施灸时的环境对艾灸的疗效也有一定的影响。例如，在安静且温度适宜的环境中进行施灸，能够取得较好的疗效。反之，在或寒冷或炎热且嘈杂喧闹的环境中进行施灸，疗效一定会很差。这是因为，施灸者和患者都会受到环境的影响。因此，在施灸时，应该选择温度适宜、干净整洁、安静的环境。

# 艾灸的适应证和禁忌证

艾灸的适用证非常广泛，这种疗法不仅可以治疗体表的病症，还能治疗内部脏腑的病变，对各种慢性病及某些急危重症也有较好的治疗效果。尽管如此，艾灸和其他疗法一样也有禁忌证。了解艾灸的适应证和禁忌证，才能更好、更安全地运用这种疗法。

## 适应证

作为中医保健、疗疾的重要方法之一，艾灸基本上适用于临床上所见的大多数病症，寒热虚实、表里阴阳各证均可用艾灸进行治疗。

- **寒邪内伏**：外感寒邪、贪凉饮冷导致的各种病症，如风寒湿痹、中焦虚寒、消化不良、痛经、寒凝腹痛、泄泻等。
- **气虚下陷、脏器下垂**：脘腹坠胀、肛门坠胀、胃下垂、肝下垂、肾下垂、子宫下垂、直肠脱垂、脱肛、崩漏等。
- **脾肾阳虚、元气暴脱**：久泄、久痢、水肿、便秘、腰膝酸软、遗尿、小便频数、遗精、早泄、阳痿、虚脱、休克等。
- **某些急症**：霍乱吐泻、四肢厥冷、中风脱证、小儿惊风、鼻出血、晕厥等。

## 禁忌证

因为艾灸会耗伤一定的阴津和精血，且施灸过程中若操作不当可能会导致烫伤，所以有些病症、患者或身体部位确实不宜施灸。

- 高热、抽搐、严重贫血、大量咯血、急性传染性疾病、极度衰竭、器质性心脏病、精神分裂症等不宜灸。
- 过饥、过饱、极度疲劳、醉酒、大汗淋漓及情绪不稳定时不宜灸。
- 心脏部位、大动脉处、皮薄肌少筋肉积聚部位及妊娠期妇女的下腹部和腰骶部等不宜灸。
- 皮肤痈疽发作期间，局部皮肤红肿热痛者不宜灸。
- 颜面部不宜采用直接灸法，以免形成瘢痕影响美观。
- 关节活动处不宜采用瘢痕灸法，以免化脓、溃烂而难以愈合。

# 艾灸与时令

中医理论认为，人与自然相互感应、互为映照，自然界的阴阳消长会对人体产生影响。因此，只有顺应自然规律，人体才能保持健康。而在不同的时令对身体进行艾灸就是为了调节人体功能，使其维持阴阳平衡的状态，从而适应外界环境的变化。

## 春季艾灸

合谷穴位于拇指和食指之间的虎口处，内通于胃，属于手阳明大肠经，是大肠经气汇聚之所，对各种胃肠不适具有很好的治疗效果。另外，中医中还有"面口合谷收"的说法，意思是面部和口腔疾病也可以通过合谷穴来治疗，如头痛、牙痛等。艾灸合谷穴，可以采用艾条雀啄灸的方法，每次可灸10分钟左右。

### 合谷穴

合谷穴位于拇指和食指之间的虎口处，内通于胃，属于手阳明大肠经，是大肠经气汇聚之所，对各种胃肠不适具有很好的治疗效果。另外，中医中还有"面口合谷收"的说法，意思是面部和口腔疾病也可以通过合谷穴来治疗，如头痛、牙痛等。艾灸合谷穴，可以采用艾条雀啄灸的方法，每次可灸10分钟左右。

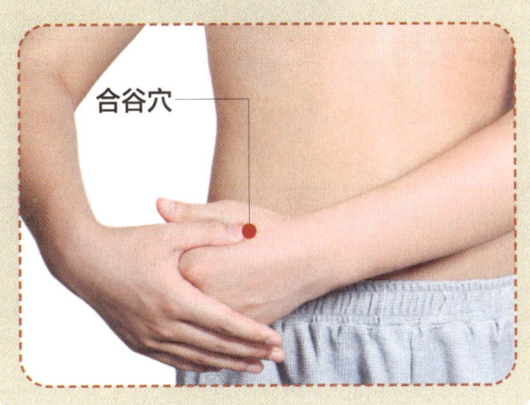

### 太冲穴

太冲穴位于足部第1、第2跖骨间的凹陷处，属于足厥阴肝经，其主要关联脏腑为肝，是疏肝理气的要穴，又因为肝藏血，所以按揉太冲穴还有通调血液运行的作用。对太冲穴进行艾灸，则既可以疏通肝气之失调，又可以补充肝血之不足。艾灸太冲穴，可以采用艾条回旋灸的方法，每次可灸10分钟左右。

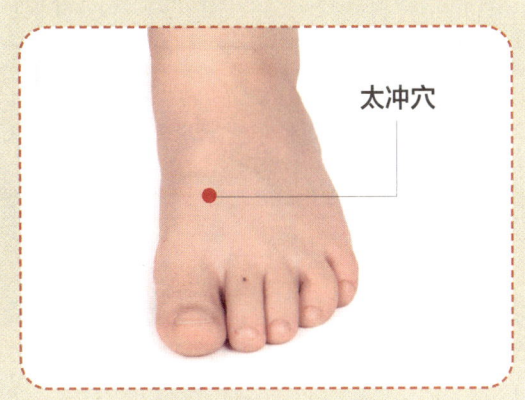

## 夏季艾灸

夏季光照充足、气候炎热、生机旺盛，在中医五行中属火，是阳气最为旺盛的季节，此时正是补益体内阳气的最佳时机，养生保健的重点应为"养阳"。好发生于冬季的很多疾病，就可以利用这两个季节的温差变化来进行调理，也就是人们常说的"冬病夏治"。"养阳"和"冬病夏治"的具体方法，其中之一就是对位于人体背部阳经上的穴位进行艾灸。在这些穴位中，又以大椎穴和风门穴的灸疗效果最佳。

### 大椎穴

大椎穴位于人体颈背交界处，属于督脉，是手足三阳与督脉相会之所，具有统率人体阳经气血的作用，是阳中之阳的重要穴位。该穴又有百劳之称，对人体各种虚损之证都具有辅助治疗作用。按揉大椎穴可以缓解颈肩不适及感冒等病症，对其进行艾灸，则能贯通手足各条阳经之气，可缓解头痛、咳嗽、发热等病症。艾灸大椎穴，可以采用艾条悬起灸的方法，熏灸时间以15~20分钟为宜。

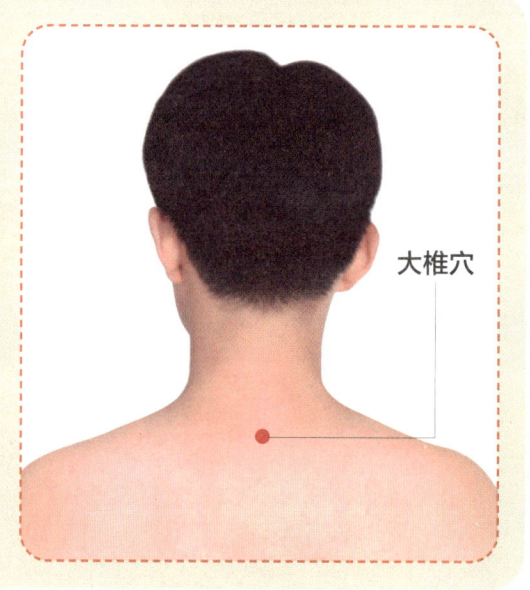

大椎穴

### 风门穴

风门穴位于背部第2胸椎棘突下后正中线旁开两横指处，属于足太阳膀胱经，是抵御以风邪为首的各种外邪的重要屏障。人体阳气不足、阴寒内盛时，肺主气的功能就会受到影响，在外邪的侵袭下，就容易发生风寒头痛、肩痛、咳嗽、气喘等病症。而风门穴则具有宣发肺气、疏散风邪的功效，夏季对该穴进行艾灸，对各种冬季易发疾病具有很好的效果。艾灸风门穴，可以采用艾条温和灸的方法，每次可灸10~15分钟。

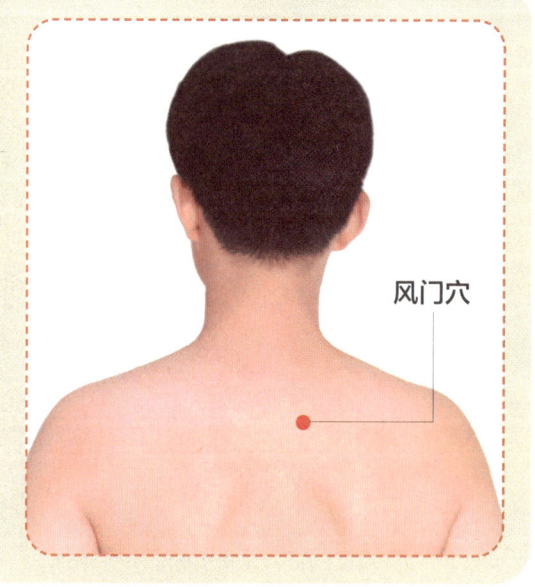

风门穴

## 秋季艾灸

秋季处于炎热的夏季和寒冷的冬季之间，是阳气渐收、阴气渐长的季节，人体也处于阳消阴长的过渡时期。此时的养生保健重点应从养阳逐渐转向养阴。秋季在中医五行中属金，具有干燥、缺水的特点，容易损伤肺脏，出现各种呼吸道疾病，对此应注重调养肺气。另外，秋季还要为之后的冬令进补做好准备，因此应注意健养脾胃，通过增强脾胃功能来为机体摄取更多的营养。其养生要穴主要是足三里穴和丰隆穴。

### 足三里穴

足三里穴位于小腿前外侧，犊鼻穴下3寸处，属于足阳明胃经，具有健脾和胃、通腑化痰、升降气机等功效，对头面部疾病、呼吸道疾病及各种胃肠疾病都具有良好的调理作用，被誉为养生保健"第一要穴"，也被称为"长寿穴"。《黄帝内经》中就有"邪在脾胃……皆调于足三里"的记载。日常养生可经常按揉足三里穴，力度以局部有胀痛感为宜。艾灸足三里穴，可以采用艾条温和灸或艾条回旋灸的方法，每次可灸5~10分钟。

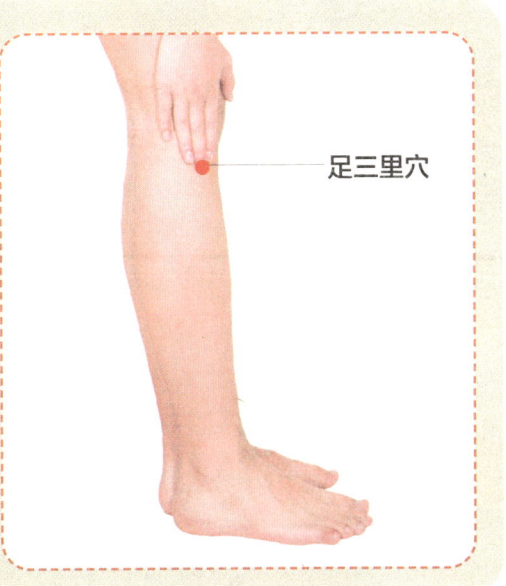
足三里穴

### 丰隆穴

丰隆穴位于小腿外侧，外踝尖上8寸处，属于足阳明胃经，其关联脏腑为胃、大肠、脾和肺。因此，艾灸丰隆穴既可以治疗食欲不振、便秘、泄泻等脾、胃和大肠相关疾病，又能治疗咳嗽、气喘、咯痰等肺部相关疾病。因为"脾为生痰之源，肺为贮痰之器"，所以要想化解肺中之痰，就要增强脾运化水湿的能力，艾灸丰隆穴就可以起到这样的效果。艾灸丰隆穴，可以采用艾条温和灸或艾条雀啄灸的方法，每次可灸15~20分钟。

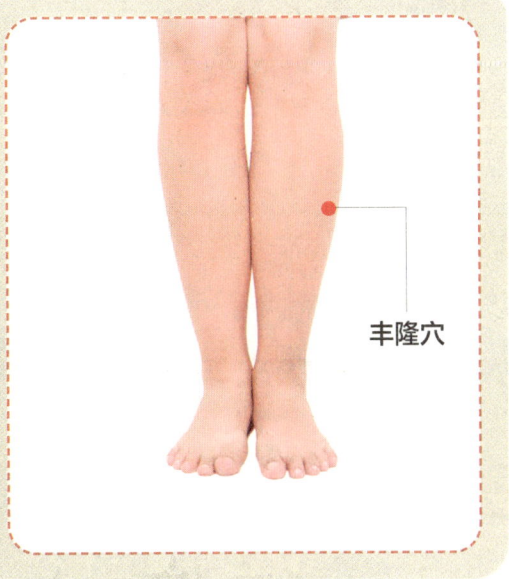
丰隆穴

## 冬季艾灸

冬季气候寒冷，寒气凝滞，易导致人体气机不畅、血运受阻，从而引起旧病复发或使症状加重。此外，冬季在五行中属水，主收藏，无论是自然界，还是人体，此时都处于收敛潜藏的状态。因此，冬季养生保健的重点除了防寒保暖外，还要注意进补。而进补的要点则是温补肾阳、强健脾胃、生养气血。进补的方式，除了普通的食补，艾灸也是一种很好的选择。冬季通过艾灸进补，一般常选取中脘穴和气海穴两个穴位。

### 中脘穴

中脘穴位于上腹部，肚脐直上4寸处，属于任脉。"脘"即胃腔，中脘穴就是位于胃腔中部的穴位。该穴可以反映胃的运化功能，是治疗消化系统疾病的要穴。对中脘穴进行艾灸，可以起到养胃和中、健脾化湿等功效，对改善消化功能、促进人体对营养物质的吸收利用有很大的作用。《千金翼方》中就有通过艾灸中脘穴来治疗霍乱腹痛的记载。艾灸中脘穴，可以采用艾条回旋灸的方法，每次可灸15~20分钟。

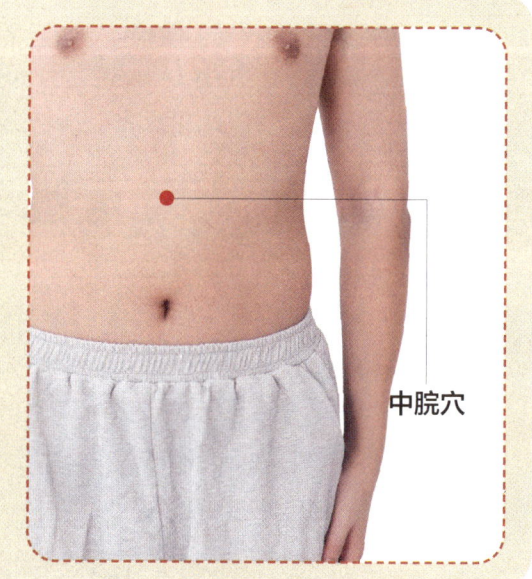

中脘穴

### 气海穴

气海穴位于下腹部，肚脐直下两横指处，属于任脉，人体的肾气、精气都在此汇集。此穴既为人体生气之海，又主一身之气疾，是补气的要穴。因此，艾灸气海穴，就可以起到益气助阳、调经固精、健脾益肾等作用，对乏力、神疲、气短等气虚证，遗精、月经不调等男科、妇科疾病，泄泻、胃炎、腹痛等消化系统疾病，都具有很好的治疗效果。艾灸气海穴，可以采用艾条温和灸的方法，每次可灸10~15分钟。

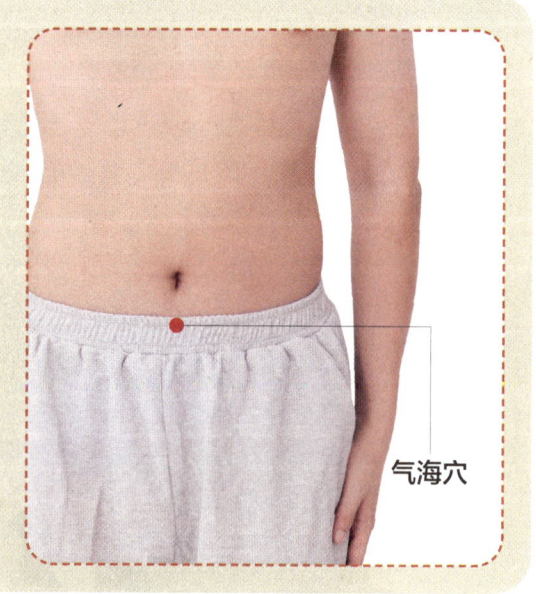

气海穴

# 三伏灸

　　三伏灸是指利用"冬病夏治"的原理，在三伏天将一些具有刺激性的药物贴敷在特定穴位上的灸法，和三九灸一样，都属于天灸。三伏天是一年中最热的时期，分为初伏、中伏和末伏，从夏至日开始算起的第3个庚日（10天一个庚日）为头伏的第一天，第4个庚日为中伏的第一天，从立秋日开始算起的第1个庚日为末伏的第一天。

| 三伏灸 | |
|---|---|
| 贴敷时间 | 初伏、中伏和末伏的第一天，中午12点最佳，上午10~11点次之 |
| 贴敷时长 | 儿童1~2小时，成年人2~4小时 |
| 贴敷穴位 | 大椎穴、肺俞穴、脾俞穴、胃俞穴、肾俞穴、膏肓穴等 |
| 主治病症 | 支气管哮喘、慢性支气管炎、过敏性鼻炎、消化不良、慢性胃肠炎、风湿及类风湿关节炎、颈肩腰腿痛等 |
| 禁忌人群 | 孕妇、心脏病患者、年老体弱者、阴虚火旺体质者、皮肤严重过敏者等 |
| 正常反应 | 皮肤微微发红或有色素沉着，局部有轻微瘙痒感等 |
| 异常反应 | 皮肤快速出现红肿、水疱或者有严重灼热、疼痛、刺痒等感觉 |

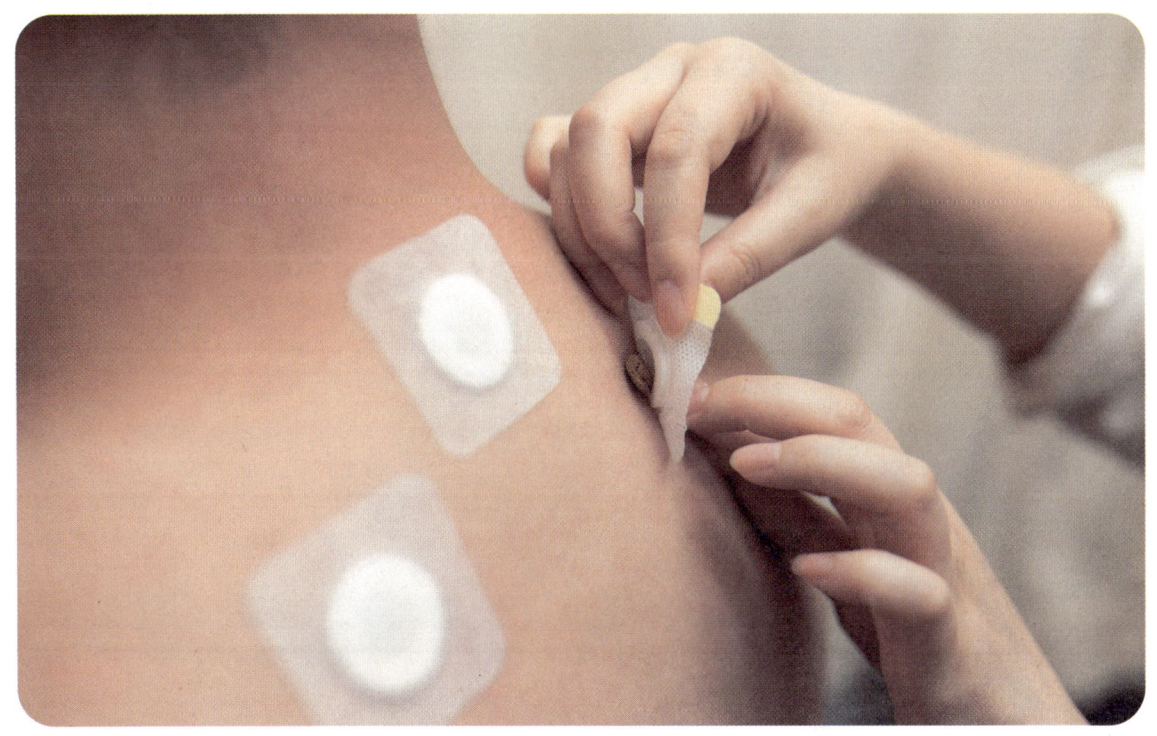

# 三九灸

　　三九灸是指利用"夏病冬防"的原理,在三九天将一些具有刺激性的药物贴敷在特定穴位上的灸法。三九天是一年中最寒冷的时期,分为一九、二九和三九,冬至日为一九的第一天,从冬至日开始算起,第10天为二九的第一天,第19天为三九的第一天。"夏养三伏,冬补三九",三伏灸和三九灸相互配合,可以提高人体免疫力,从而达到防病治病的目的。

| 三九灸 | |
|---|---|
| 贴敷时间 | 一九、二九和三九的第一天,中午12点最佳,上午10~11点次之 |
| 贴敷时长 | 儿童0.5~1小时,成年人2~3小时 |
| 贴敷穴位 | 大椎穴、命门穴、中脘穴、神阙穴、气海穴、三阴交穴、足三里穴、涌泉穴等 |
| 主治病症 | 神疲乏力、常见慢性疾病、关节退行性病变、胃肠疾病、呼吸道疾病、心血管疾病、肺部疾病、面瘫、冻疮等 |
| 禁忌人群 | 孕妇、支气管哮喘急性发作期患者、肺部感染患者、支气管扩张患者、糖尿病患者等 |
| 正常反应 | 局部皮肤出现红晕,长时间贴敷后出现水疱,有轻微瘙痒及灼热感等 |
| 异常反应 | 皮肤严重过敏或者局部皮肤剧烈疼痛、瘙痒难忍、麻木无知等 |

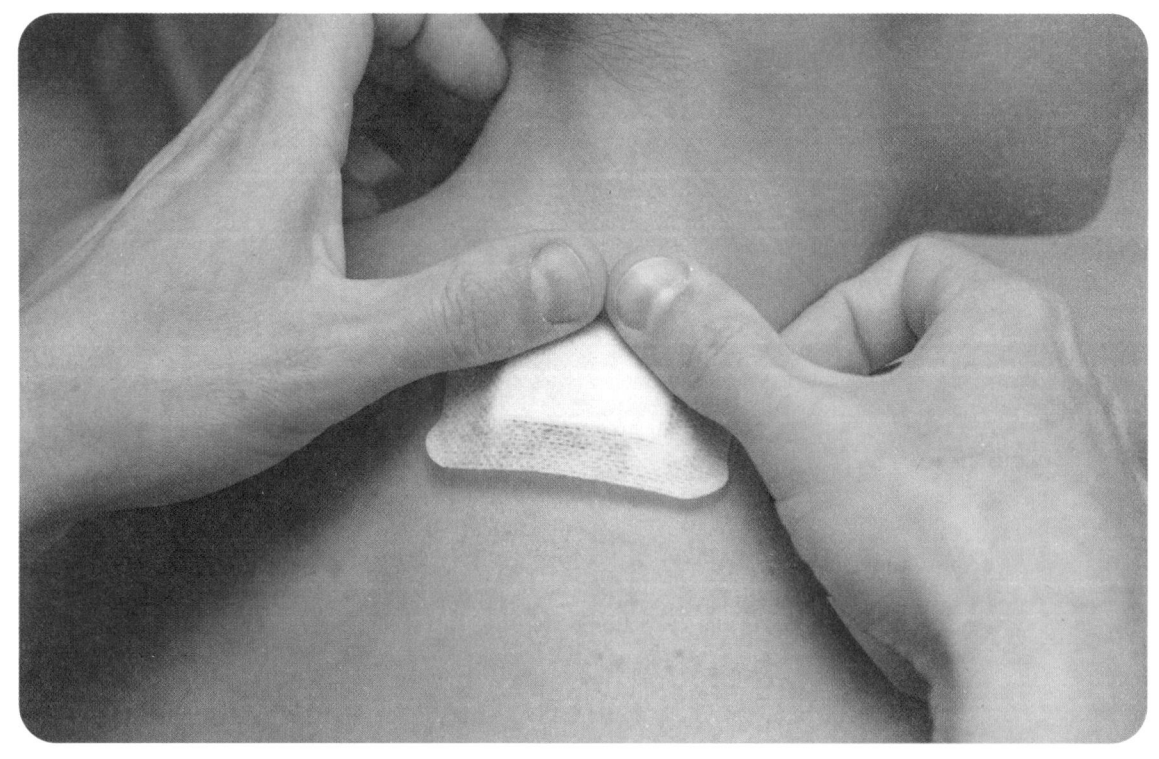

## 节气灸

节气灸是指在二十四节气进行的艾灸疗法。二十四节气是我国农历中表示自然节律变化的24个特定节令，分别为立春、雨水、惊蛰、春分、清明、谷雨、立夏、小满、芒种、夏至、小暑、大暑、立秋、处暑、白露、秋分、寒露、霜降、立冬、小雪、大雪、冬至、小寒和大寒。每个节气的气候、物候等都不同，人体也会随之发生变化，此时在特定穴位进行艾灸，可以促进机体功能调节，维持人体阴阳平衡。

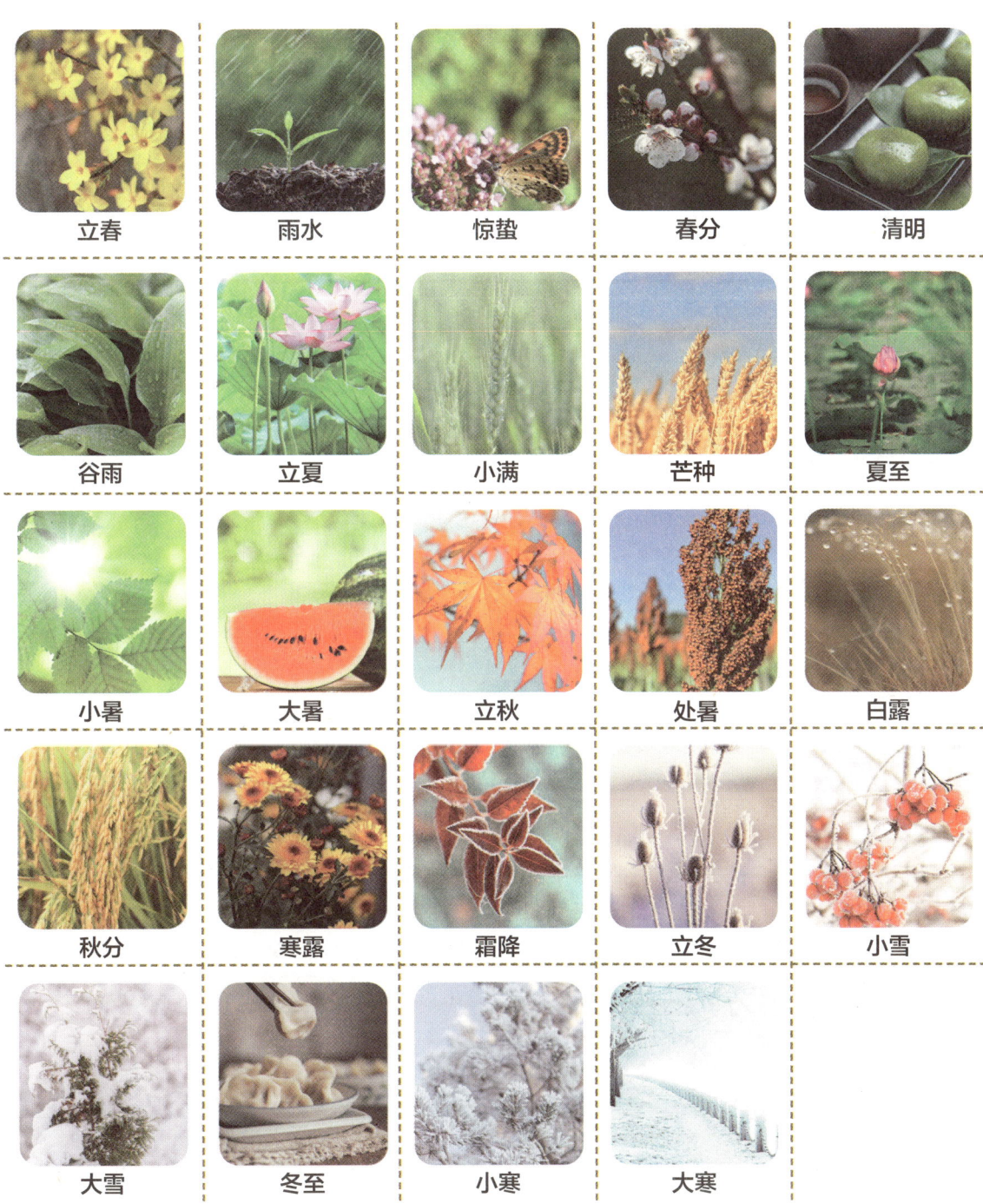

## 立春艾灸

立春为二十四节气之首，标志着冬天的结束，春天的开始，其最显著的特点就是万物复苏、阳气生发。此时艾灸就是为了使人体顺应自然界的这个特点，祛除体内湿寒，使人体阳气得到宣达。

| 公历时间 | 2月3日至2月5日 |
| --- | --- |
| 气候特征 | 乍暖还寒，昼夜温差大 |
| 养生要点 | 保护阳气，防风防寒，养肝护肝 |
| 艾灸取穴 | 风府穴、阳池穴、外关穴、肝俞穴、命门穴等 |

## 雨水艾灸

雨水是春季的第二个节气，气温开始慢慢回升，降水逐渐增多，此时人体肝脏活动较为旺盛，脾胃易受湿邪困扰。艾灸的主要目的是保护脾胃，同时可以防范外界湿邪的入侵，达到健脾利湿的效果。

| 公历时间 | 2月18日至2月20日 |
| --- | --- |
| 气候特征 | 气温回升，降水增多 |
| 养生要点 | 调养脾胃，祛风除湿 |
| 艾灸取穴 | 天枢穴、三阴交穴、足三里穴、风市穴、涌泉穴等 |

## 惊蛰艾灸

惊蛰是春季的第三个节气，气温继续回升，阳气继续生发，春雷阵阵，雨水渐多，自然界一派生机盎然的景象。此时人体肝阳之气渐升，艾灸可以养护肝脏、调畅情志，使人体适应外界气候的变化。

| 公历时间 | 3月5日至3月6日 |
| --- | --- |
| 气候特征 | 天气转暖，春雷乍动 |
| 养生要点 | 调达肝气，助益脾气 |
| 艾灸取穴 | 肝俞穴、胆俞穴、肩井穴、太冲穴、关元穴等 |

## 春分艾灸

春分是春季的第四个节气，这一天全球各地的白天和黑夜时间都相等，自然界处于阴阳平衡的状态。此时正是调节体内阴阳平衡、协调机体功能的上好时机，艾灸的目的就是为了使人体内部与外部环境保持一致。

| 公历时间 | 3月19日至3月22日 |
|---|---|
| 气候特征 | 风和日暖，阳光明媚 |
| 养生要点 | 维持人体阴阳平衡 |
| 艾灸取穴 | 大椎穴、肝俞穴、脾俞穴、神阙穴、中脘穴等 |

## 清明艾灸

清明是春季的第五个节气，此时冰雪已经全部融化，天清气朗、草木萌动，自然界生机勃勃、春意盎然，人体肌肤腠理也得以舒展，因此应注意保卫体内阳气，艾灸的目的也是使阳气更加充沛。

| 公历时间 | 4月4日至4月5日 |
|---|---|
| 气候特征 | 天气晴暖，草木繁茂 |
| 养生要点 | 补益阳气，养肝温脾 |
| 艾灸取穴 | 神阙穴、大椎穴、命门穴、关元穴、气海穴等 |

## 谷雨艾灸

谷雨是春季的最后一个节气，降水明显增多、空气湿度大是此时最大的气候特点，尤其是我国华南地区，常出现长时间的降雨天气。此外，谷雨时的昼夜温差仍较大，因此，可通过艾灸来抵御湿邪入侵，并保卫体内阳气。

| 公历时间 | 4月19日至4月21日 |
|---|---|
| 气候特征 | 降水明显增多，气温回升加快 |
| 养生要点 | 防风祛湿，养阳护肝 |
| 艾灸取穴 | 命门穴、环跳穴、胆俞穴、肾俞穴、三阴交穴等 |

## 立夏艾灸

立夏是夏季的第一个节气，标志着春天的结束、夏天的开始，之后日照时间逐渐增加，气温也逐渐升高。此时，人体新陈代谢加快，心脑供血容易不足，艾灸可以养护心脏阳气，增强心脏功能。

| 公历时间 | 5月5日至5月7日 |
|---|---|
| 气候特征 | 降水量和降水天气都增多 |
| 养生要点 | 保养心脏，补肾助肝 |
| 艾灸取穴 | 心俞穴、内关穴、足三里穴、天枢穴、至阳穴等 |

## 小满艾灸

小满是夏季的第二个节气，此时我国南方降雨较多、雨量较大，常出现暴雨或特大暴雨，北方降雨少或者无雨，气温上升很快。艾灸的目的是抵御外界高温高湿的影响，可以适当增加艾灸时间，以祛除体内湿气。

| 公历时间 | 5月20日至5月22日 |
|---|---|
| 气候特征 | 南方降雨多、雨量大，北方降雨少、升温快 |
| 养生要点 | 护养肠胃，保护皮肤 |
| 艾灸取穴 | 曲泽穴、心俞穴、内关穴、三阴交穴、肾俞穴等 |

## 芒种艾灸

芒种是夏季的第三个节气，正是我国南方种稻及北方收麦的时节，此时南北方的气温都有明显上升，可能会出现高温天气，降雨量丰富，空气湿度较大。通过艾灸，可以预防外界的湿热之邪对人体的侵袭。

| 公历时间 | 6月5日至6月7日 |
|---|---|
| 气候特征 | 雨量充沛，气温显著升高 |
| 养生要点 | 健脾祛湿，调理胃气 |
| 艾灸取穴 | 少海穴、心俞穴、神门穴、中脘穴、关元穴等 |

## 夏至艾灸

夏至是夏季的第四个节气,这一天,北半球各地的白昼时间达到全年最长,之后开始逐渐缩短。此时不仅气温高,空气湿度也很大,且空气对流旺盛,不时出现雷阵雨,艾灸可清暑利湿,但要注意艾灸时间不可太长。

| 公历时间 | 6月21日至6月22日 |
|---|---|
| 气候特征 | 气温高,湿度大,常形成雷阵雨 |
| 养生要点 | 祛除湿邪,养阳防暑 |
| 艾灸取穴 | 肾俞穴、心俞穴、神门穴、至阳穴、巨阙穴等 |

## 小暑艾灸

小暑是夏季的第五个节气,此时已进入炎炎夏日,但仍未到最热的时候,受来自海洋的暖湿气流影响,我国降雨较多,这种雨热同期的特点对农作物的生长非常有利。艾灸的目的是养护心气以及降低高温、潮湿、闷热环境对人体的影响。

| 公历时间 | 7月6日至7月8日 |
|---|---|
| 气候特征 | 天气炎热,雷暴频繁 |
| 养生要点 | 防暑防湿,养心解热 |
| 艾灸取穴 | 中脘穴、丰隆穴、承山穴、合谷穴、心俞穴等 |

## 大暑艾灸

大暑是夏季的最后一个节气,也是全年日照最强烈、天气最炎热的节气,农作物在这个时期生长最快。因为此时的湿气非常重,人体易受湿热之邪的侵袭,艾灸除了可以祛除湿热,还能起到"冬病夏治"的作用。

| 公历时间 | 7月22日至7月24日 |
|---|---|
| 气候特征 | 高温酷暑,雷暴、台风频繁 |
| 养生要点 | 祛湿防暑,清心降火 |
| 艾灸取穴 | 关元穴、足三里穴、大椎穴、心俞穴、肾俞穴等 |

## 立秋艾灸

立秋是秋季的第一个节气，标志着夏天的结束、秋天的开始，是除了大暑和小暑之外最热的节气，此时阳气渐收、阴气渐长，万物开始慢慢转向内敛，艾灸可以顺应外界的阴阳变化，使人体与之保持一致。

| | |
|---|---|
| **公历时间** | 8月7日至8月9日 |
| **气候特征** | 晴热高温，降水减少 |
| **养生要点** | 清热降火，健养脾胃 |
| **艾灸取穴** | 脾俞穴、足三里穴、丰隆穴、肺俞穴、阴陵泉穴等 |

## 处暑艾灸

处暑是秋季的第二个节气，意味着高温酷热的天气即将结束，虽然白天仍然很炎热，但气温整体已呈下降趋势。和外界由热转凉一样，人体内的阴阳之气也由疏泄转为收敛，此时艾灸可防温燥、平阴阳。

| | |
|---|---|
| **公历时间** | 8月22日至8月24日 |
| **气候特征** | 暑热渐消，雷暴活动减少 |
| **养生要点** | 祛湿防燥，健脾润肺 |
| **艾灸取穴** | 神阙穴、关元穴、脾俞穴、大椎穴、阴陵泉穴等 |

## 白露艾灸

白露是秋季的第三个节气，因为冷空气转守为攻，所以此时虽然白天仍能感觉到温热，但傍晚后气温快速下降，昼夜温差拉大。随着暑湿之气的消失，秋燥之气则渐渐加重，艾灸可以养阴生津、润肺化燥。

| | |
|---|---|
| **公历时间** | 9月7日至9月9日 |
| **气候特征** | 天气转凉，昼夜温差大 |
| **养生要点** | 预防秋燥，滋阴益气 |
| **艾灸取穴** | 神阙穴、丰隆穴、足三里穴、肺俞穴、关元穴等 |

## 秋分艾灸

秋分是秋季的第四个节气,这一天全球各地的白天和黑夜时间都相等。此时秋风渐起,气温也逐渐下降,寒凉感渐重,根据阴阳平衡的原则,应通过艾灸使机体保持阴平阳秘的状态,以此抵御凉燥的侵袭。

| 公历时间 | 9月22日至9月24日 |
|---|---|
| 气候特征 | 秋高气爽,昼夜温差大 |
| 养生要点 | 预防凉燥,养阴润肺 |
| 艾灸取穴 | 肺俞穴、关元穴、气海穴、足三里穴、合谷穴等 |

## 寒露艾灸

寒露是秋季的第五个节气,此时白天的日照逐渐减少,热气退去,寒气渐生,我国南方少雨干燥,秋意浓浓,北方则已呈现出冬季的景象,此时艾灸是为了保养体内阴精,防止内火旺盛,耗伤阴液。

| 公历时间 | 10月8日至10月9日 |
|---|---|
| 气候特征 | 气温下降快,秋燥显著 |
| 养生要点 | 润肺生津,补养脾胃 |
| 艾灸取穴 | 涌泉穴、肺俞穴、足三里穴、列缺穴、尺泽穴等 |

## 霜降艾灸

霜降是秋季的最后一个节气,冷空气南下的频率越来越高,气温骤降,使其成为全年昼夜温差最大的节气。此时自然界的阳气更衰,阴气更盛,为了增强人体抵抗力,可通过艾灸来滋养阴液,并养护体内阳气。

| 公历时间 | 10月23日至10月24日 |
|---|---|
| 气候特征 | 天气干燥,气温迅速下降 |
| 养生要点 | 防寒保暖,润肺降燥 |
| 艾灸取穴 | 肺俞穴、肾俞穴、大椎穴、风门穴、风池穴等 |

## 立冬艾灸

立冬是冬季的第一个节气，标志着秋天的结束、冬天的开始，自然界草木凋零，蛰虫休眠，天地万物开始进入休养、收藏的状态，人体也到了进补调养的时期，艾灸应注重补肾阳、健脾胃。

| | |
|---|---|
| **公历时间** | 11月7日至11月8日 |
| **气候特征** | 由少雨干燥向阴雨寒冻过渡 |
| **养生要点** | 滋阴潜阳，适时进补 |
| **艾灸取穴** | 合谷穴、胃俞穴、肾俞穴、大肠俞穴、命门穴等 |

## 小雪艾灸

小雪是冬季的第二个节气，意味着降水量会逐渐增多，天气会越来越冷，将会出现大规模冷空气南下造成的大范围降温天气，此时艾灸既可以防止寒邪侵袭人体，又能避免人体活动减少带来的气机不畅。

| | |
|---|---|
| **公历时间** | 11月22日至11月23日 |
| **气候特征** | 冷空气频繁出现，气温持续下降 |
| **养生要点** | 防寒助阳，调畅气机 |
| **艾灸取穴** | 肾俞穴、关元穴、至阳穴、涌泉穴、膻中穴等 |

## 大雪艾灸

大雪是冬季的第三个节气，此时我国大部分地区都已进入寒冷的冬季，北方有些地区气温已经降到0℃或以下，降水量较前也有所增加，这个时候仍需要继续进补，艾灸可以调节脾胃功能，并有助于体内阳气升发。

| | |
|---|---|
| **公历时间** | 12月6日至12月8日 |
| **气候特征** | 气温显著下降，降水量增多 |
| **养生要点** | 温补助阳，养阴益精 |
| **艾灸取穴** | 涌泉穴、肾俞穴、命门穴、大椎穴、神阙穴等 |

## 冬至艾灸

冬至是冬季的第四个节气，北半球这一天白天最短、黑夜最长，之后，北半球的白昼会逐渐增长，阳气也开始慢慢回升。同时，冬至也预示着冬季最寒冷的时期即将到来，此时艾灸应以祛寒补阳为主。

| 公历时间 | 12月21日至12月23日 |
|---|---|
| 气候特征 | 持续低温，日照时间短 |
| 养生要点 | 补肾养心，祛寒护阳 |
| 艾灸取穴 | 太溪穴、关元穴、神阙穴、至阳穴、肾俞穴等 |

## 小寒艾灸

小寒是冬季的第五个节气，此时我国北方已经到了最为寒冷的时期，南方虽然未到最冷的时候，但气温仍有明显下降，此时应注意避免出现盲目进补，可通过艾灸祛寒保暖，并增强对脾胃功能的调理。

| 公历时间 | 1月5日至1月7日 |
|---|---|
| 气候特征 | 天寒地冻，大风降温 |
| 养生要点 | 养肾防寒，补益气血 |
| 艾灸取穴 | 膀胱俞穴、大杼穴、肾俞穴、涌泉穴、足三里穴等 |

## 大寒艾灸

大寒是冬季也是二十四节气的最后一个节气，此时寒潮频繁南下，我国南方进入最为寒冷的时期，之后气温会慢慢回升，春天不久就会到来，因此艾灸既要注意补益体内阳气，又要注重调畅肝气。

| 公历时间 | 1月20日至1月21日 |
|---|---|
| 气候特征 | 天气严寒，常有降雪 |
| 养生要点 | 防风防寒，益肾养肝 |
| 艾灸取穴 | 肺俞穴、膀胱俞穴、大肠俞穴、神阙穴、昆仑穴等 |

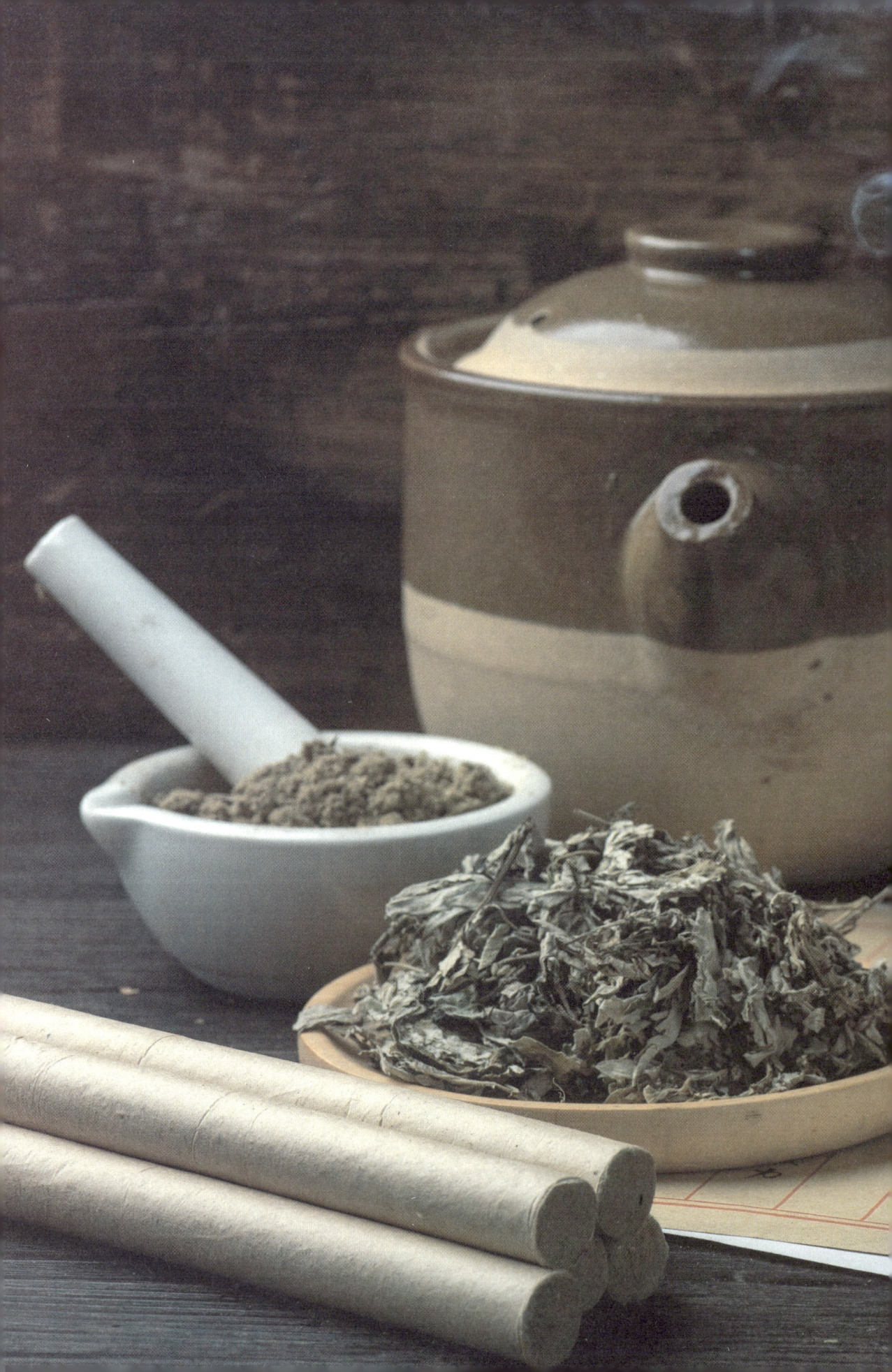

# 第二章
# 做好施灸的准备

了解了艾灸的作用原理、关键要点、影响效果的因素、应用范畴等基础知识后,接下来就可以为施灸做准备了。这一章主要介绍了艾灸的材料及其制作方法,以及艾灸的顺序、用量、体位、原则和艾灸时的注意事项等。

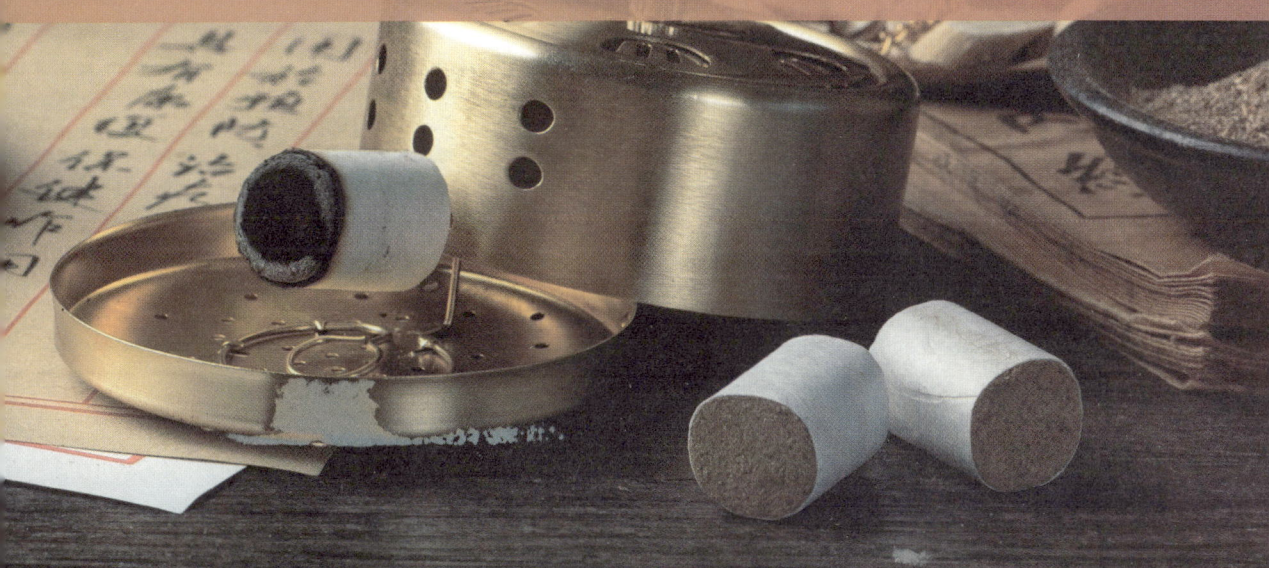

# 什么是艾

艾又叫艾蒿，是菊科蒿属的一种植物，制作艾炷和艾条的原料就来源于艾。艾在我国的分布非常广泛，遍及极干旱与高寒地区之外的全国各地，常生长在荒地、河边、路旁、山坡上及草原地区。艾是一种中药，其入药部位为干燥叶，在夏季花未开时割取地上部分，取叶片，除去杂质，晒干后使用。

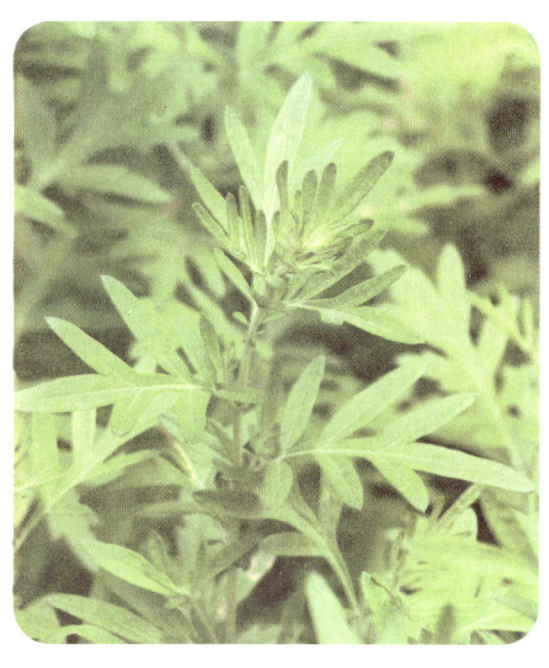

## 形态特征

艾为多年生草本或略呈半灌木状，植株有浓烈的香气，全株密被白色茸毛；茎常单生，褐色或灰黄褐色，上面带有有明显的纵棱，上部草质，基部稍微木质化；叶厚纸质，互生，基生叶有较长的叶柄，花期时会枯萎；茎下部叶近圆形或宽卵形，羽状深裂；中部叶卵形、三角状卵形或近菱形；上部叶渐小，无柄，羽状半裂、浅裂或3深裂或3浅裂，也有不分裂的；头状花序椭圆形，花多数，带红色，外层为雌性花，内层为两性花；瘦果长卵形或长圆形，约1毫米长，花果期为7~10月。

## 药材档案

艾叶性温，味辛、苦，归肝、脾、肾经，具有温经止血、安胎、逐寒湿、理气血等功效，主治吐衄、崩漏、痛经、月经不调、带下、胎动不安、心腹冷痛、泄泻久痢、疮疡、疥癣等。艾叶既可以内服，也可以外用，内服或煎汤，或入丸、散，或捣汁，外用或捣绒制成艾炷、艾条熏灸，或捣敷，或炒热温熨。需要注意的是，阴虚血热者要慎服艾叶。干燥的艾叶多皱缩、破碎，有短柄，气清香，味苦。

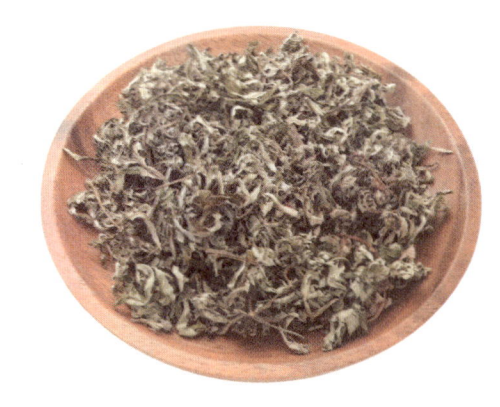

## 主要价值

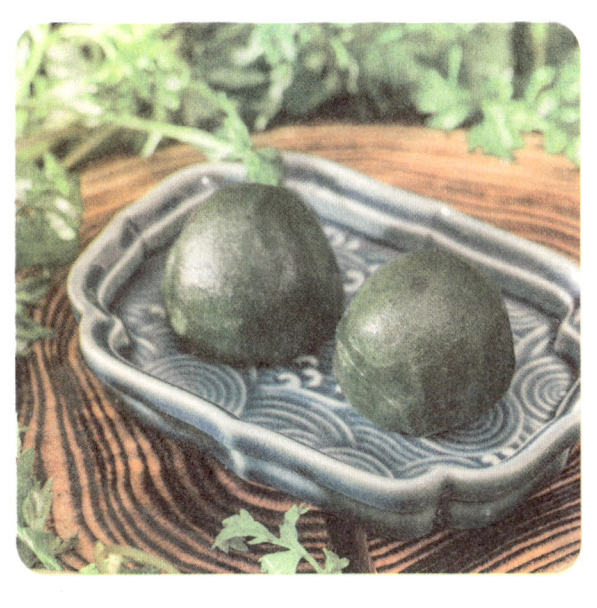

关于艾的药用价值，很多医学古籍中都有论述，如《本草纲目》："艾叶……生温熟热，纯阳也。可以取太阳真火，可以回垂绝元阳。服之则走三阴而逐一切寒湿……灸之则透诸经而治百种病邪……"《本草正义》："古人灸法，本无一症不可治，艾之大用，惟此最多……"《本草汇言》："艾叶烧则热气内行，通筋入骨，走脉流经，故灸百病……若入服食丸散汤饮中，温中除湿，调经脉，壮子宫，故妇人方中多用之。"

因为艾叶具有温经止血、散寒止痛的作用，所以用艾叶煎汤泡脚也能起到很好的效果，尤其适用于四肢不温、双脚冰凉人群，以及下焦虚寒导致的月经量少、贫血者和脾胃虚寒者。具体操作方法是，先取大约50克干艾叶，撕碎后放入锅内加水煎煮，沸腾后再煮10分钟左右，然后将药汤倒入盆中，待温度降至大约40℃时，就可以把双脚浸入盆中，泡至全身微微出汗为止。

除了药用价值外，艾还具有食用价值，其嫩芽和幼苗可以作为蔬菜炒食，也可以煎蛋或做成艾叶粥食用。此外，还可以将艾叶捣汁，取艾汁拌入糯米粉里，再包裹上馅料，做成味道独特的青团食用。

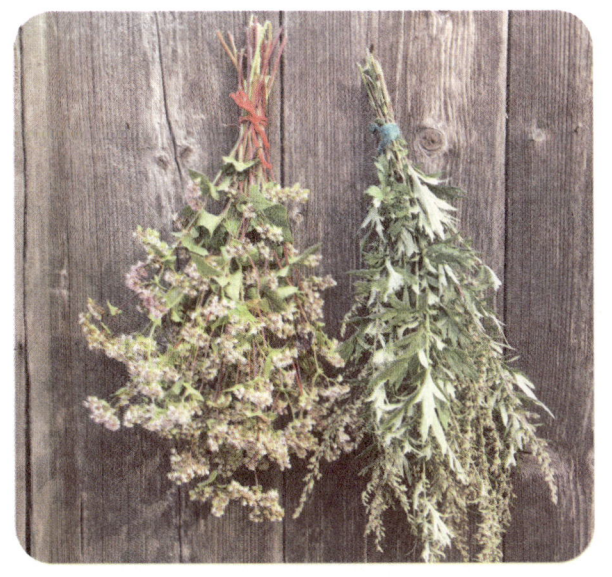

## 艾与民俗

每年的农历五月初五为我国的传统节日端午节，在这一天，我国古代的人们常有"悬矮人、戴艾虎、饮艾酒、食艾糕、熏艾叶"的民俗。发展到今天，我国有些地区仍旧保留着每年端午节悬艾、洗艾叶澡等习俗。悬艾又叫插艾，即把新鲜的艾悬插在门上、床头等处，以起到辟邪祈福的作用。洗艾叶澡，是指将干燥的艾叶放入大锅中加水煮至沸腾，取艾叶水待温后洗浴，以便洗去污秽、祛除邪祟。

# 艾叶采集和加工

艾叶是灸疗的最佳材料，具有取材方便、性温易燃、热力缓和等特点，用其施灸可以起到其他材料达不到的疗效，因此古人有"灸必用艾""灸材之林，独钟于艾"等说法。虽然现在可以买到成品艾绒、艾炷和艾条，但自己动手制作也很简单。

## 采集艾叶

为了取得更好的灸疗效果，需要把握好艾叶的采集时间。关于这一点，很多古籍中都有记载，如李时珍就曾在《本草纲目》中详细记载了艾的生长过程及采集时间，"二月宿根生苗成丛……七、八月，叶间出穗如车前穗……霜后始枯。皆以五月五日连茎刈取，曝干收叶"。《本草品汇精要》中也有相关记载，"春生苗，三月三日、五月五日取叶，暴干作煎，勿令见风"。《本草蒙筌》中则说道："初春地生……每端午朝，天明多采。"由以上可知，早在明朝时就已经形成了在端午节，也就是农历五月初五这天采集艾叶的习惯。

现代文献对艾叶的采集时间也有论述。《中药大辞典》记载："培育当年9月、第二年6月花未开时割取地上部分，摘取叶片嫩梢，晒干。"《全国中草药汇编》和《中华人民共和国药典》中都记载："夏季花未开时采摘，除去杂质，晒干。"由此可知，采集艾叶的最佳时间为夏季花未开时。而此时正好处于端午节前后，这个时期的艾生长茂盛，叶片新鲜而肥厚，药力最大。具体采集时，可以只采摘艾叶，也可以连艾枝一起割下来。

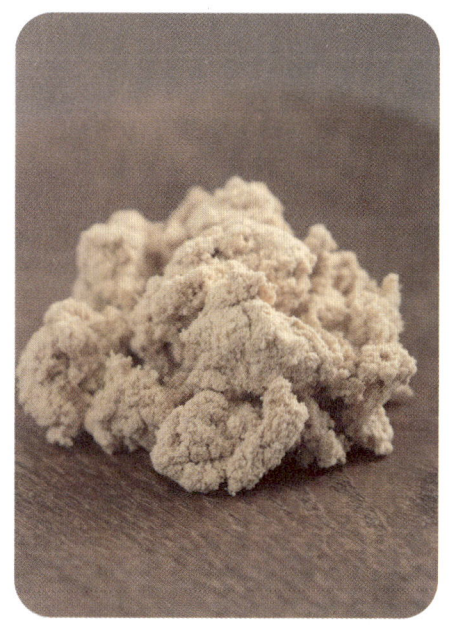

## 艾绒的制作和贮藏

艾叶采集好后放在阳光下暴晒，待其干燥后放到石臼中捣碎，除去其中的杂质，就制成了纯净的艾绒。如果想要更加精细的艾绒，就需要继续加工。将相对较粗的艾绒经过数十次的晾晒、碾磨、筛拣，就会得到更加细软的土黄色艾绒。

刚制作好的艾绒并不能立即使用，需要存放一段时间后才能使用。因为艾绒易吸水，很容易发生受潮、虫蛀霉变等情况，因此一定要将其晒干后贮藏在干燥而密闭的容器内，使其与空气隔绝，并将容器放置于干燥的环境中，还要时不时地拿出来放到阳光下晾晒，这样既可以防潮、防霉，又可以增强艾绒的温热药性。

# 鉴别优劣艾绒

　　古人对艾绒的质量一直都有要求，古籍中有很多这样的论述，如"七年之病求三年之艾""凡物多用新鲜，唯艾取陈久者良""凡用艾叶需用陈久者，治令细软，谓之熟艾。若生艾灸火，则易伤人肌脉"等。因此，艾灸时应该选择存放时间较久的艾绒。其中，又以湖北蕲州（今蕲春县）所产之艾制作成的艾绒质量最佳，这就是"蕲艾"。

　　艾绒质量的优劣对灸疗的效果有着直接的影响。不同质量的艾绒在各个方面都存在一定的差异性，具体见下表。

|  | 优质艾绒 | 劣质艾绒 |
| --- | --- | --- |
| 颜色 | 土黄色 | 青色或青黑色 |
| 气味 | 清淡，芳香 | 浓烈刺鼻，有霉味或青草味 |
| 质感 | 细密绵软 | 粗糙生硬 |
| 纯度 | 无杂质 | 有杂质 |
| 干湿度 | 干燥 | 潮湿 |
| 挥发油含量 | 少 | 多 |
| 燃烧速度 | 较快 | 较慢 |
| 火力 | 温和 | 刚烈 |
| 穿透力 | 强 | 弱 |
| 烟雾 | 少，淡白色 | 多而浓，味重 |
| 艾灰 | 灰白色，不易脱落 | 灰黑色，易脱落 |
| 燃烧过程 | 不易散裂 | 易散裂 |
| 产地 | 北方 | 南方 |
| 采摘时间 | 端午节前后 | 其他季节 |
| 存放时长 | 久，即陈年艾 | 短，即新鲜艾 |

# 制作艾炷和艾条

艾灸时，必不可少材料的就是艾炷和艾条。艾绒制作好，并存放一段时间后，就可以用来制作艾炷和艾条了。

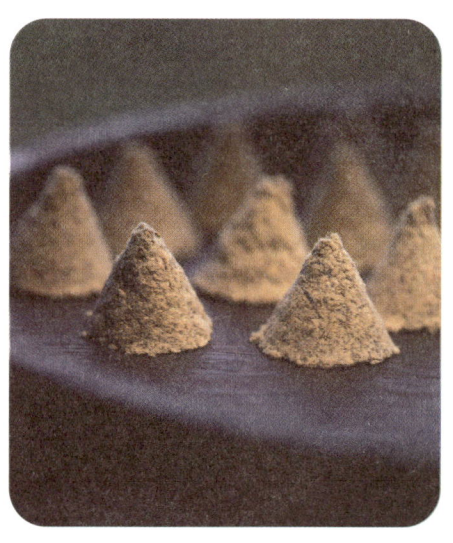

## 艾炷的制作方法

艾炷是指圆锥形的艾绒团，主要用于艾炷灸，有大、中、小三种规格，大艾炷如半截橄榄大，中艾炷如半截枣核大，小艾炷如黄豆或麦粒大。大艾炷通常用于间接灸，小艾炷和中艾炷通常用于直接灸。

制作艾炷时，先将适量艾绒放在平板上，再用拇指、食指和中指捏住艾绒，一边捏一边轻轻旋转，直至艾绒变成上尖下平的圆锥状。根据需要，按照上述方法制成不同规格的艾炷。需要注意的是，艾炷捏得越紧越好，这样燃烧时才不容易散裂。

## 艾条的制作方法

艾条也叫艾卷，是指用绵纸包裹艾绒制成的圆柱形长条，主要用于艾条灸。艾条的规格也有多种，不同规格的艾条，其直径和长度都有较大差别，大艾条直径可达5厘米，小艾条直径只有几毫米，其长度则从数厘米到20厘米不等。

制作艾条时，先根据需要选择一定规格的绵纸，然后取适量艾绒平铺在绵纸上，接着将其卷成圆柱形，也是越紧越好，最后用糨糊将其粘好，并把两头多余的绵纸拧成结。也可以在艾绒中加入某些药物后再卷，这样制成的艾条就是药艾条。

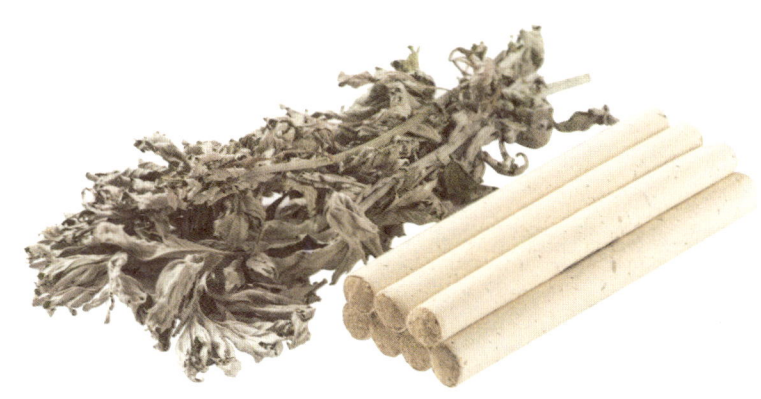

# 艾灸的顺序

艾灸能否起到应有的效果，跟施灸的顺序也有很大的关系。正确的施灸顺序不仅可以减少不停变换体位给施灸者和患者带来的不便，还能降低患者发生晕灸的概率，从而提高艾灸疗效。

古代医家对于艾灸的顺序有着明确的论述，如被后世誉为"药王"的孙思邈在其著作《千金要方》中就清楚地记载道："凡灸当先阳后阴……先上后下……"。《黄帝明堂经》中也有"先灸上，后灸下，先灸少，后灸多"的记载。而在中医里，上身为阳、下身为阴，背部为阳、腹部为阴，头为阳、足为阴，左为阳、右为阴。由此可知，艾灸的一般顺序应该为：就身体部位而言，应先灸上部，后灸下部，先灸背部，后灸腹部，先灸头身，后灸四肢，先灸左侧，后灸右侧；就施灸经络而言，应先灸阳经，后灸阴经；就施灸壮数而言，应先灸少，后灸多；就艾炷的大小而言，应先灸小的，后灸大的。

施灸时如果违背以上顺序，可能会给患者带来不良影响。但也不可一味盲目遵循、不知变通。施灸过程中，应结合具体情况和患者病情，灵活选择施灸顺序，以使艾灸起到应有的疗效。例如，给脱肛患者进行艾灸时，就可以先灸身体下部的长强穴，以达到收肛的目的，然后再灸头部的百会穴，以便升阳举陷。

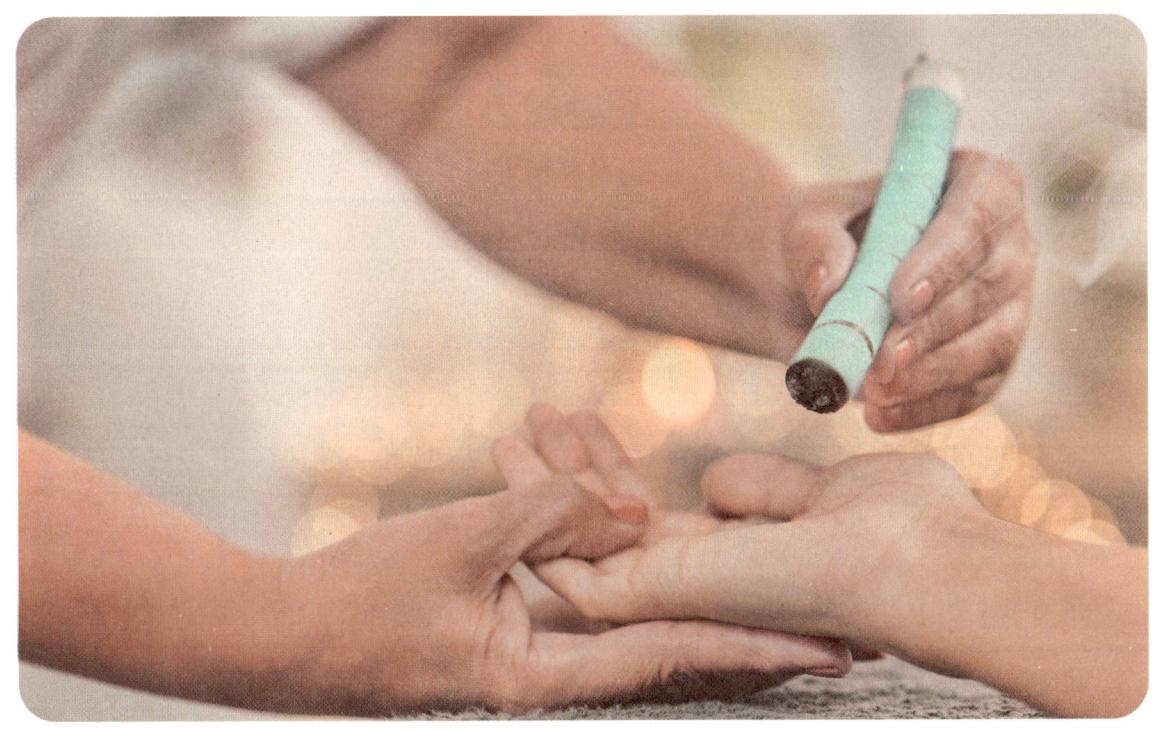

# 艾灸的用量

艾灸的用量即灸量,是指施灸时向患者体内导入的热量。想要艾灸达到预期的效果,就必须有足够的灸量。因此,不论是治疗疾病的艾灸,还是养生保健灸,都需要坚持施灸,使灸量积累到一定程度,以便使机体产生相应的反应。同时也要注意,艾灸用量也不能太大,否则也会影响艾灸的疗效。

艾灸的用量主要取决于施灸时间的长短、艾炷的大小及壮数的多少。在具体施灸时,则应该根据疾病的类型、病情的轻重、病变的部位、病性的寒热虚实、施灸部位,以及患者的体质、年龄、性别等来决定施灸时间、艾炷的大小和壮数。

| 人群/疾病/部位 | 施灸时间 | 艾炷大小 | 壮数多少 |
| --- | --- | --- | --- |
| 儿童 | 宜短 | 宜小 | 宜少 |
| 成人 | 宜长 | 宜大 | 宜多 |
| 消瘦者 | 宜短 | 宜小 | 宜少 |
| 肥胖者 | 宜长 | 宜大 | 宜多 |
| 体弱者 | 宜短 | 宜小 | 宜少 |
| 体壮者 | 宜长 | 宜大 | 宜多 |
| 轻症 | 宜短 | 宜小 | 宜少 |
| 重症 | 宜长 | 宜大 | 宜多 |
| 功能减退疾患 | 宜短 | 宜小 | 宜少 |
| 功能亢进疾患 | 宜长 | 宜大 | 宜多 |
| 实证、热证 | 宜短 | 宜小 | 宜少 |
| 虚证、寒证 | 宜长 | 宜大 | 宜多 |
| 肌肉浅薄处 | 宜短 | 宜小 | 宜少 |
| 肌肉深厚处 | 宜长 | 宜大 | 宜多 |

# 艾灸的体位

艾灸的体位是指施灸时患者的姿势。正确、合适的体位不仅能让施灸者快速准确地找到穴位，还利于安放艾炷，更能使患者在施灸过程中感到自然、舒适。可以说，艾灸体位的正确、合适与否直接关系到艾灸的疗效。一般情况下，艾灸的体位包括坐位和卧位两种。

## 注意事项

在选择艾灸体位时，可以考虑以下一些相关事项。

第一，选择体位时应该以施灸者能够准确取穴、方便操作，以及患者感到舒适并能长时间保持该体位为主要原则。

第二，对于病情较为严重、身体虚弱或精神紧张的初次艾灸患者，施灸时通常采取卧位，这种体位可在一定程度上减轻患者的不适感。

第三，根据施灸时的具体情况，尽量采取能够将患者的施灸部位暴露在外的体位。

第四，如果气温较低，应该尽可能地减少患者皮肤的暴露面积，以免其受凉感冒，不仅达不到艾灸应有的效果，还可能甚至加重病情。

第五，具体施灸时，患者四肢的体位可根据情况灵活调整和变化，常见仰掌式、俯掌式、屈肘式、屈膝式等。

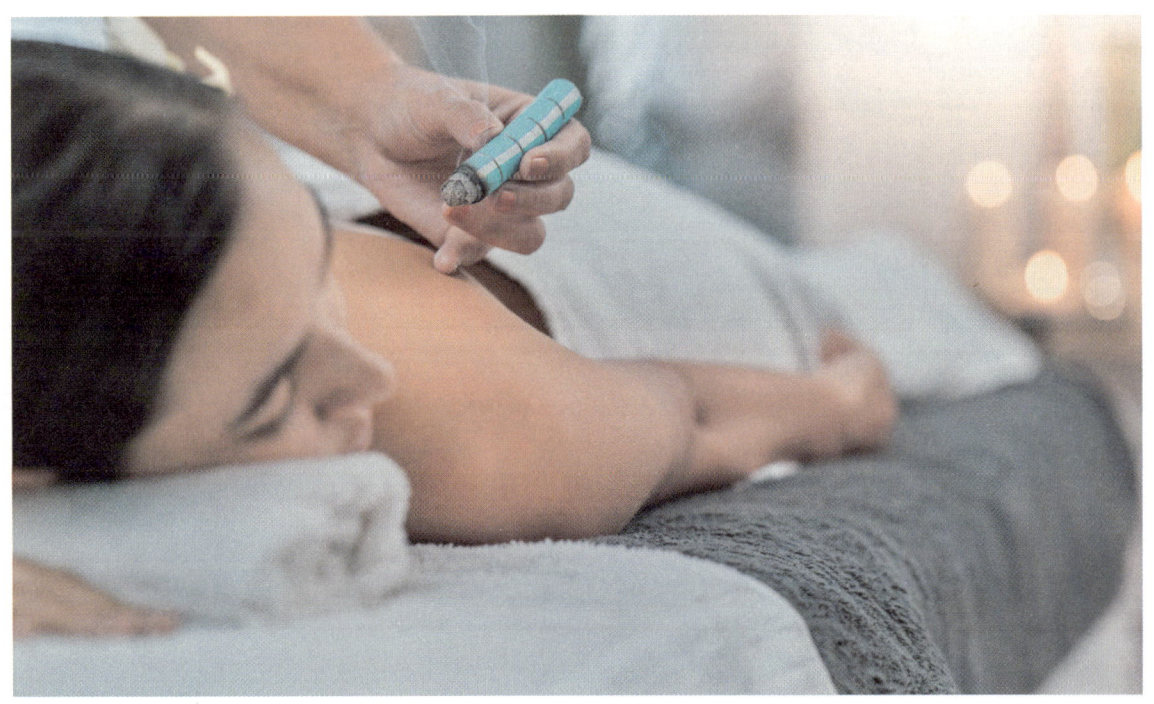

## 坐位

艾灸时的坐位具体可分为仰靠坐位、侧伏坐位和俯伏坐位三种。

### 1. 仰靠坐位

患者坐在带有靠背的舒适软椅上,可以在颈后面放一个软一点的枕头,使头部微向后仰,以便将某些穴位暴露出来,从而利于施灸。这种体位主要用于头部、面部、颈前部和上胸部等穴位的艾灸。

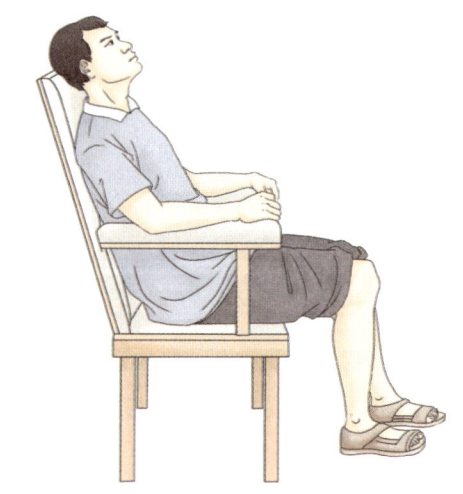

### 2. 侧伏坐位

桌子上放一个软枕,患者坐到桌前,侧伏在软枕上,将需要施灸的部位暴露出来,并保证头侧部及手臂感到舒适。这种体位主要用于头部和颈部两侧等穴位的艾灸。

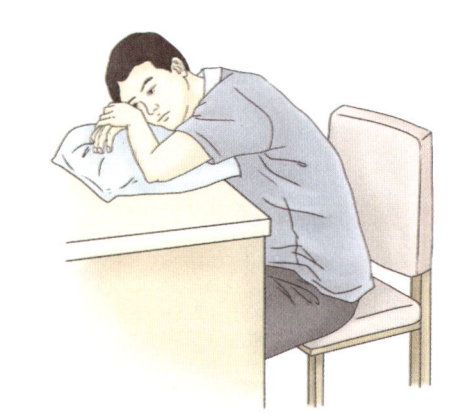

### 3. 俯伏坐位

桌子上放一个软枕,患者坐到桌前,俯伏在软枕上,也可以将前臂平放在桌子上,将需要施灸的部位暴露出来。这种体位主要用于头部、颈项部、肩部、上胸背部及上肢等穴位的艾灸。

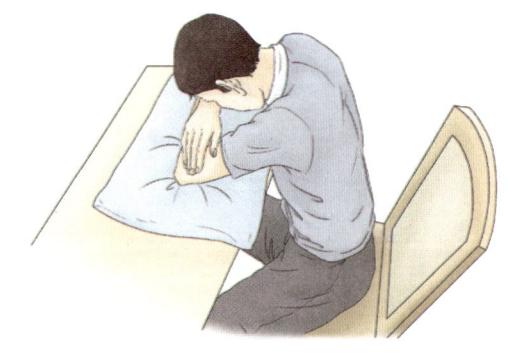

## 卧位

艾灸时的卧位具体可分为仰卧位、侧卧位和俯卧位三种。

### 1. 仰卧位

患者平躺在床上,上肢放平,下肢自然伸直或微屈,身体放松,将施灸部位暴露出来。这种体位主要用于面部、颈前部、胸部、腹部、上肢、下肢前侧及手部、足部等穴位的艾灸。

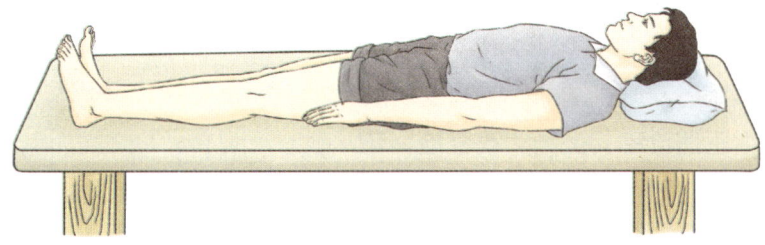

### 2. 侧卧位

患者侧身躺在床上,上肢置于胸前,下肢自然伸直,将施灸部位暴露出来。这种体位主要用于头部两侧、面部、胸腹部两侧及四肢侧面等穴位的艾灸。

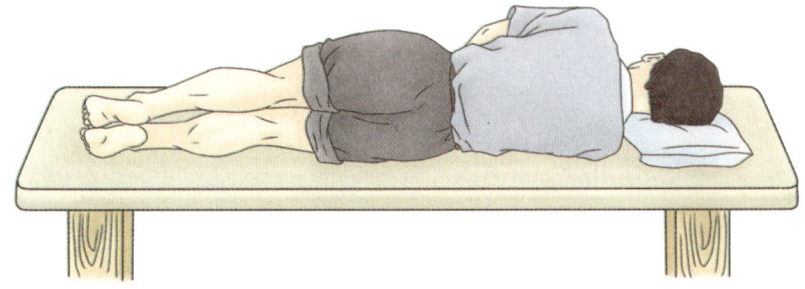

### 3. 俯卧位

患者俯卧在床上,下肢自然伸直,胸前放一个软枕,将双臂置于软枕前,以使背部肌肉放松、舒展,将施灸部位暴露出来。这种体位主要用于头后部、颈后部、肩部、背部、腰部、臀部、下肢后侧及足底等穴位的艾灸。

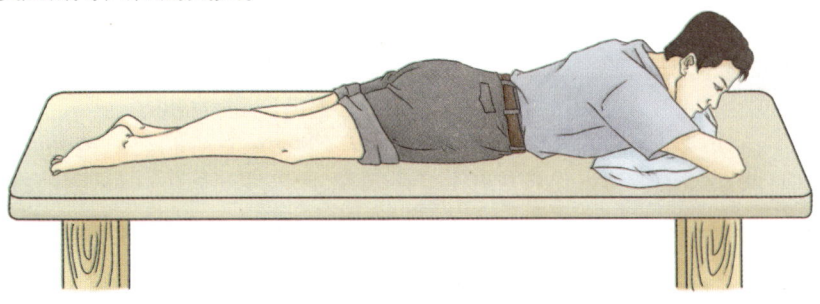

# 艾灸的原则

艾灸时需要遵循一定的原则，这样才能取得良好的灸疗效果，并达到保健、防病、治病的目的。一般来说，艾灸的原则主要包括三个方面，即治疗原则、取穴原则和配穴原则。

## 治疗原则

用艾灸治疗疾病时要遵循的原则就是艾灸的治疗原则，根据中医理论和艾灸的实践经验，可将其归纳总结成三点，即辨证与辨经、标本缓急和补虚泻实。

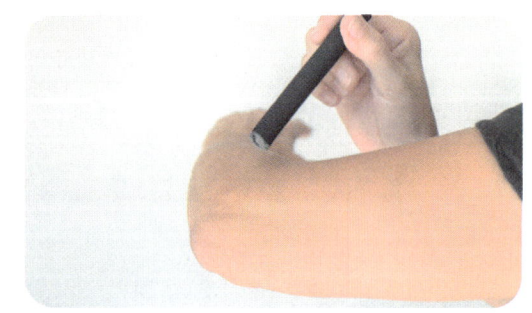

### 辨证与辨经

一般情况下，疾病发生时总会表现出某些症状和体征，如病症发生在身体某些部位，出现寒热、虚实等不同性质，发展到疾病的不同阶段，这些关于疾病的病位、病性、病程等都是辨证的内容。辨经则是辨别疾病发生的具体部位。因为症候分属于阴阳经脉，阴阳经脉又分为上下、手足，手足经脉则分左右两侧。辨证与辨经，需要对全身症候进行全面分析，既要注意疾病的发生与发展，又要注意上和下、左和右等部位间的不同。

### 标本缓急

标与本、缓与急是两组相对的概念，某种疾病的发生及发展过程，标本缓急常呈现复杂多变的特点。其运用原则主要包括四个方面：一是治病求本，即治疗疾病的本质，通过病因、病变部位、病变机制等找出疾病的本质，然后针对其本质进行治疗；二是急则治标，这是针对标病急于本病的特殊情况，因为如果处理不及时，标病可能会转变成危重症；三是缓则治本，这是针对本病病情稳定或虽可引起其他病变但不会出现危急症候，或标本同病，标病经治疗已得到缓解的情况；四是标本兼治，这是针对标病与本病都处在俱缓或俱急状态的情况。

### 补虚泻实

"虚"是指人体正气虚弱，"实"是指体内邪气偏盛。补虚就是扶助人体正气，补益阴阳气血，以增强脏腑功能和人体抵御疾病的能力。泻实就是祛除体内各种邪气，以利于人体正气的恢复。艾灸的补虚泻实原则，就是指通过艾灸这种方法激发患者机体本身的调节功能，产生补虚和泻实的作用，从而达到扶正祛邪、治疗疾病的目的。

## 取穴原则

艾灸是通过点燃艾炷或艾条，将其产生的温热和药效作用于特定穴位，来达到保健和治病目的的。取穴是否正确与合适，直接关系到灸疗效果的好坏。人体共有361个经穴和许多经外奇穴，每个穴位的特性和作用都不相同。只有依据经络腧穴理论，并结合实践经验，掌握取穴的原则，才能准确、合理地选取穴位，从而为取得良好的灸疗效果打下基础。艾灸的取穴原则主要包括近部取穴、远部取穴和随证取穴。

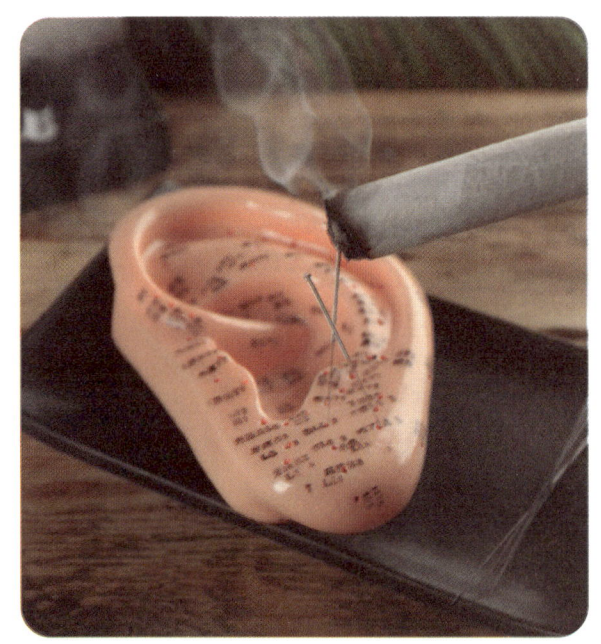

### 近部取穴

近部取穴是指选取病痛所在部位或临近部位的腧穴，来进行相应治疗。这一取穴原则的应用非常广泛，只要是症状在体表表现得较为明显和较为局限的病症都可以按照该原则进行取穴和治疗，其依据是腧穴普遍具有近治作用。例如，治疗头痛可选取印堂穴、百会穴、太阳穴、头维穴等，治疗胃痛可选取中脘穴，治疗眼疾可选取睛明穴、球后穴、攒竹穴等，治疗鼻病可选取迎香穴、巨髎穴等，治疗面瘫可选取颊车穴、地仓穴等。

### 远部取穴

远部取穴是指选取距离病痛较远部位的腧穴，来进行相应治疗。这一取穴原则的依据是，由于经脉气血的循环运行，腧穴相应的具有远治作用。很多穴位，尤其是肘关节和膝关节以下的穴位，不仅可以用来治疗局部病症，还可以用来治疗本经循行所及较远部位的病症。因此，按照远部取穴原则，取穴时既可以选取病痛所在脏腑经脉的本经穴位，也可以选取表里经及其他相关经脉上的穴位。

### 随证取穴

随证取穴又叫辨证取穴、对证取穴，是指根据病症的性质，运用中医理论进行辨证，将病症归于某一经脉后，按经取穴和治疗。这一取穴原则主要应用于全身性疾病，如失眠、昏迷、抽搐、自汗、盗汗等。这类疾病一般难以明确病变部位，因此无法适用近部取穴原则和远部取穴原则。需要注意的是，随证取穴及上面的近部取穴和远部取穴三个原则，在临床实践中除了可以分别单独应用外，还可以相互配合应用。

## 配穴原则

艾灸时，往往会选取好几个穴位，这些穴位中有两个或两个以上具有相同或相近的主治功效，剩余其他穴位则起协同作用。配穴是否得当，也会对艾灸效果产生直接影响。因此，配穴时一定要处理好主穴与次穴的关系，做到突出主穴、适当配伍次穴，坚持选穴少而精、配穴主次分明。具体来说，艾灸的配穴原则包括本经配穴、表里经配穴、上下配穴、前后配穴和左右配穴。

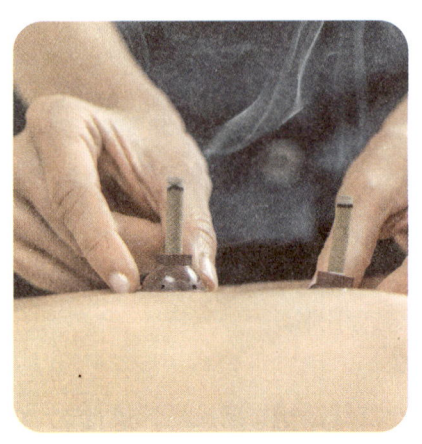

### 本经配穴

本经配穴是指某一脏腑、经脉发生病变时，应选取该病变所属经脉上的几个穴位进行配伍治疗，如肺病咳嗽就可选取手太阴肺经上的中府穴为主穴，另外选取该经脉上的尺泽穴和太渊穴为配穴。

### 表里经配穴

表里经配穴是指某一脏腑、经脉发生病变时，应选取与该病变所属经脉相表里的经脉上的穴位进行配伍治疗，如肾病就可选取足少阴肾经上的涌泉穴为主穴，另外选取与足少阴肾经相表里的足太阳膀胱上的昆仑穴为配穴。

### 上下配穴

上下配穴是指选取上半身的穴位和下半身的穴位进行配伍治疗，如胃病就可选取上半身的内关穴，配下半身的足三里穴；牙痛、咽痛选取上半身的合谷穴，配下半身的内庭穴；脱肛选取上半身的百会穴，配下半身的长强穴。另外，八脉交会穴配合也属于上下配穴原则的应用。

### 前后配穴

前后配穴是指选取胸腹部的穴位和背腰部的穴位进行配伍治疗，脏腑类疾病可以按照这一原则进行配穴治疗。例如，胃痛就可选取前面胸腹部的中脘穴、梁门穴，配后面背腰部的胃俞穴、胃仓穴。

### 左右配穴

左右配穴是指选取肢体左右两侧的穴位进行配伍治疗。该原则在运用时，一般同时选取左右两侧的同名穴，以加强协同作用，如心脏疾病可选取两侧的心俞穴、内关穴；胃部疾病可选取两侧的胃俞穴、足三里穴。此外，也可同时选取左右两侧不同名的穴位进行配伍治疗，如左侧偏头痛，选取左侧的头维穴、曲鬓穴，同时选取右侧的阳陵泉穴、侠溪穴。

# 了解不同的灸感

灸感是指在艾灸过程中，患者身体出现的各种感觉，通常包括热、麻、胀、酸、痒、痛、风、寒、凉等感觉。灸感是艾火循环致使经气与病邪在患者体内斗争的表现，它的发生与否直接关系到艾灸的疗效。灸感的发生一般分为三个阶段，即艾火循经、正邪相搏和邪气外泄。

在艾火循经阶段，艾火本身具有的循经走窜功能促使患者体内气血升温、循环运行，导致患者出现温热的动态灸感，包括透热、扩热、传热三种形态。透热是指艾火的温热之气从机体表层向深层穿透，甚至直达内部脏器；扩热是指艾火的温热之气从施灸点向周围扩散；传热是指艾火的温热之气从施灸点沿经络或一定方向向远部传导，有时可直达病灶。这个阶段灸感的出现，患者会感到温暖舒适，病感减轻。

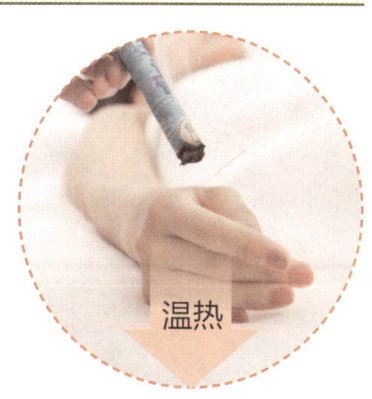

在正邪相搏阶段，由艾火激发的经气在运行过程中，遇到病邪时会与其发生激烈的斗争，导致患者体内气血循环发生波动，肌肉、经脉等组织紧张，从而在病灶或病灶所属的经络处出现麻、胀、酸、痒、痛等静态灸感。这个阶段灸感的出现，是患者体内正气与邪气斗争的正常反应。

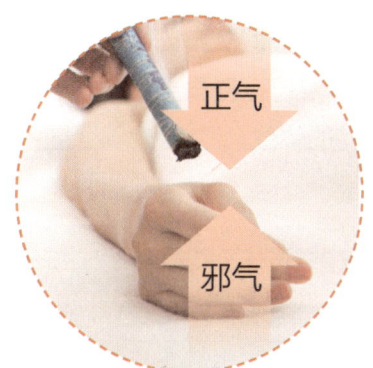

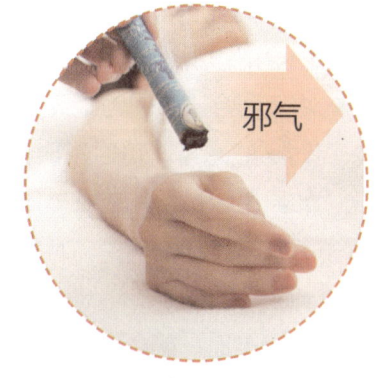

在邪气外泄阶段，由于艾火的持续作用，患者体内气血加速运行而使正气增强，正气战胜病灶或其所属经络中的邪气后，使邪气排泄出去，导致患者出现风、寒、凉的动态灸感。这个阶段灸感的出现，是患者体内正气强盛而邪气衰弱，邪气被正气排出体外的良性反应。

灸感的强弱一般与患者经络阻塞的程度紧密相关。灸感强表明患者经络通畅，艾灸作用显著；灸感弱，甚至没有灸感，表明患者经络淤阻严重，艾灸起效也较慢。对一般人来说，灸感也会因各种因素而不同。例如，施灸时间越长、刺激越强，灸感就越易出现；经络敏感者，灸感相对强烈；环境温暖、安静，患者皮肤湿润时，灸感较易产生。反之，则灸感较弱或较慢出现。

# 艾灸注意事项

事先了解清楚艾灸的注意事项，才能在操作时更加到位，避免出现意外。一般来说，艾灸的注意事项包括三个方面，即施灸前、施灸中和施灸后。

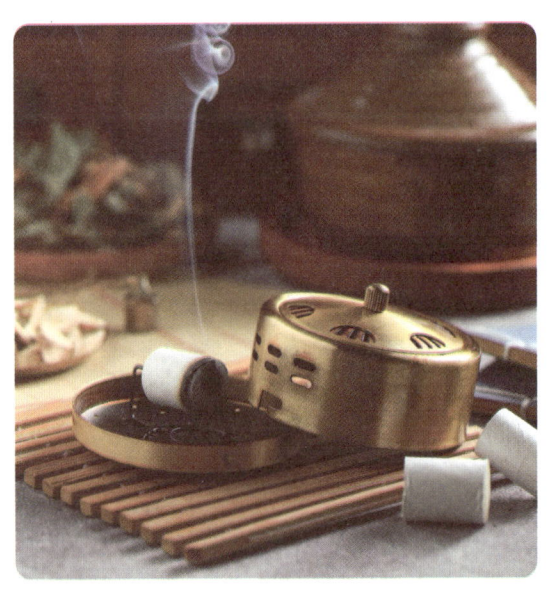

## 施灸前

因为施灸时的环境会在一定程度上影响灸疗的效果，因此施灸前要注意检查施灸环境，如给房间适当通风、保证房间安静、避免房间温度过高或过低等。

再者，根据患者的身体和疾病状况，确定好具体的灸疗方法后，一定要详细告知患者。尤其是需要采用瘢痕灸时，必须取得患者的同意和配合。另外，还要根据艾灸所需时间的长短，让患者选择一个既可以暴露施灸部位，又舒适而能长时间坚持的体位。

## 施灸中

施灸时，首先要安全使用火种，防止烧坏衣物、被褥，甚至发生火灾。此外，施灸过程中，还要密切观察患者，并根据具体情况调整施灸时间。在采用艾条灸时，艾条与患者皮肤之间的距离要合适，因为距离太近可能会烫伤患者，太远又起不到应有的效果。

对一般患者，可时不时询问其温热感是否适宜，并检查被灸处皮肤的潮红程度有没有变化。如果患者是幼儿或肢体麻木者、皮肤感觉迟钝者，则施灸者应一手施灸，一手食指和中指置于患者施灸部位两侧，亲自感知施灸温度，这样才不会出现烫伤患者的情况，同时也可使艾灸收到较好的效果。

在施灸时，施灸者持艾条的手应保持稳定，不能大幅度晃动，以防火星或艾灰掉落，烫伤患者。如果艾灰积压过多，要先除去艾灰后再接着施灸，可用手指轻弹艾条，让艾灰掉进准备好的容器中。

少数患者在施灸过程中会出现头晕眼花、面色苍白、恶心、手足冰凉、心慌、出汗等症状，这是发生了晕灸。晕灸比较少见，其引起因素一般包括患者或精神过于紧张或过于饥饿或过于疲劳、施灸环境闷热、患者体位不当等。因此在施灸前，一定要避免出现以上情况。

一旦遇到晕灸的情况，也不要过于紧张，可以按照以下方法进行处理：不管什么原因导致的晕灸，首先应立即停止施灸，并使患者平躺下来稍作休息，注意保暖；然后给患者喝一些温开水，并适度按揉其涌泉穴、神门穴、人中穴等，帮助其缓解紧张感。

晕灸的症状一般都较轻，按照上述方法处理后通常很快就能恢复正常，只有极少数情况下会发生较为严重的晕灸，此时患者可能会出现大汗淋漓、面色灰白、意识丧失等症状。一旦出现以上症状，应立即送医。

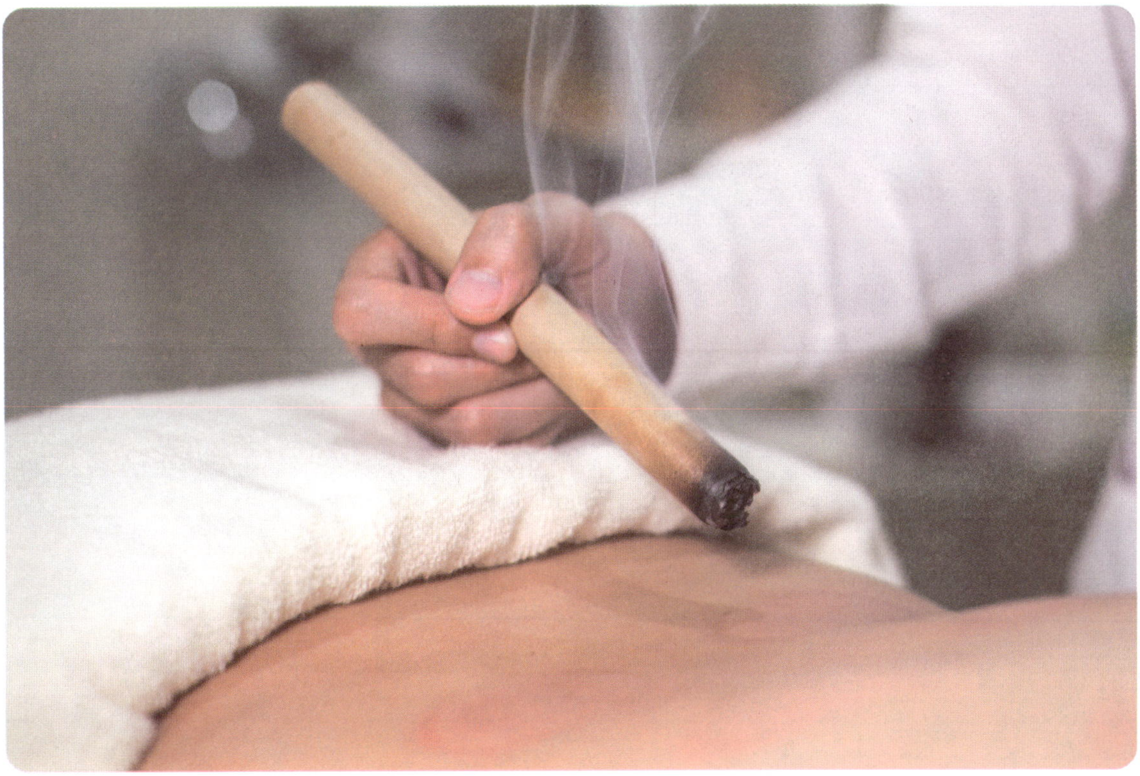

## 施灸后

灸疗结束后，要立即熄灭灸火，可将燃着的艾炷或艾条放入密闭的瓶子里，防止死灰复燃或火星掉落。

施灸结束后，不要让患者立即活动，而是让其休息一会儿再活动。另外，还要将灸后的调养方式，如饮食和作息方面的注意事项告诉患者。施灸后，患者的皮肤可能会出现水疱，甚至形成灸疮，每种情况的具体处理方式也要详细告诉患者。

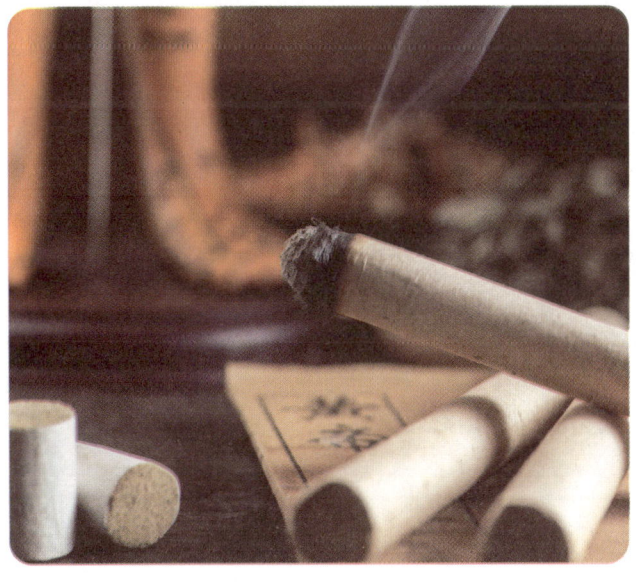

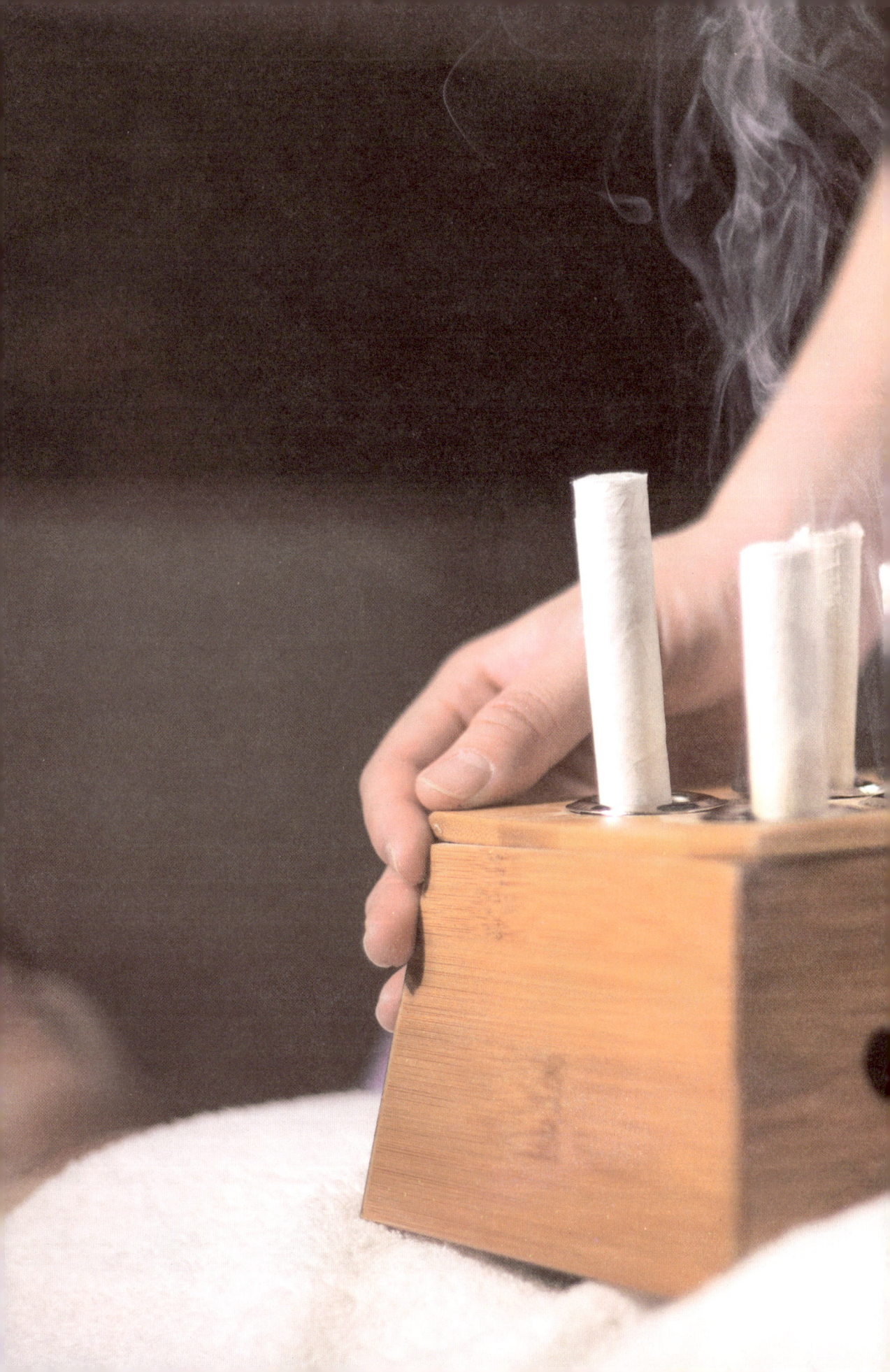

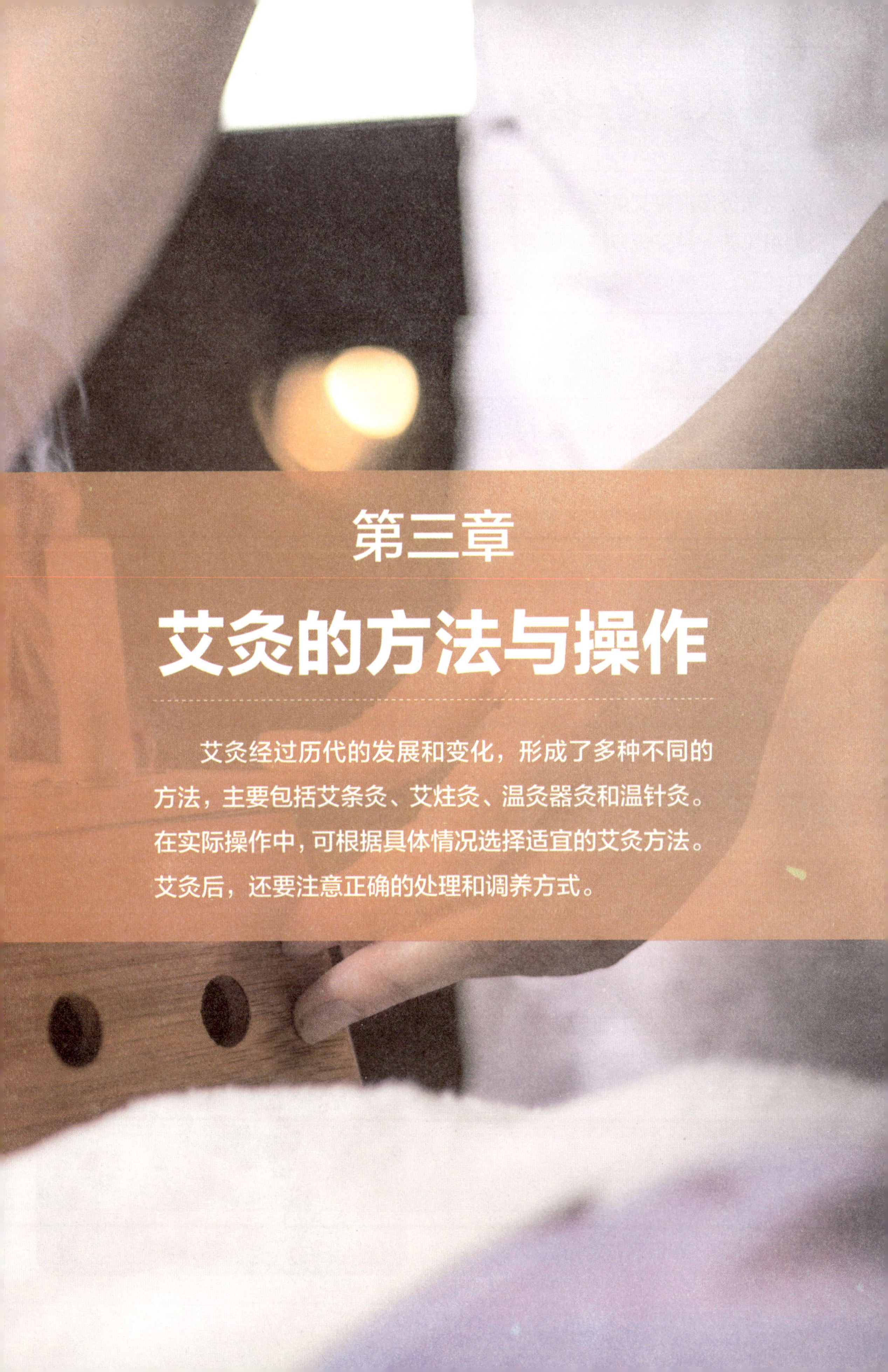

# 第三章

# 艾灸的方法与操作

艾灸经过历代的发展和变化，形成了多种不同的方法，主要包括艾条灸、艾炷灸、温灸器灸和温针灸。在实际操作中，可根据具体情况选择适宜的艾灸方法。艾灸后，还要注意正确的处理和调养方式。

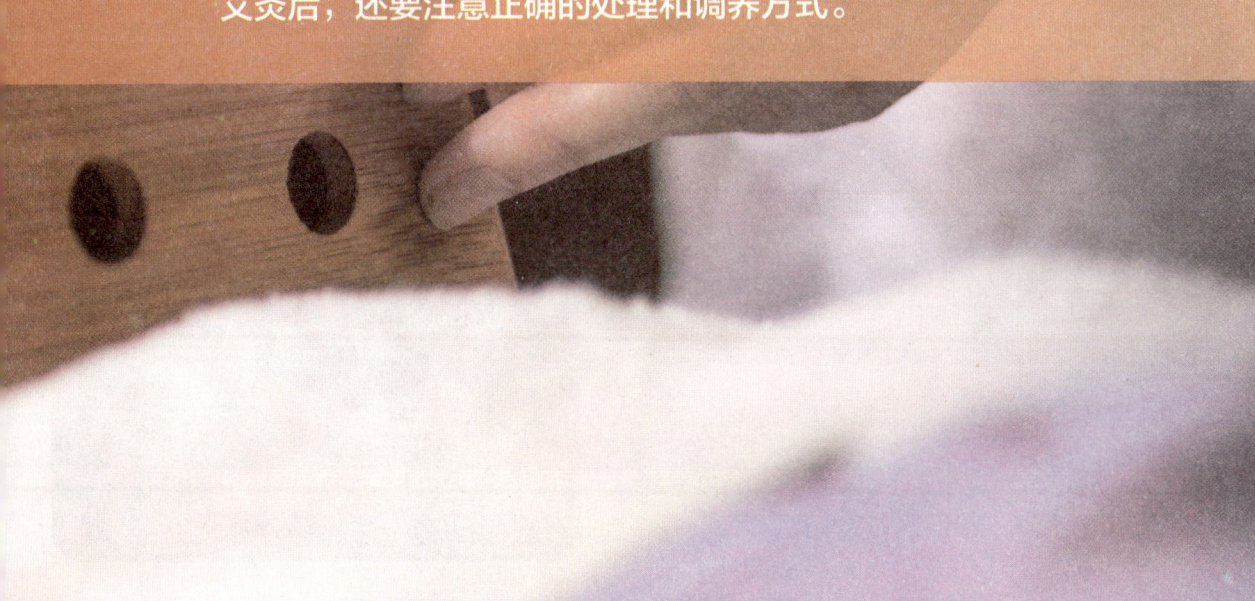

# 艾条灸

艾条灸是指将艾条的一端点燃，在穴位或病变部位进行施灸的方法。这是目前最为常见的一种艾灸方法，具有方便、安全、操作简单等特点。根据艾条与皮肤的接触情况，艾条灸又可分为悬起灸和实按灸两种。

## 悬起灸

悬起灸是指艾条点燃的一端不接触皮肤进行艾灸的方法，具体分为温和灸、回旋灸和雀啄灸三种。

### ① 温和灸

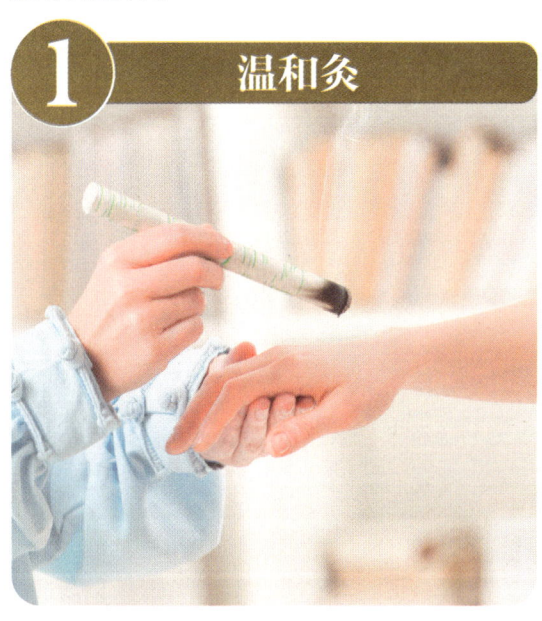

**操作方法**

点燃艾条，对准施灸穴位或患处，在距离皮肤2~3厘米处进行熏灸，以施灸部位有温热舒适感为宜，一般每穴灸10~15分钟。

**适用病症**

一般灸法适用证，如冠心病、慢性支气管炎等各种慢性病症；也常用来进行保健灸。

**注意事项：** 对昏厥或局部感知觉减退的患者，施灸者应将食指和中指置于施灸部位两侧检测患者局部皮肤受热程度，以便掌握施灸距离和时间，避免烫伤患者。

### ② 雀啄灸

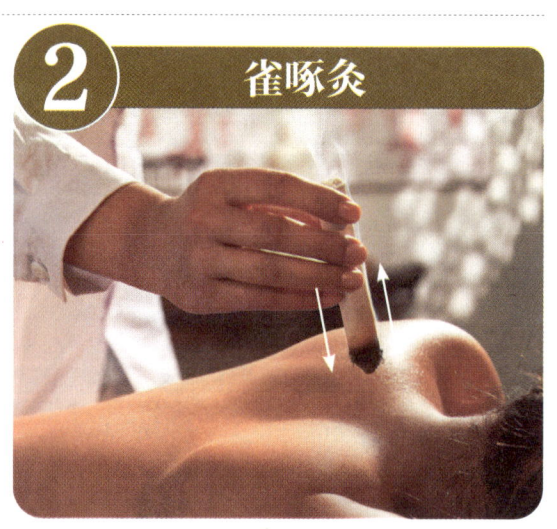

**操作方法**

点燃艾条，在施灸部位上方一起一落、忽近忽远，像鸟雀啄食一样进行熏灸，给患者以较强的温热刺激，一般每穴灸5~10分钟。

**适用病症**

各种小儿疾病，或者用来急救晕厥等。

**注意事项：** 不可与皮肤太接近，尤其是在给失去知觉或皮肤感觉迟钝的患者施灸时，以免发生烫伤。

## 3 回旋灸

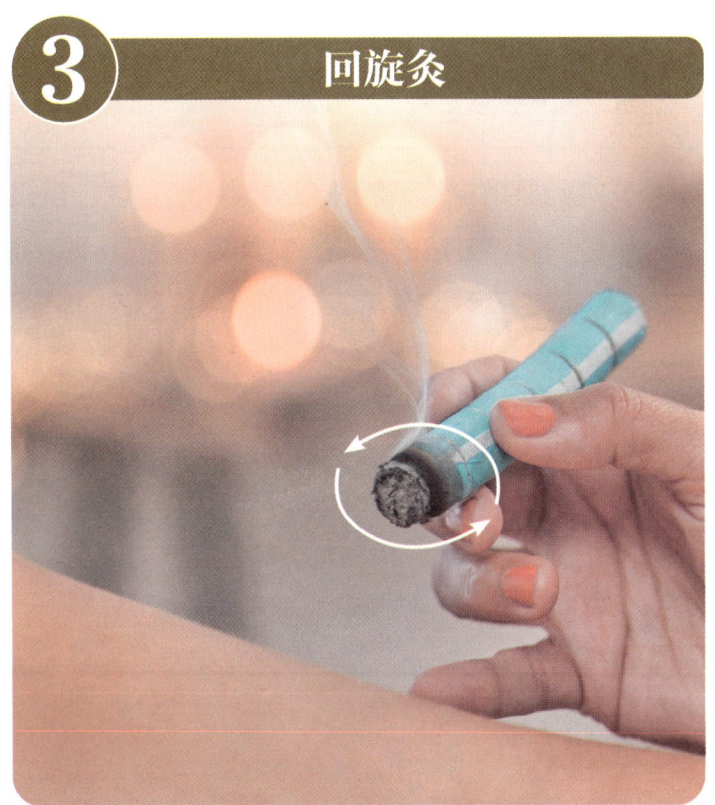

**操作方法**

点燃艾条,使其与皮肤保持大约3厘米的距离,在施灸部位上方进行左右移动或旋转移动,使皮肤有温热感但不灼痛,一般每穴灸20~30分钟。

**适用病症**

风湿痹痛、面神经麻痹,以及神经性皮炎、牛皮癣、褥疮、带状疱疹等皮肤病。

**注意事项**:既要保证艾条与皮肤保持一定距离,又要保证能够达到足够的热力;不可长时间不移动艾条。

## 实按灸

实按灸是指将艾条隔着布或纸直接在皮肤上施灸,以使热气透达皮肉的艾灸方法。

**操作方法**

在施灸部位铺上数层布或者纸,点燃艾条后迅速按在穴位上,停留1~2秒后抬起,若艾火熄灭则重新点燃,一般每穴灸5~7下。

**适用病症**

风寒痹证、虚寒证、痿证等。

**注意事项**:艾火不要太大;不要用火头直接接触皮肤。

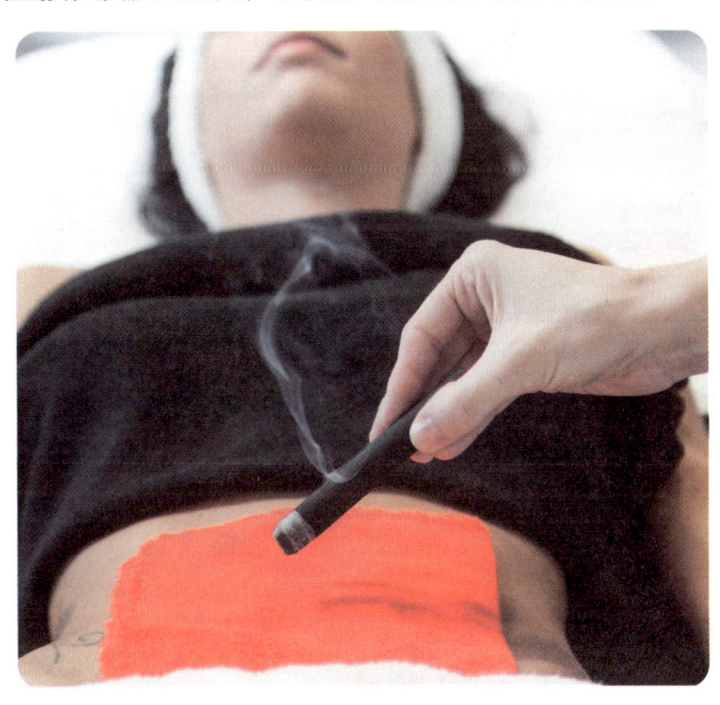

# 艾炷灸

艾炷灸是指将艾绒制作成的圆锥形艾炷，直接或间接置于施灸部位进行艾灸的方法。根据操作方法的不同，艾炷灸分为直接灸和间接灸两种。

## 直接灸

直接灸是指将艾炷直接放在皮肤上进行施灸，又叫着肤灸。根据艾灸后的皮肤反应，直接灸又分为瘢痕灸和无瘢痕灸两种。瘢痕灸会烧伤皮肤，使皮肤产生无菌性化脓现象，因此又叫化脓灸。无瘢痕灸不会烧伤皮肤，以皮肤出现红晕为度。

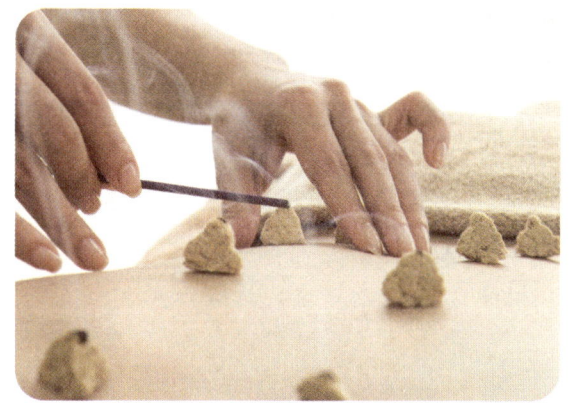

### 1 瘢痕灸

**操作方法**

在施灸部位涂抹适量凡士林或大蒜汁，放上艾炷，用线香将其点燃，艾炷全部燃尽后除去灰烬，重新涂抹凡士林或大蒜汁，更换新艾炷再灸，一般每穴灸3~9壮，施灸完毕需贴敷膏药，每天更换一次。

**适用病症**

支气管哮喘、慢性支气管炎、慢性肠炎、瘰疬、痞块、癫痫等。

**注意事项**：施灸过程中，如果患者感到疼痛难忍，施灸者可在患者施灸部位四周轻轻拍打；每次用穴不宜太多。

### 2 无瘢痕灸

**操作方法**

在施灸部位涂抹适量凡士林，放上艾炷，用线香将其点燃，当患者感觉到烫时，用镊子取下艾炷，更换新艾炷再灸，一般每穴灸3~6壮。

**适用病症**

眩晕、慢性腹泻、哮喘等慢性虚寒性疾病，以及皮肤疣、疖癣等。

**注意事项**：对感觉神经麻痹、昏迷等患者及小儿，施灸者应时刻关注受灸者皮肤的受热程度，以免发生烫伤。

## 间接灸

间接灸是指在艾炷和皮肤之间隔垫上某种物品进行施灸,又叫隔物灸。根据隔垫的物品不同,间接灸又有隔姜灸、隔蒜灸、隔盐灸、隔附子灸、隔胡椒灸、隔葱灸等。间接灸刺激性较小,对皮肤一般不会造成损伤,且隔垫物品多为中药,施灸过程中既可以发挥灸疗作用,又可以发挥药物作用。以下主要介绍隔姜灸、隔蒜灸和隔盐灸三种应用较多的间接灸方法。

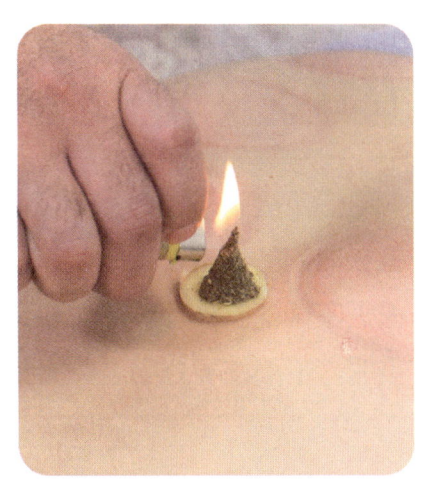

### 1 隔姜灸

**操作方法**

将鲜生姜切成直径2~3厘米、厚约0.3厘米的薄片,并用针在中间刺几个小孔,然后将其放到施灸部位,上面放上艾炷,用线香将其点燃,当艾炷燃尽或患者感到灼痛时,更换新艾炷再灸,一般每穴灸5~10壮。

**适用病症**

风寒痹痛、呕吐、感冒、脘腹隐痛、痛经、泄泻、遗精、阳痿、面神经麻痹等。

**注意事项:** 生姜应选新鲜老姜,并现切现用,不要用干姜或嫩姜;施灸部位为面部时,姜片可以厚一些。

### 2 隔蒜灸

**操作方法**

将干燥的食盐填敷于脐部,使其与脐平,然后在上面放上艾炷,用线香将其点燃,当患者感到灼痛时,更换新艾炷再灸,一般灸3~9壮。

**适用病症**

虚寒腹痛、中风脱证、吐泻、痢疾、尿潴留、癃闭、中暑等。

**注意事项:** 为了防止食盐受热爆裂烫伤皮肤,可以在食盐上放置姜片进行施灸。

### 3 隔盐灸

**操作方法**

将干燥的食盐填敷于脐部,使其与脐平,然后在上面放上艾炷,用线香将其点燃,当患者感到灼痛时,更换新艾炷再灸,一般灸3~9壮。

**适用病症**

虚寒腹痛、中风脱证、吐泻、痢疾、尿潴留、癃闭、中暑等。

**注意事项:** 为了防止食盐受热爆裂烫伤皮肤,可以在食盐上放置姜片进行施灸。

# 温灸器灸

温灸器灸是指利用专门制作的艾灸器具进行施灸的方法。这种方法可以给予患者长时间的持续温热刺激，使用起来也很方便，非常适合儿童及惧怕灸痛的患者。根据不同的艾灸器具，温灸器灸一般包括温灸筒灸、温灸盒灸、温灸棒灸、温灸罐灸等，下面主要介绍温灸筒灸和温灸盒灸。

## 温灸筒灸

温灸筒灸是指利用温灸筒进行施灸的方法。温灸筒是一种筒状的艾灸器具，其种类较多，常见的是一种有盖的金属温灸筒。这种温灸筒由内筒和外筒相套而成，内筒用于盛放艾绒，外筒筒壁上常安有一个长柄，便于手持，内筒和外筒的筒底及筒壁上都有许多圆形小孔。

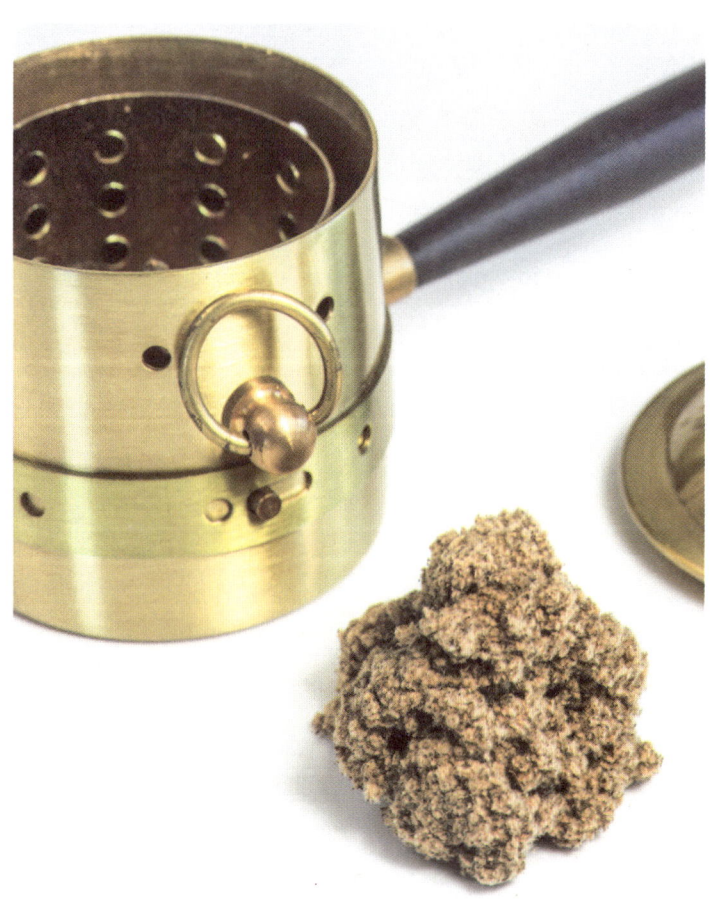

### 操作方法

以金属温灸筒为例，将艾绒装入温灸筒的内筒，用手轻轻按压一下艾绒，再将内筒放入外筒，用火点燃艾绒，待烟雾减少且筒底有烫手感时，盖上盖子；在施灸部位垫上几层布，再放上温灸筒进行施灸，以皮肤发热发红、患者感觉舒适为度，一般可灸15~30分钟。

### 适用病症

风寒湿痹、慢性疾病、皮肤病，以及腹痛、腹泻、腹胀等。

**注意事项：** 施灸时可根据具体情况选择不同种类的温灸筒，大面积艾灸可选平面式温灸筒，局部点灸可选圆锥式温灸筒。

## 温灸盒灸

温灸盒灸是指利用温灸盒进行施灸的方法。温灸盒是一种盒形艾灸器具，材质有木质的，有竹质的，也有金属质的。温灸盒上方有圆孔，用于插装艾条或放入艾绒，盒内中下部为金属网纱。插装艾条的温灸盒有单孔的，也有多孔的，适用于不同面积的艾灸。

### 操作方法

将温灸盒放于施灸部位的中央，在温灸盒里放入艾绒，或者插入艾条并固定好，用线香将艾绒或艾条点燃后进行施灸，以皮肤出现红晕，患者感到舒适为度，一般每次灸15~30分钟。

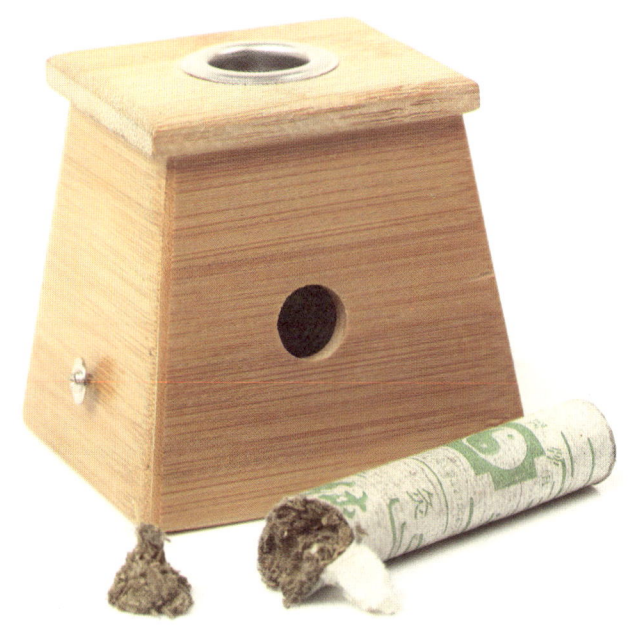

### 适用病症

风湿性关节炎、骨质增生、失眠、感冒、咳嗽、腰背痛、胃脘痛、腹痛、腹泻、遗尿、月经不调等。

**注意事项：** 用艾绒施灸时，要选择盒内金属网纱网眼较小的温灸盒，以免艾火掉落，灼伤皮肤。

## 各种各样的温灸器灸

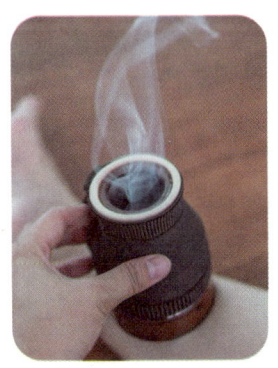

温灸筒

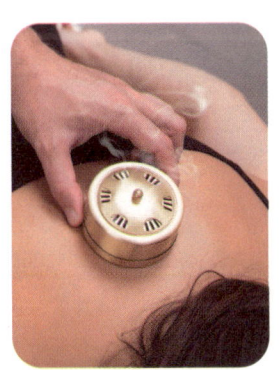

温灸盒

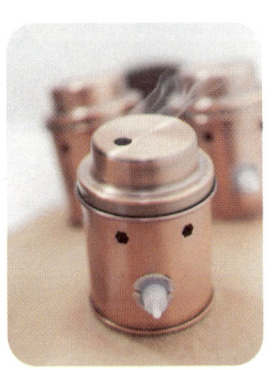

温灸罐

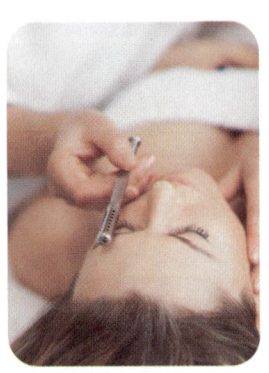

温灸棒

# 温针灸

温针灸是将针刺和艾灸结合的一种方法,又叫温针法、烧针尾、针柄灸、传热灸等。这种艾灸方法主要是借助热力,使其通过针具传入腧穴深处,来达到治疗疾病的目的,具有温经通脉、行气活血等功效,主要用来治疗既需要留针,又需要施灸的病症。

### 操作方法

先将针具刺入穴位,通过适当的针刺手法得气后,将针具留在适当深度,然后将纯净的艾绒捏在针柄上,或者将一段长约2厘米的艾条插在针柄上,用线香将艾绒或艾条下端点燃,待其燃尽后,更换艾绒或艾条再灸,一般每穴灸3~5壮,全部施灸完毕后,除去灰烬,将针取出。

### 适用病症

寒盛湿重、经络壅滞、气血痹阻之证,如肌肤不仁、腰腿痛、关节痹痛、胃脘痛、腹痛、腹泻、骨质增生、高脂血症、冠心病、痛风等;也可用于保健灸。

**注意事项:** 为了防止艾火掉落,灼伤皮肤,可将用硬纸剪成的带缺口的纸片置于针具所在的穴区;艾绒或艾条段应距离皮肤2~3厘米;艾灸过程中,嘱咐患者不可随意移动身体,以防发生灼伤。

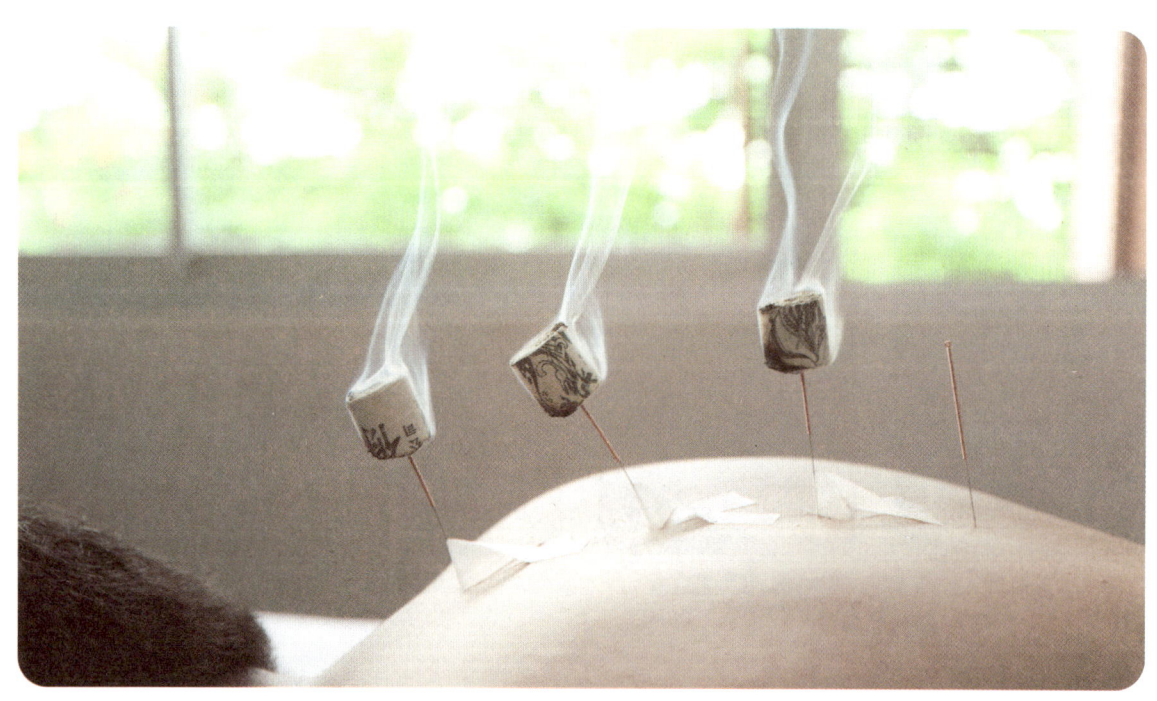

# 非艾灸疗法

非艾灸疗法是指用艾绒以外的物品在身体特定部位或穴位进行施灸的方法,是灸法的组成部分之一,主要包括天灸、灯火灸、线香灸、桑枝灸等。以下主要介绍天灸和灯火灸两种。

## 天灸

天灸又叫发疱灸、药物灸,是利用药物的刺激作用,使皮肤潮红、充血或发疱的灸法。这种灸法常用的药物有蒜泥、白芥子、细辛、天南星、斑蝥等。

### 1 蒜泥灸

**操作方法**

将大蒜捣烂如泥,取适量蒜泥敷于穴位上1~3小时,以皮肤发痒、发红或起疱为度。

**适用病症**

敷涌泉穴,治咯血、吐血;敷合谷穴,治扁桃体炎;敷鱼际穴,治喉痹。

**注意事项**:有的穴位敷上蒜泥后容易脱落,可在蒜泥外贴胶布固定。

### 2 白芥子灸

**操作方法**

将白芥子研成细末,取适量白芥子末,加水、醋或姜汁调成糊状,贴于穴位上,外敷油纸,用胶布固定。

**适用病症**

关节痹痛、口眼歪斜,配合其他药物,可治支气管炎、支气管哮喘等。

**注意事项**:若贴敷后皮肤烧灼感严重,可提前去掉。

## 灯火灸

灯火灸是指将灯芯草蘸植物油点燃后在穴位上进行点灼的灸法,又叫灯芯草灸、油捻灸。

**操作方法**

取10厘米长灯芯草一根,放入植物油中浸渍3~4厘米,取出后吸去多余油脂,点燃浸渍端,快速触点施灸穴位,可听到"叭"的一声,此为1壮,一般每穴灸1壮即可。

**适用病症**

小儿惊风、癫痫、哮喘、腮腺炎、腹泻、呕吐、呃逆、手足厥冷等。

**注意事项**:灯芯草以硬而细者为佳;灸后注意保持灼伤皮肤处的清洁,避免感染。

# 灸后处理与调养

艾灸的方法不同，灸后的反应也不同。如果选用较温和的灸法，灸后一般不会出现特殊反应或不适，但如果选用艾炷瘢痕灸，患者的皮肤就会受到不同程度的影响，可能出现水疱、灸疮等，此时就需要针对性地进行处理。另外，灸后的调养也非常重要。

## 水疱和灸疮的处理

施灸后若皮肤出现潮红、灼热等症状，则不必担心，这属于正常现象，可自行消失。如果出现水疱，则需要根据水疱的大小进行不同方式的处理。若水疱产生化脓现象，出现难以愈合的创伤，就是形成了灸疮，此时也不必过分担忧，按照规范进行处理即可，具体见下表。

| 皮肤反应 | 处理方法 |
| --- | --- |
| 小水疱 | 保持皮肤清洁，不要挑破水疱，让其自行吸收；若水疱不慎破裂，应消毒后进行包扎 |
| 大水疱 | 到医院让医生刺破水疱，放出其中水液，再涂抹甲紫溶液或烫伤油，并用消毒纱布包敷 |
| 灸疮情况良好 | 保持皮肤清洁，外敷消毒纱布保护疮面，防止感染，待其自然复原 |
| 灸疮扩大，继发感染 | 到医院让医生对感染部分进行清洗、消毒，之后涂抹消炎药膏等药物 |
| 灸疮溃发，分泌物增多 | 每天用消毒纱布或棉球吸取脓液，并用医用酒精对疮面周围进行清洁、消毒 |
| 灸疮出血 | 正常清洁、消毒并换上新的药膏后，在外面敷云南白药以止血 |
| 灸疮久不收口 | 服用内托黄芪丸（由中药黄芪、当归、肉桂、木香、沉香组成） |
| 疮口肉芽生长缓慢 | 除常规药膏外，另用适量薄荷、赤葱皮等煎汤，用热药汤淋洗疮面四周 |

## 艾灸后的调养

艾灸后，应以保护机体正气及促进灸疮愈合为出发点，进行合理的调养。灸后调养在一定程度上影响着艾灸疗效的发挥。调养得当，可使艾灸事半功倍，调养不当则可能产生不良影响。一般情况下，灸后调养应注意以下几个方面。

第一，艾灸后不可以喝冷水或冰水，应该喝温开水，且喝水量要大于平常。这种做法是为了促进体内毒素的排出。

第二，艾灸后不宜立即进食或饮茶，最好在灸后1~2小时再进食、饮茶。

第三，艾灸后患者的穴位毛孔多呈开张状态，因此非常容易感受风寒之邪，所以此时应注意防寒保暖，不宜立即洗澡，更不能洗冷水澡。

第四，体质较为虚弱的患者，艾灸后可能会出现口渴、身体倦怠无力、低热等不适现象，这种情况一般不需要停灸。但如果患者的不适感加重，继而出现小便黄赤、便秘等症状，则表示灸火已耗伤体内阴津，这时候应该停止艾灸，并口服增液汤（玄参30克，细生地、连心麦冬各24克，水煎服）。

第五，艾灸后出现水疱或形成灸疮的患者，应注意多休息，避免重体力劳动，还要多饮水，并保证饮食清淡且营养丰富，忌食生冷食物，辣椒、生姜、生蒜等辛辣刺激食物，以及螃蟹、鹅肉、鸭肉、牛肉、芋头等发物，还要忌烟酒。

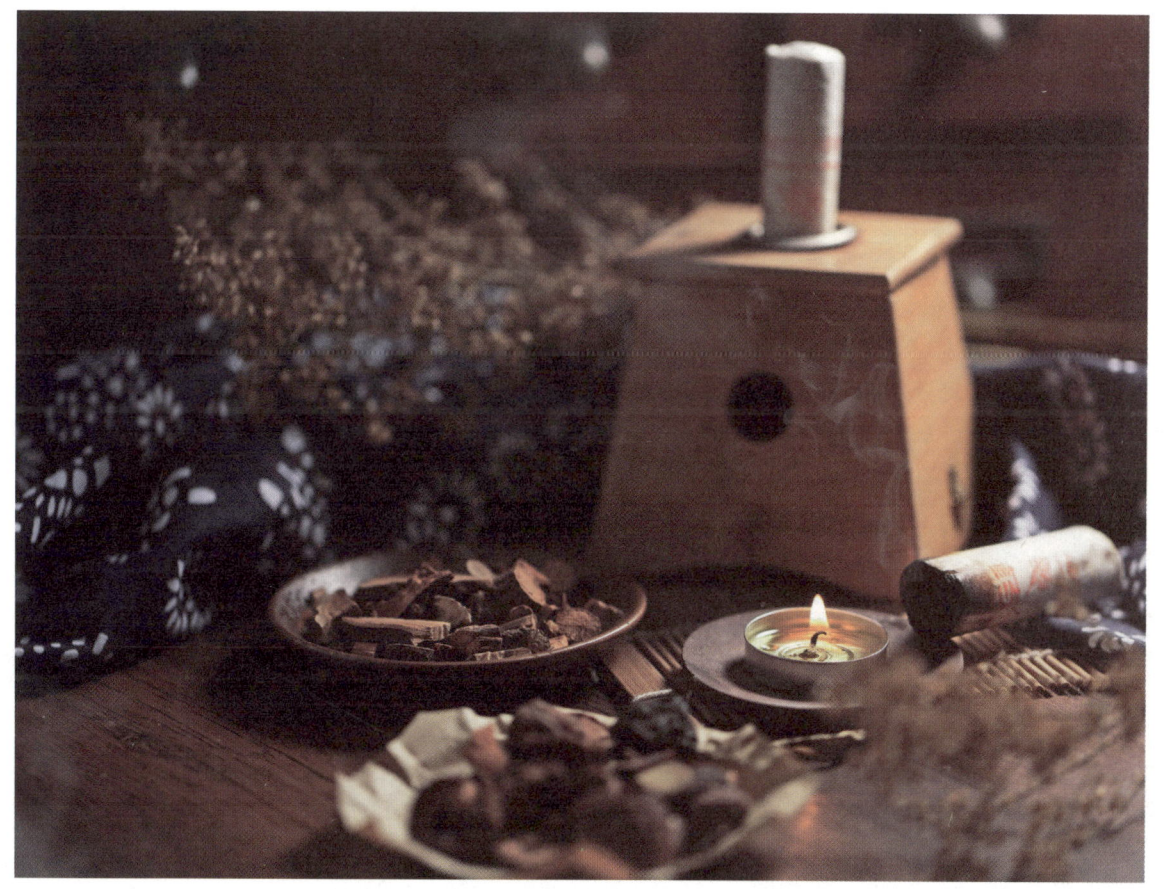

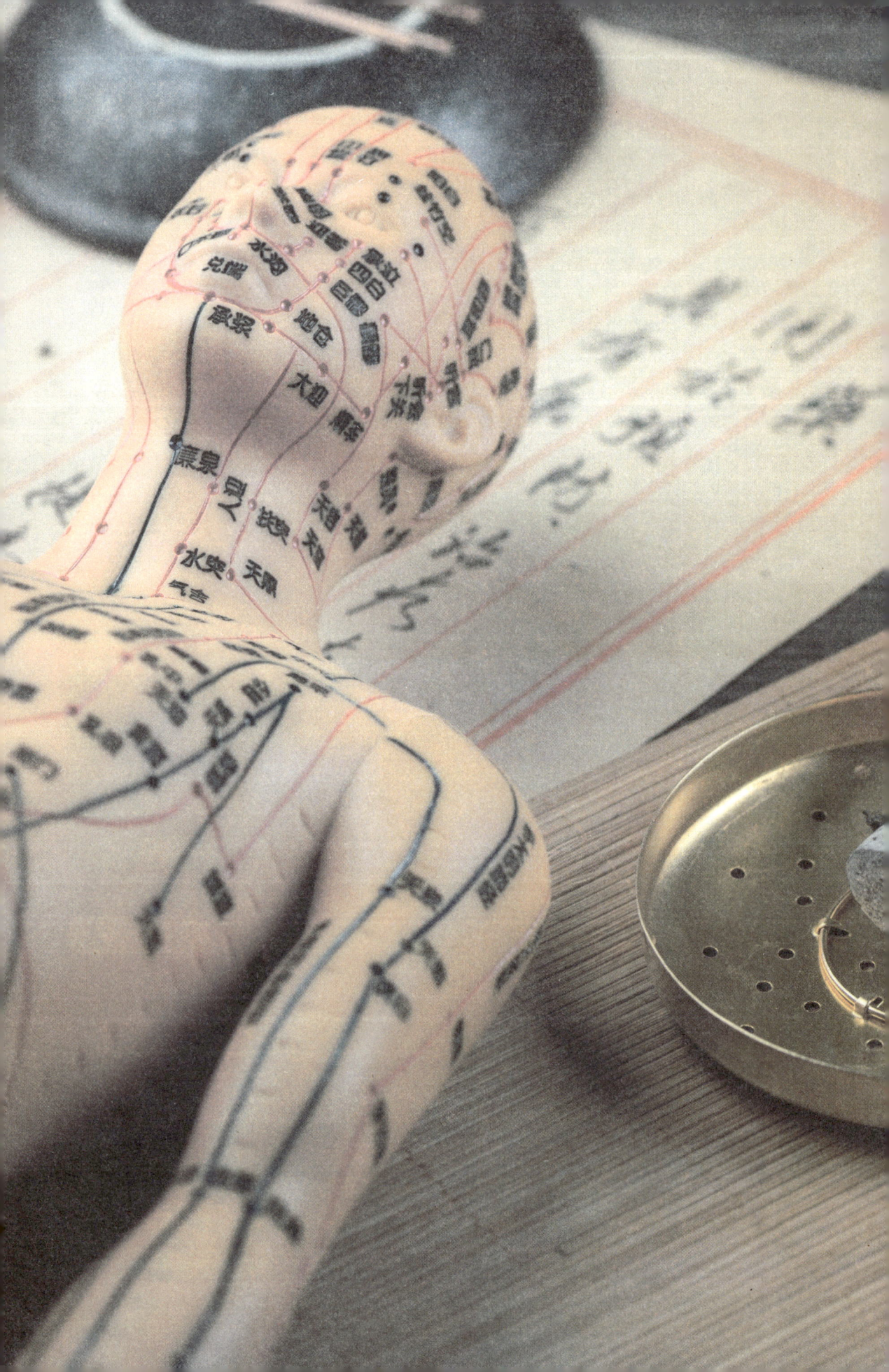

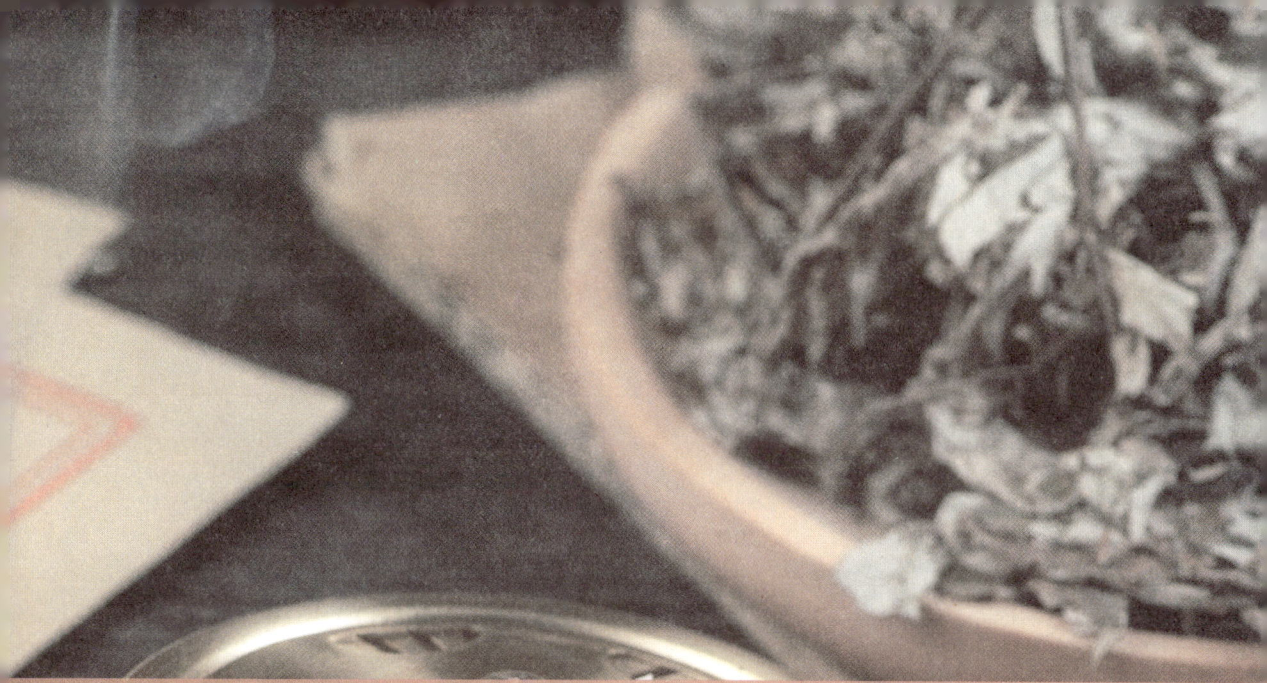

# 第四章
# 艾灸与经络腧穴

人体经络系统的主体为十二经脉和任脉、督脉，它们遍布人体全身，共同维持着人的生命活动。每条经脉上都有数量不等的腧穴，这些穴位就是艾灸的作用点，艾灸产生的温热和药性通过穴位到达体内，并依靠经脉的循行来发挥作用。

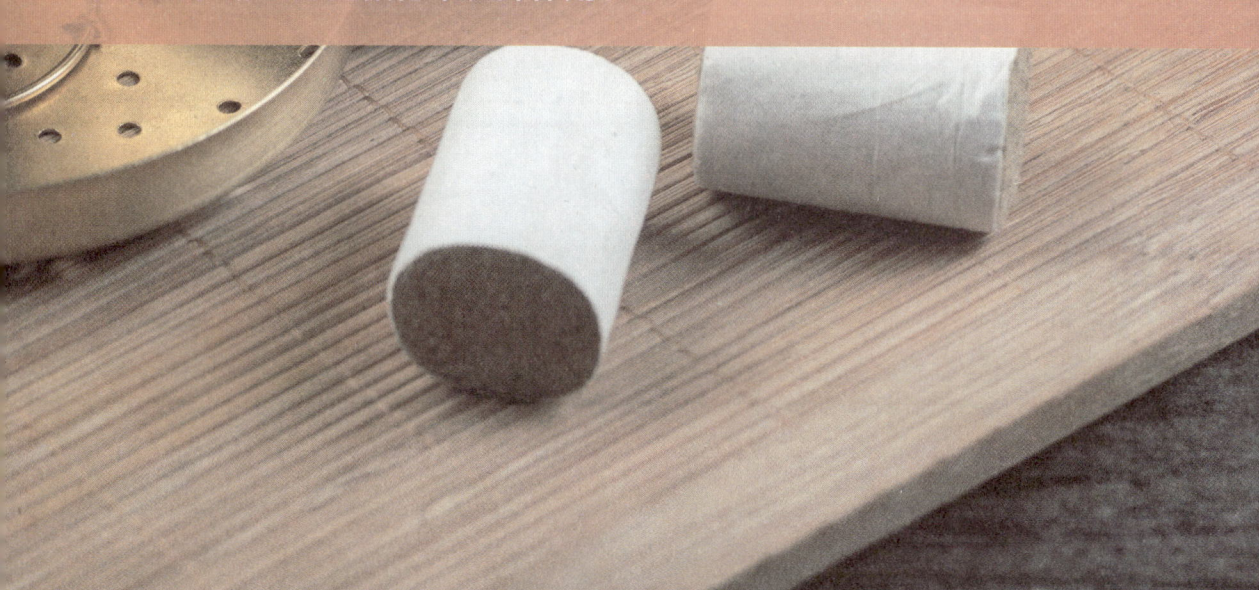

# 腧穴定位法

腧穴定位法即取穴的方法，主要包括四种，分别为手指同身寸法、骨度分寸法、简便取穴法和自然标志取穴法。

## 手指同身寸法

手指同身寸法又叫手指比量法、指寸法，是指以患者本人的手指作为标准来取穴定位的方法，其内容主要包括以下三点。

### 拇指同身寸

拇指同身寸是指以患者拇指指关节的宽度为1寸，适用于四肢部的直寸取穴。

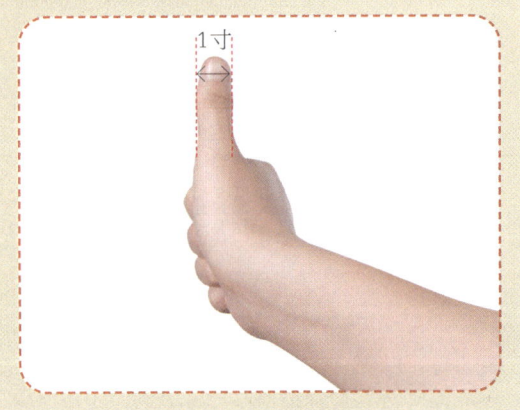

### 中指同身寸

中指同身寸是指以患者中指中节屈曲时内侧两端横纹头之间的距离为1寸，适用于四肢部的直寸取穴和背部的横寸取穴。

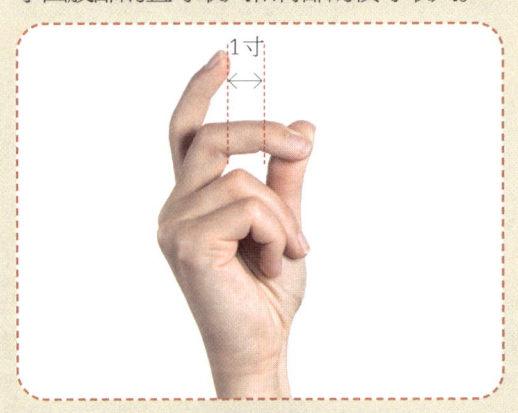

### 横指同身寸

横指同身寸是指患者食指、中指、无名指和小指并拢，以中指中节横纹为标准，四指横量为3寸，食指、中指和无名指三指横量为2寸，食指和中指两指横量为1.5寸，适用于四肢部和下腹部的直寸取穴及背部的横寸取穴。

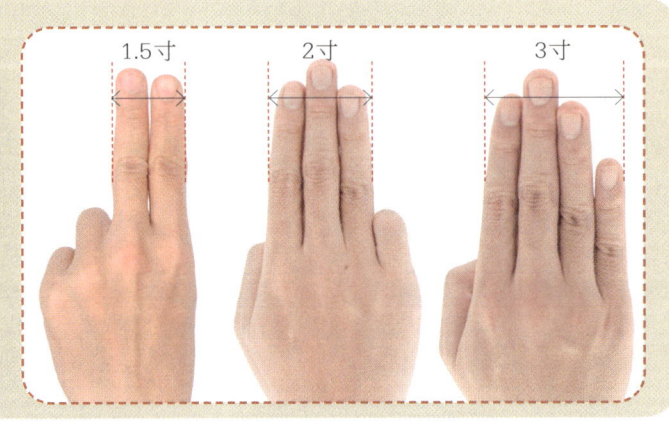

## 骨度分寸法

骨度分寸法是以人体骨节为主要标志，依据其比例折算尺寸作为取穴定位标准的方法。取穴时，将骨节两端之间的距离分成若干等份，每一等份为1寸。无论年龄、胖瘦，都以此标准折算，作为取穴定位的依据。常用骨度分寸见下表。

| 部位 | 起止点 | 骨度 | 量法 | 说明 |
| --- | --- | --- | --- | --- |
| 头面部 | 前发际至后发际 | 12寸 | 直量 | 如果前后发际不明，则从眉心至大椎穴作18寸 |
| | 眉心至前发际 | 3寸 | 直量 | |
| | 大椎穴至后发际 | 3寸 | 直量 | |
| | 前额两发角之间 | 9寸 | 横量 | 用于确定头部腧穴的横向距离 |
| | 耳后两乳突之间 | 9寸 | 横量 | |
| 胸腹胁部 | 两乳头之间 | 8寸 | 横量 | 胸部与胁部取穴直寸，一般根据肋骨计算，每一肋两穴间作1寸6分 |
| | 剑胸联合至脐中 | 8寸 | 直量 | |
| | 脐中至耻骨联合上缘 | 5寸 | 直量 | |
| | 腋窝顶点至第11肋游离端 | 12寸 | 直量 | |
| 背腰部 | 两肩胛骨内侧缘之间 | 6寸 | 横量 | 用于确定背部腧穴的横向距离 |
| | 大椎以下至尾骶 | 21椎 | 直量 | 背部直寸根据脊椎定穴，肩胛骨下角相当于第7（胸）椎，髂嵴相当于第16椎（第4腰椎） |
| 上肢部 | 腋前纹头至肘横纹 | 9寸 | 直量 | 用于确定臂部腧穴的纵向距离 |
| | 肘横纹至腕横纹 | 12寸 | 直量 | |
| 下肢部 | 耻骨上缘至股骨内上髁上缘 | 18寸 | 直量 | 用于足三阴经的骨度分寸 |
| | 胫骨内侧髁下缘至内踝尖 | 13寸 | 直量 | |
| | 股骨大转子至膝中 | 19寸 | 直量 | 用于足三阳经的骨度分寸，"膝中"前面相当于犊鼻穴，后面相当于委中穴 |
| | 臀横纹至膝中 | 14寸 | 直量 | |
| | 膝中至外踝尖 | 16寸 | 直量 | |

## 简便取穴法

简便取穴法是按摩、推拿时常用的一种腧穴定位法,虽然不适用于所有的穴位,但操作起来非常方便,百会穴、劳宫穴、风市穴等都可采取此法进行取穴定位。

### 百会穴

两耳尖连线与头顶正中线的交点处即是此穴。

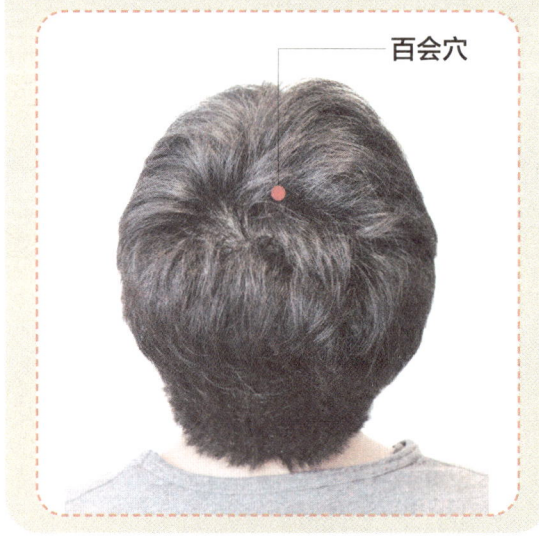

### 风市穴

直立,两手伸直自然下垂,五指并拢贴于大腿外侧,则中指指尖处即是此穴。

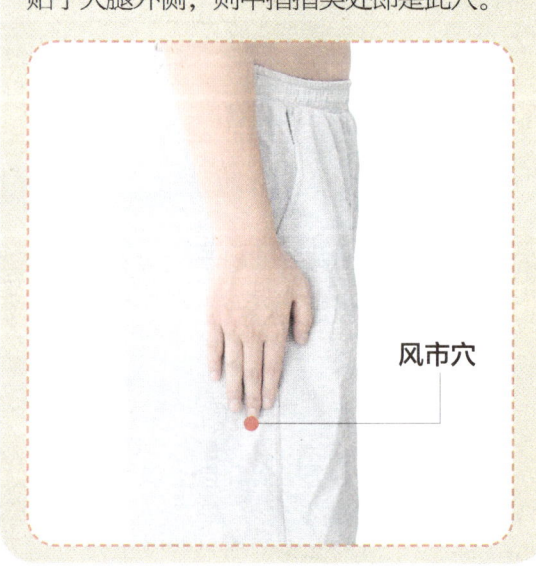

### 劳宫穴

握拳,中指指尖下的掌心处即是此穴。

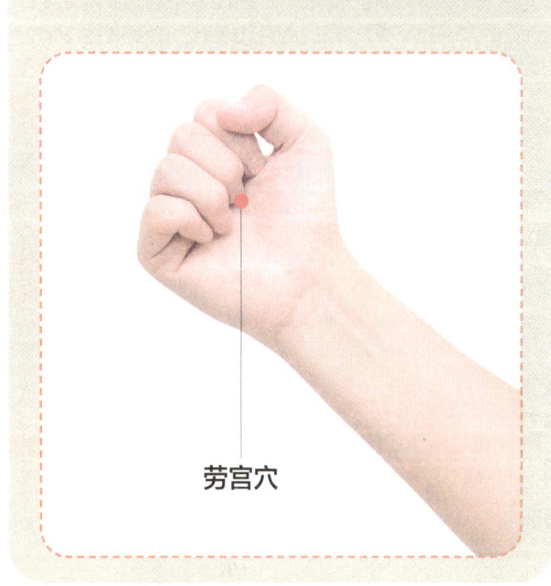

### 少府穴

半握拳,小指指尖下的凹陷处即是此穴。

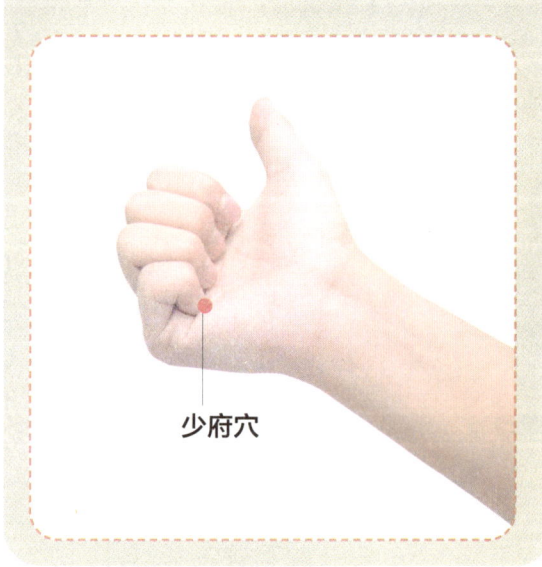

## 自然标志法

自然标志法又叫体表标志法，是指以人体体表的一些自然标志为标准进行取穴定位的方法，主要分为两种，即固定标志和活动标志。

### 固定标志

固定标志是指不受人体活动影响而固定不变的标志，如五官、毛发、指（趾）甲、乳头、肚脐、骨节突起和凹陷等，如鼻尖取素髎穴，两眉中间取印堂穴，两乳中间取膻中穴等。

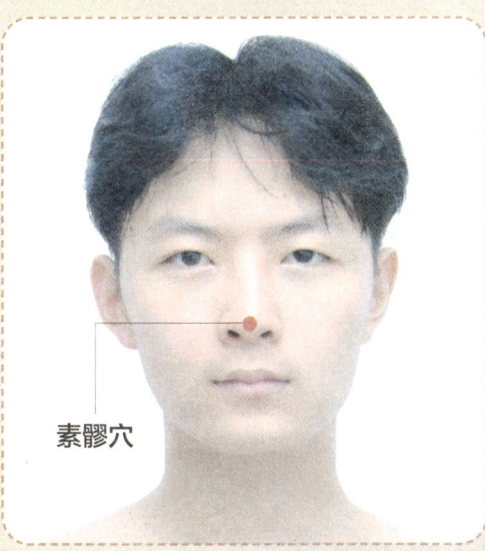

素髎穴

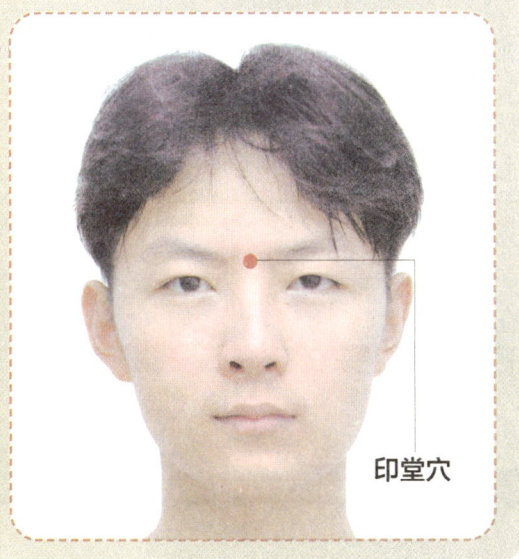

印堂穴

### 活动标志

活动标志是指随着人体的活动而出现的空隙、凹陷、皱纹等标志，如张口时于耳屏前的凹陷处取听宫穴，屈肘时于肘横纹外侧端凹陷处取曲池穴等。

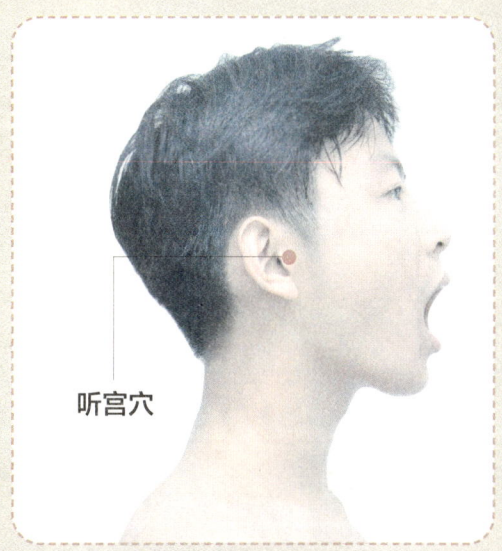

听宫穴

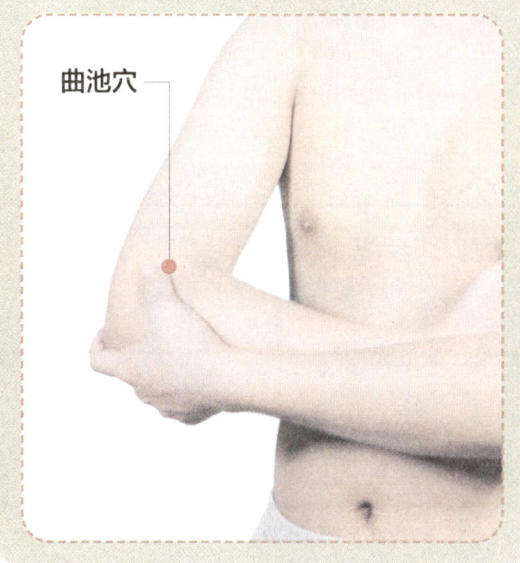

曲池穴

中医视频课

# 手太阴肺经

　　手太阴肺经起于中焦胃部，向下联络大肠，折返过来沿着胃的上口，穿过横膈膜，直属于肺，上至咽喉，再横行至腋下，沿上肢内侧前缘下行至肘中，沿前臂内侧桡骨边缘入寸口，上大鱼际部，至拇指桡侧尖端。其支脉从腕后分出，前行至食指桡侧末端。

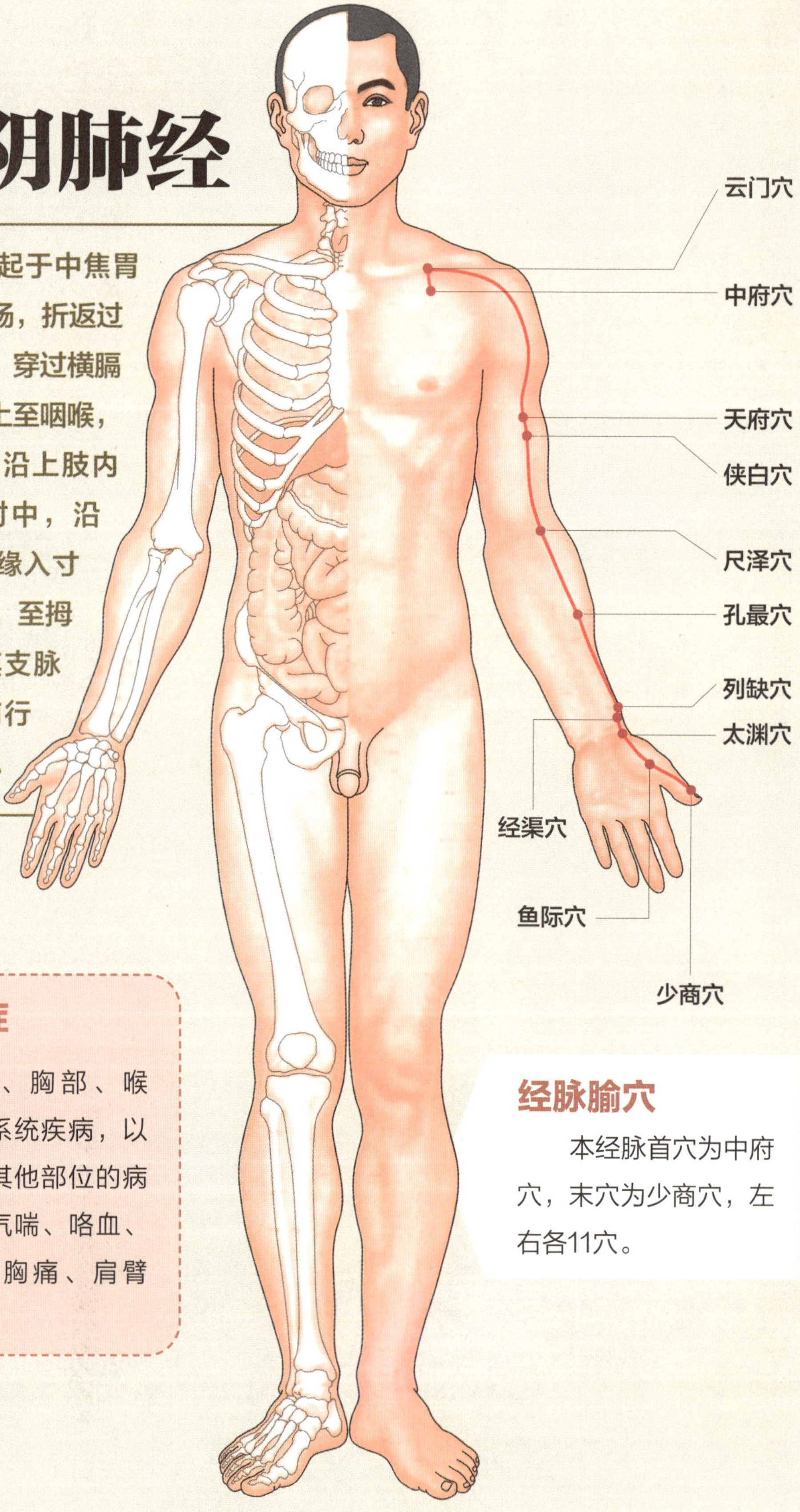

## ○ 主治病症

　　包括肺部、胸部、喉部在内的呼吸系统疾病，以及本经脉所经其他部位的病症，如咳嗽、气喘、咯血、咽痛、牙痛、胸痛、肩臂痛、手腕痛等。

云门穴
中府穴
天府穴
侠白穴
尺泽穴
孔最穴
列缺穴
太渊穴
经渠穴
鱼际穴
少商穴

### 经脉腧穴

　　本经脉首穴为中府穴，末穴为少商穴，左右各11穴。

# 艾灸常用穴位

| 穴位名称 | 取穴技巧 | 适用病症 | 艾灸方法 |
|---|---|---|---|
| 中府穴 | 正坐位，先取锁骨外端下方凹陷处的云门穴，当云门穴直下约1寸处即是该穴 | 咳嗽、气喘、胸满闷、胸痛、肩背痛、肋间神经痛等 | 艾条灸5~10分钟；艾炷灸3~5壮 |
| 云门穴 | 正坐位，胸廓上部锁骨外侧端下缘的三角形凹窝正中间即是该穴 | 咳嗽、气喘、气短、咯血、胸中烦闷、胸痛、肩臂疼痛等 | 艾条灸5~10分钟；艾炷灸3~5壮 |
| 侠白穴 | 一手臂上举伸直，头部转向高举手臂，俯头，鼻尖与手臂接触处即是该穴 | 咳嗽、气喘、心痛、烦闷、干呕、上臂内侧疼痛等 | 艾条灸5~10分钟；艾炷灸3~5壮 |
| 尺泽穴 | 正坐，伸臂，微屈肘，肘横纹上，肱二头肌腱桡侧缘的凹陷处即是该穴 | 咳嗽、气喘、咯血、潮热、胸胁胀满、吐泻、小儿惊风、肘臂挛痛等 | 艾条灸10~20分钟；艾炷灸5~7壮 |
| 孔最穴 | 手臂向前，仰掌向上，从腕横纹向上量7寸，直对尺泽穴处即是该穴 | 手臂痹痛、热病、眩晕、吐泻、腹痛、咽喉肿痛、湿疹等 | 艾条灸5~10分钟；艾炷灸3~5壮 |
| 列缺穴 | 两手虎口交叉，一手食指按在另一手的桡骨茎突上，食指尖下凹陷中即是该穴 | 咳嗽、气喘、咽喉肿痛、偏头痛、牙痛、项强痛、口眼歪斜等 | 艾条灸5~10分钟；艾炷灸3~5壮 |
| 经渠穴 | 中间三指并拢，无名指置于腕横纹，中指指腹按在脉搏处，指尖下的凹陷处即是该穴 | 咳嗽、气喘、喉痹、胸满、胸背痛、手腕不适、落枕等 | 艾条灸5~10分钟；艾炷灸3~5壮 |
| 太渊穴 | 掌心朝上，腕横纹的桡侧，大拇指立起时，有大筋竖起，筋内侧凹陷处即是该穴 | 咳嗽、气喘、呕血、胸痛、掌中热、手腕痛、肺痨等 | 艾条灸3~5分钟；艾炷灸1~3壮 |
| 鱼际穴 | 手臂前伸，掌心向上，第一掌骨中点的桡侧，赤白肉际处即是该穴 | 咳嗽、咯血、喉痹、咽干、失音、身热、乳痈、肘挛等 | 艾条灸3~5分钟；艾炷灸1~3壮 |
| 少商穴 | 大拇指伸直，沿其桡侧缘和基底部各作一条切线，两条切线的交点处即是该穴 | 咽喉肿痛、中风昏迷、急性咽喉炎、中暑呕吐、癫狂等 | 艾条灸5~10分钟；艾炷灸1~3壮 |

# 手阳明大肠经

手阳明大肠经起于食指桡侧尖端，沿食指桡侧上行，经第1、第2掌骨间进入两筋之间，沿前臂外侧前缘至肘部，再沿上臂外侧前缘上行至肩部，向下入缺盆，联络肺脏，下行穿过横膈，属于大肠。其分支从缺盆上行至颈部，经面颊进入下齿之中，又回绕至上唇，交会于人中，左脉右行，右脉左行，至鼻孔旁，与足阳明胃经相连。

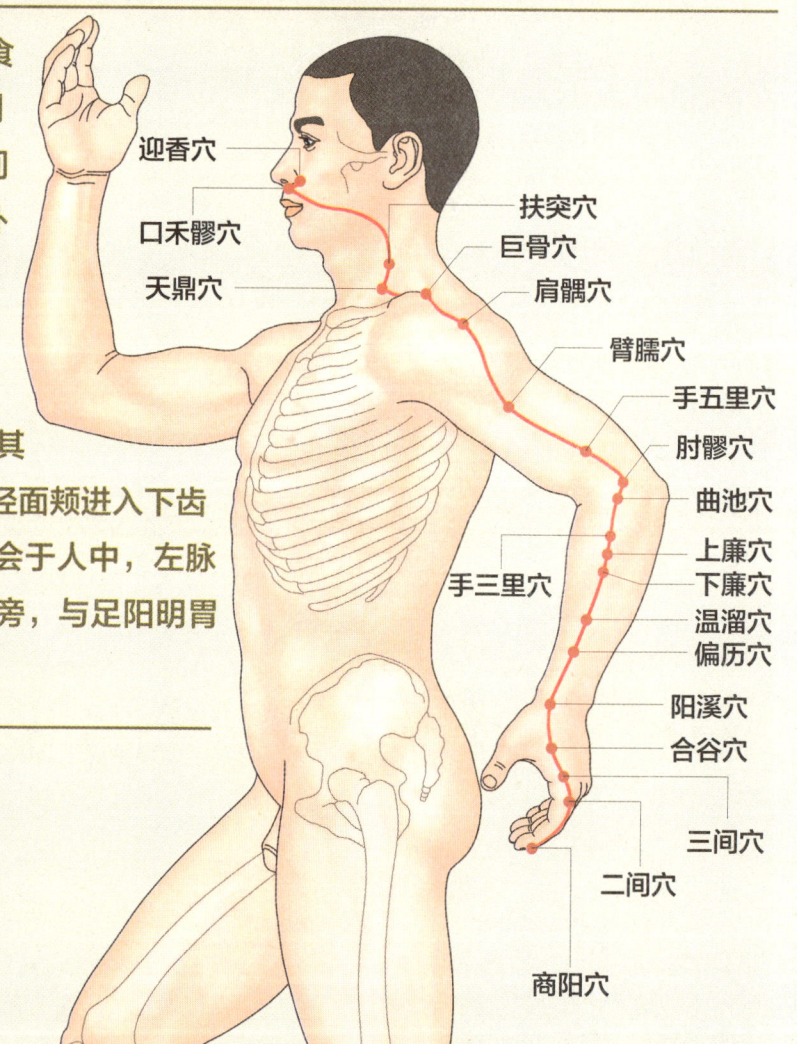

## ○ 主治病症

腹痛、肠鸣、泄泻、便秘、痢疾、咽喉肿痛、牙痛、流涕、流鼻血，以及本经循行部位出现的疼痛、热肿、麻木等。

## 经脉腧穴

本经脉首穴为商阳穴，末穴为迎香穴，左右各20穴。

# 艾灸常用穴位

| 穴位名称 | 取穴技巧 | 适用病症 | 艾灸方法 |
|---|---|---|---|
| 商阳穴 | 沿食指桡侧缘和指甲基底部各作一条切线,两条切线的交点处即是此穴 | 耳聋、牙痛、咽喉肿痛、晕厥、中风昏迷等 | 艾条灸5~10分钟;艾炷灸3壮 |
| 二间穴 | 微握拳,食指第2掌指关节前桡侧皮肤褶皱顶点即是此穴 | 身热头痛、咽喉肿痛、咽炎、喉炎、扁桃体炎、牙痛、鼻出血等 | 艾条灸5~10分钟;艾炷灸3壮 |
| 三间穴 | 微握拳,食指第2掌指关节后,触之有凹陷处即是此穴 | 咽喉肿痛、牙痛、目痛、胸腹满闷、气喘、热病、手背红肿等 | 艾条灸5~10分钟;艾炷灸3壮 |
| 合谷穴 | 一手拇指指间关节横纹压在另一手虎口上,则拇指指尖处即是此穴 | 头痛、牙痛、目赤肿痛、鼻衄、痛经、发热恶寒、热病等 | 艾条灸5~10分钟;艾炷灸3~5壮 |
| 阳溪穴 | 手掌侧放,拇指伸直向上翘起,腕背桡侧有一凹陷处即是此穴 | 目赤肿痛、头痛、手腕痛、耳聋、牙痛等 | 艾条灸3~7分钟;艾炷灸3壮 |
| 温溜穴 | 侧腕屈肘,腕背侧远端横纹上先量4横指,再量3横指处即是此穴 | 急性肠鸣、腹痛、疔疮、头痛、面肿、咽喉肿痛、肩背酸痛等 | 艾条灸5~10分钟;艾炷灸3~5壮 |
| 下廉穴 | 侧腕屈肘,用手掌按另一手臂,拇指位于肘弯处,小指所在位置即是此穴 | 腹胀、腹痛、肘臂痛、头痛、目痛、眩晕等 | 艾条灸3~7分钟;艾炷灸3~5壮 |
| 上廉穴 | 用于掌按另一手臂,食指位于肘横纹处,小指所在位置即是此穴 | 肠鸣、腹痛、肩臂麻木疼痛、半身不遂等 | 艾条灸3~7分钟;艾炷灸3~7壮 |
| 手三里穴 | 肘弯向下3横指处即是此穴 | 牙痛、颊肿、手臂无力、上肢不遂、腹痛、腹泻等 | 艾条灸5~10分钟;艾炷灸3~7壮 |
| 曲池穴 | 正坐,轻抬右臂,屈肘90°,肘横纹外侧端凹陷处即是此穴 | 手臂痹痛、上肢不遂、咽喉肿痛、牙痛、高血压、癫狂等 | 艾条灸5~10分钟;艾炷灸5~7壮 |

中医视频课

# 足阳明胃经

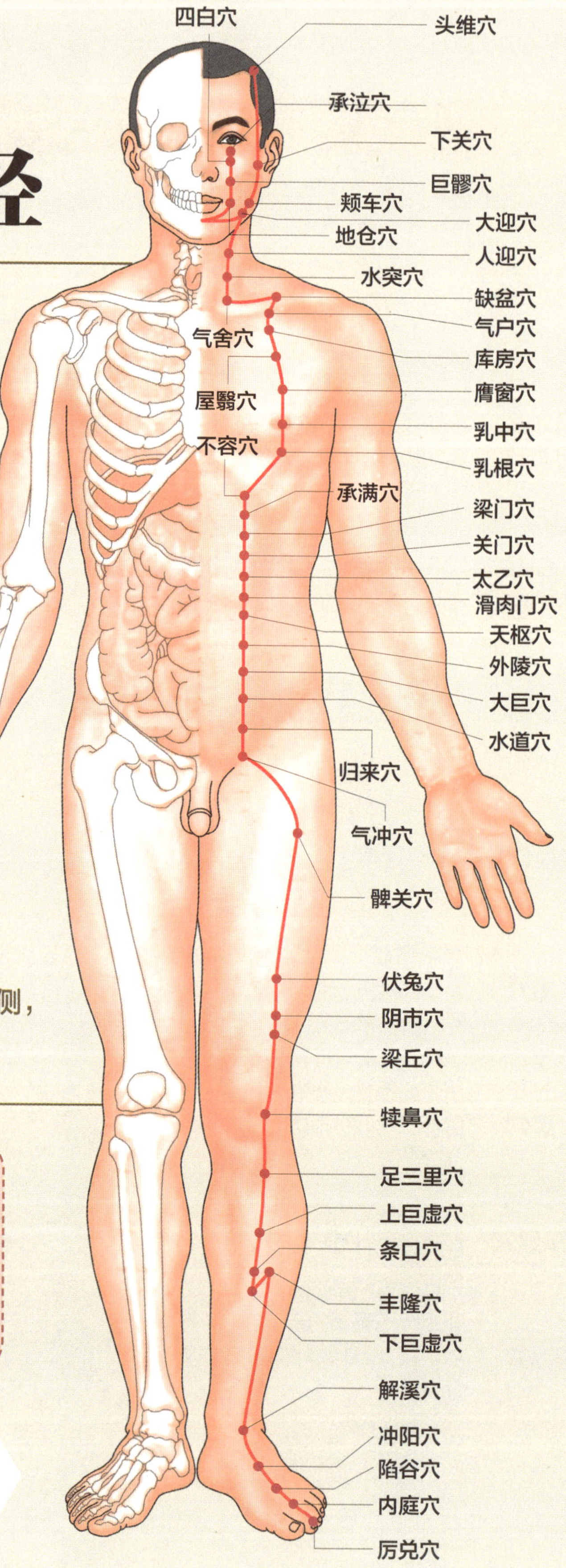

　　足阳明胃经起于鼻翼，上行至鼻根部，向下沿鼻外侧入上齿龈，复出绕口角向下交于颏唇沟，向后沿下颌出大迎穴，向上经耳前，沿发际至前额。其分支，一从下颌角前经颈动脉，沿咽喉入缺盆，通过横膈，属于胃，络于脾；二从胃口向下，沿腹腔下行，与主干会和于腹股沟，沿腿外侧至足背，入第2足趾外侧；三从膝下3寸处分出，下行至第3足趾外侧；四从足背分出，入足大趾内侧，接足太阴脾经。

## ○ 主治病症

　　肠鸣、腹胀、水肿、胃痛、呕吐、口渴、咽喉肿痛、鼻衄及胸部、膝髌疼痛等。

### 经脉腧穴

　　本经脉首穴为承泣穴，末穴为厉兑穴，左右各45穴。

四白穴　头维穴　承泣穴　下关穴　巨髎穴　颊车穴　大迎穴　地仓穴　人迎穴　水突穴　缺盆穴　气户穴　气舍穴　库房穴　屋翳穴　膺窗穴　乳中穴　不容穴　乳根穴　承满穴　梁门穴　关门穴　太乙穴　滑肉门穴　天枢穴　外陵穴　大巨穴　水道穴　归来穴　气冲穴　髀关穴　伏兔穴　阴市穴　梁丘穴　犊鼻穴　足三里穴　上巨虚穴　条口穴　丰隆穴　下巨虚穴　解溪穴　冲阳穴　陷谷穴　内庭穴　厉兑穴

# 艾灸常用穴位

| 穴位名称 | 取穴技巧 | 适用病症 | 艾灸方法 |
|---|---|---|---|
| 四白穴 | 食指与中指伸直并拢，中指贴于鼻翼两侧，食指指尖所按眶下孔凹陷处即是此穴 | 目赤肿痛、目翳、面痛、面肌痉挛、口眼歪斜、头痛眩晕等 | 艾条灸3~5分钟；艾炷灸1~3壮 |
| 颊车穴 | 上下牙关咬紧时，隆起的咬肌高点，按之凹陷处即是此穴 | 声音嘶哑、面神经麻痹、腮腺炎、牙痛、下颌关节炎等 | 艾条灸3~5分钟；艾炷灸3~7壮 |
| 下关穴 | 闭口，食指、中指并拢，食指贴于耳垂旁，中指指腹处即是此穴 | 咽喉肿痛、牙痛、目痛、胸腹满闷、气喘、热病、手背红肿等 | 艾条灸3~5分钟；艾炷灸3壮 |
| 气舍穴 | 头转向一侧，锁骨内侧端上缘两筋之间的凹陷处即是此穴 | 气喘、颈项强急、咽喉肿痛、咳嗽、瘰疬等 | 艾条灸5~10分钟；艾炷灸3~5壮 |
| 乳根穴 | 乳头直下推1个肋间隙，按压有酸胀感处即是此穴 | 咳嗽、气喘、胸痛、少乳、乳腺炎等 | 艾条灸5~10分钟；艾炷灸3壮 |
| 滑肉门穴 | 肚脐直上1横指，水平旁开3横指处即是此穴 | 慢性胃肠病、胃痛、呕吐、呃逆、泄泻、癫狂等 | 艾条灸5~10分钟；艾炷灸3~7壮 |
| 天枢穴 | 肚脐旁开3横指，按压有酸胀感处即是此穴 | 便秘、腹泻、细菌性痢疾、腹痛、月经不调、痛经等 | 艾条灸10~15分钟；艾炷灸3~5壮 |
| 归来穴 | 从耻骨联合上缘沿前正中线向上量1横指，再水平旁开3横指处即是此穴 | 少腹疼痛、疝气、月经不调、痛经、白带、子宫下垂等 | 艾条灸5~10分钟；艾炷灸3~5壮 |
| 足三里穴 | 同侧手虎口围住髌骨上外缘，其余四指向下，中指指尖处即是此穴 | 呕吐、腹胀、肠鸣、消化不良、下肢痿痹等 | 艾条灸10~15分钟；艾炷灸5~7壮 |
| 丰隆穴 | 正坐屈膝，犊鼻穴与外踝尖连线的中点，按压有沉重感处即是此穴 | 气喘、胸痛、头痛眩晕、咳嗽多痰、癫狂、痫证等 | 艾条灸5~10分钟；艾炷灸3~5壮 |

中医视频课

# 足太阴脾经

足太阴脾经起于足大趾内侧末端，沿足内侧赤白肉际上行，经内踝前，上小腿内侧，沿胫骨后缘上行，至内踝上8寸处，交出足厥阴肝经前，经膝股内侧前缘进入腹部，属于脾，络于胃，向上通过横膈，夹食管旁，连舌根，散于舌下。其分支从胃部分出，上行通过横膈，注入心中，与手少阴心经相接。

## ○ 主治病症

胃脘痛、呕吐、嗳气、腹胀、便溏、黄疸、厥冷、下肢内侧肿胀、舌根强痛等。

## 经脉腧穴

本经脉首穴为隐白穴，末穴为大包穴，左右各21穴。

# 艾灸常用穴位

| 穴位名称 | 取穴技巧 | 适用病症 | 艾灸方法 |
|---|---|---|---|
| 隐白穴 | 在足大趾甲内侧缘与基底部各作一条垂直线，两线交点处即是此穴 | 腹胀、中风昏迷、月经过多、崩漏、便血等 | 艾条灸5~10分钟；艾炷灸3壮 |
| 大都穴 | 足内侧缘，足大趾本节前下方赤白肉际凹陷处即是此穴 | 腹痛、腹胀、胃痛、便秘、呕吐、小儿惊风等 | 艾条灸10分钟；艾炷灸3~5壮 |
| 太白穴 | 足内侧缘，足大趾本节后下方赤白肉际凹陷处即是此穴 | 胃痛、腹胀、腹痛、肠鸣、腰痛等 | 艾条灸5~10分钟；艾炷灸3~5壮 |
| 公孙穴 | 足大趾与足掌所构成的关节内侧，弓形骨前段下缘凹陷处即是此穴 | 呕吐、腹痛、胃脘痛、泄泻、肠鸣、小儿厌食等 | 艾条灸5~10分钟；艾炷灸3~5壮 |
| 商丘穴 | 内踝尖前下方的凹陷处即是此穴 | 便秘、腹泻、腹胀、肠鸣、肠炎、呕吐、消化不良、足踝痛等 | 艾条灸5~10分钟；艾炷灸3~5壮 |
| 三阴交穴 | 一手四指并拢，小指置于足内踝上缘，食指上缘、内踝尖正上方的凹陷处即是此穴 | 肠鸣、泄泻、腹胀、腹痛、呕吐、胃痛、呃逆、遗尿、遗精、月经不调等 | 艾条灸5~10分钟；艾炷灸3~7壮 |
| 阴陵泉穴 | 用手指沿胫骨内缘自下向上推，至膝关节下方拐弯处，此处的凹陷即是此穴 | 水肿、小便不利、遗尿、腹胀、腹痛等 | 艾条灸10~15分钟；艾炷灸3壮 |
| 血海穴 | 手掌按于膝盖上，四指向上，与拇指呈45°角，则拇指指端所在位置即是此穴 | 痛经、月经不调、丹毒、湿疹、荨麻疹等 | 艾条灸5~10分钟；艾炷灸3~5壮 |
| 腹结穴 | 先取大横（肚脐水平线与乳头垂直线的交会处），大横直下约2横指处即是此穴 | 绕脐腹痛、腹寒泄泻、疝气、便秘、细菌性痢疾等 | 艾条灸10~15分钟；艾炷灸3~7壮 |
| 大横穴 | 肚脐水平线与乳头垂直线的交会处即是此穴 | 腹痛、腹胀、痢疾、泄泻、便秘等 | 艾条灸10~15分钟；艾炷灸3~7壮 |

# 手少阴心经

手少阴心经起于心中，向下通过横膈，络于小肠。其分支，从心系上行，夹咽喉，连于目系。其外行主干，从心系上肺，浅出腋下，沿上臂内侧后缘，下行肘中，沿前臂内侧后缘至腕部尺侧，入掌中，沿小指桡侧出于末端，与手太阳小肠经相交。

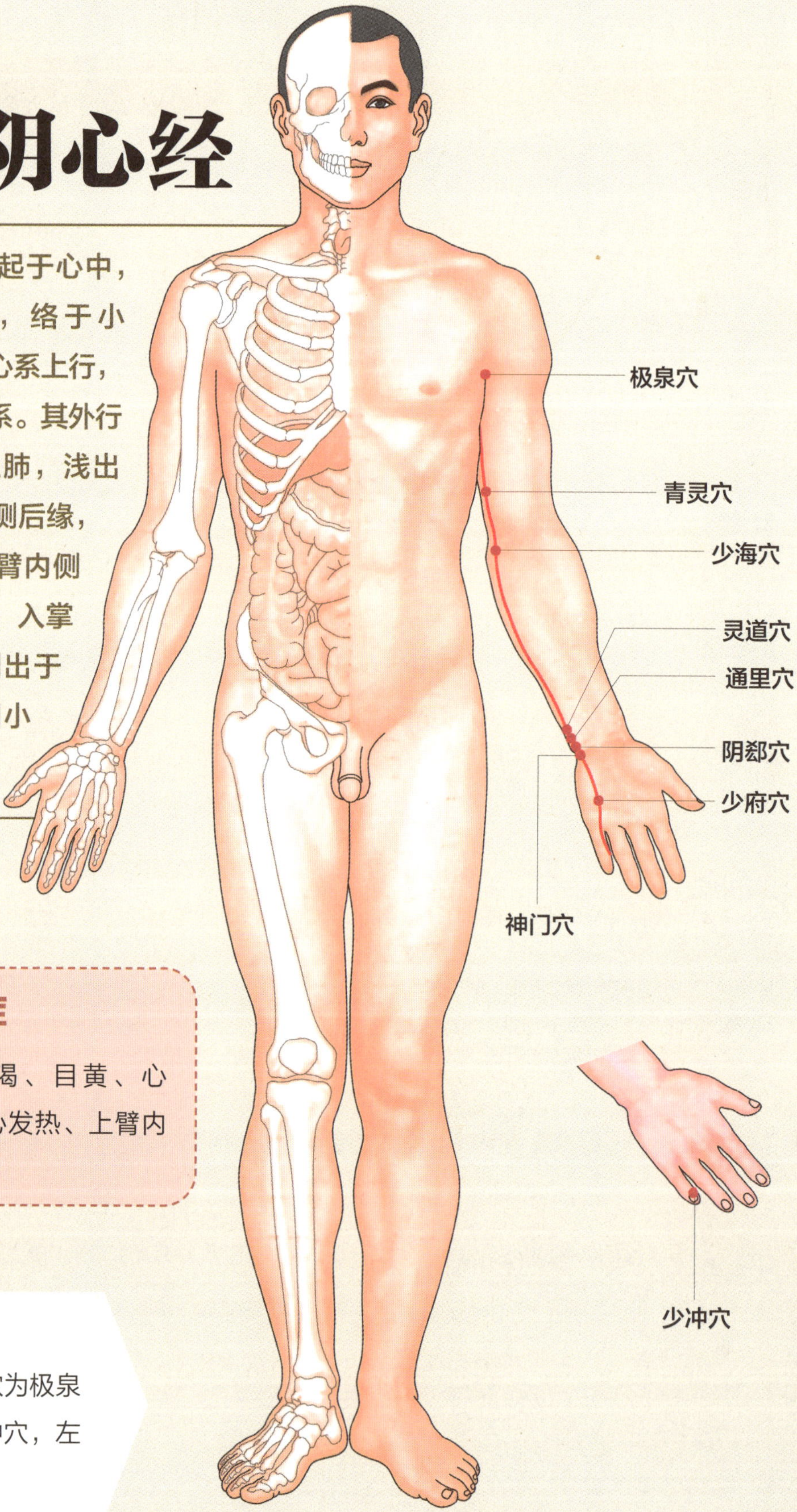

## ○ 主治病症

咽干、口渴、目黄、心痛、胁痛、手心发热、上臂内侧痛等。

### 经脉腧穴

本经脉首穴为极泉穴，末穴为少冲穴，左右各9穴。

极泉穴
青灵穴
少海穴
灵道穴
通里穴
阴郄穴
少府穴
神门穴
少冲穴

# 艾灸常用穴位

| 穴位名称 | 取穴技巧 | 适用病症 | 艾灸方法 |
| --- | --- | --- | --- |
| 极泉穴 | 单臂上举，腋窝正中的凹陷处即是此穴 | 臂肘厥寒、心痛、干呕、烦渴、胸胁满痛、肩痹、中风后遗症等 | 艾条灸3~7分钟；艾炷灸3壮 |
| 青灵穴 | 一手四指并拢，将小指置于另一手臂内侧肘横纹处，食指所在位置即是此穴 | 头痛、胁痛、肩臂疼痛、腋下肿痛等 | 艾条灸3~7分钟；艾炷灸5壮 |
| 少海穴 | 抬臂屈肘，对侧手轻握肘尖，四指在外，则拇指指腹所在的肘横纹内侧端的凹陷处即是此穴 | 头晕目眩、癫狂、心痛、肋间神经痛、肘臂麻木酸痛等 | 艾条灸3~7分钟；艾炷灸3~5壮 |
| 灵道穴 | 仰掌握拳，尺侧腕屈肌腱桡侧缘，腕横纹上2横指处即是此穴 | 心悸、怔忡、心痛、干呕、肘臂挛痛等 | 艾条灸5~10分钟；艾炷灸3~5壮 |
| 通里穴 | 尺侧腕屈肌腱桡侧缘，神门与少海连线上，腕横纹上1横指处即是此穴 | 惊悸、怔忡、头痛、目眩、脏躁、腕臂痛等 | 艾条灸5~10分钟；艾炷灸3~5壮 |
| 阴郄穴 | 尺侧腕屈肌腱桡侧缘，腕横纹上半横指处即是此穴 | 心痛、心悸、心烦、失眠、健忘、吐血、衄血、骨蒸盗汗等 | 艾条灸5~10分钟；艾炷灸3~5壮 |
| 神门穴 | 仰掌，手腕横纹处，从小指延伸下来，到手掌根部末端的凹陷处即是此穴 | 健忘、失眠、癫狂、心痛、惊悸、目黄、胁痛、呕血、喘逆上气等 | 艾条灸5~10分钟；艾炷灸3~5壮 |
| 少府穴 | 仰掌，手指屈向掌心横纹，小指指尖下的凹陷处即是此穴 | 心悸、胸痛、阴痒、阴痛、小指挛痛等 | 艾条灸5~10分钟；艾炷灸3~5壮 |
| 少冲穴 | 俯掌伸指，在手小指指甲底部，靠近无名指边缘处即是此穴 | 心痛、心悸、昏迷、癫狂、热病、胸胁痛等 | 艾条灸5~10分钟；艾炷灸3壮 |

# 手太阳小肠经

手太阳小肠经起于小指外侧端，沿手背尺侧，向上经腕部和上肢外侧后缘，过肘部，至肩关节后面，绕过肩胛部，与督脉交会于大椎穴，再前行入缺盆，深入体腔，络于心，经食管，穿过横膈，至胃部，下行，属于小肠。其分支一，从缺盆出，沿颈上面颊，至外眼角后，折返入耳。其分支二，从面颊分出，经眼眶下缘，至内眼角，与足太阳膀胱经相接。

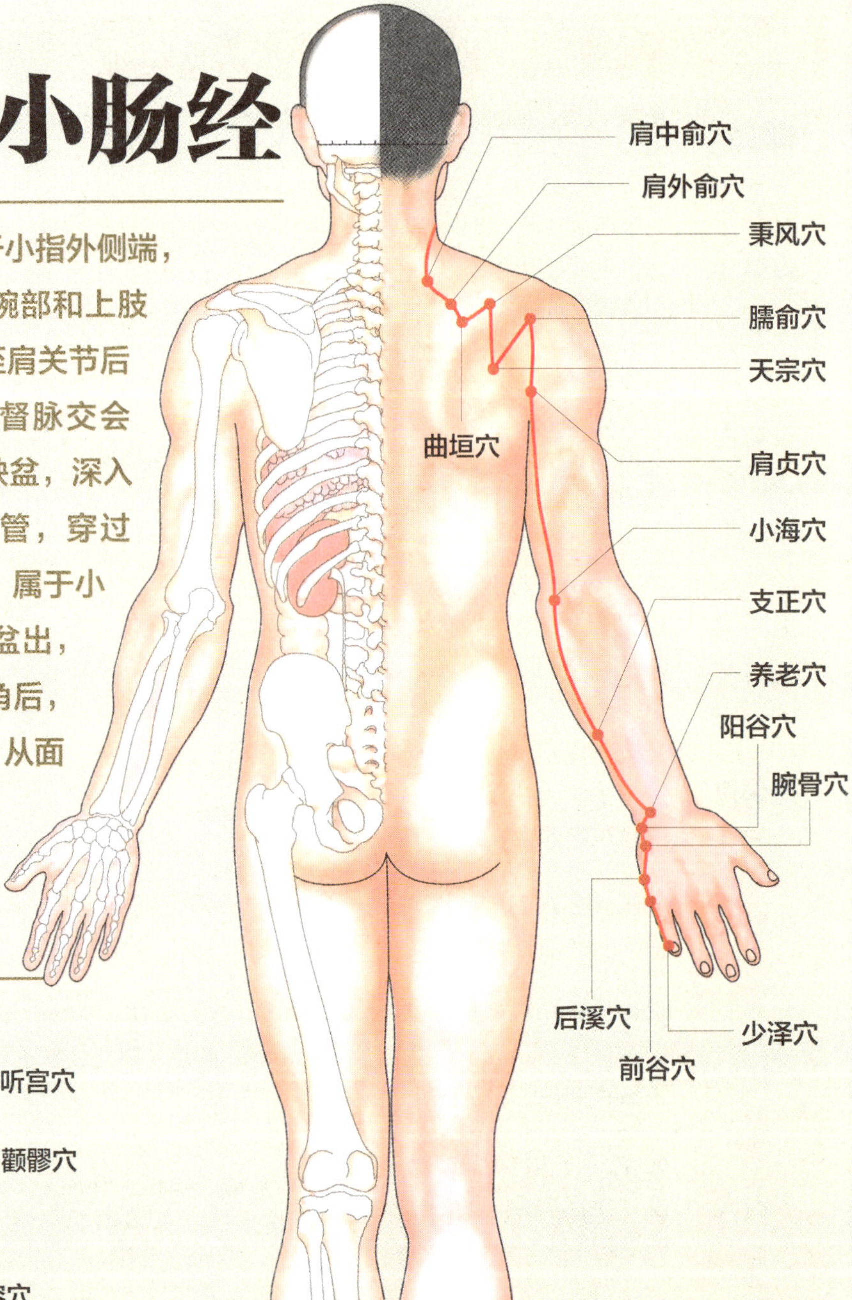

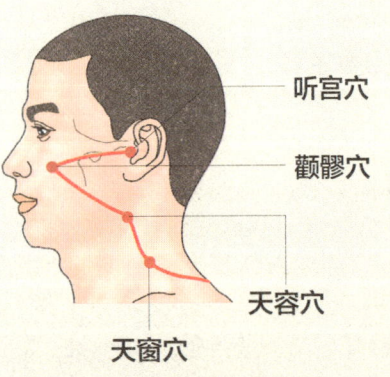

### ○ 主治病症

少腹痛、目黄、耳聋、颊肿、咽喉肿痛、腰脊痛、肩臂外侧后缘痛等。

### 经脉腧穴

本经脉首穴为少泽穴，末穴为听宫穴，左右各19穴。

# 艾灸常用穴位

| 穴位名称 | 取穴技巧 | 适用病症 | 艾灸方法 |
|---|---|---|---|
| 少泽穴 | 在小指末节尺侧缘与指甲基底部各作一条切线，两条切线的交点处即是此穴 | 头痛、目翳、咽喉肿痛、耳鸣、耳聋、乳痈、昏迷、热病等 | 艾条灸10分钟；艾炷灸3壮 |
| 后溪穴 | 微握拳，手掌感情线的尾端在小指下侧边凸起处即是此穴 | 头项强痛、耳聋、目赤、腰背痛、手指及肘臂挛痛、癫狂等 | 艾条灸10分钟；艾炷灸5~7壮 |
| 养老穴 | 掌心先向下，另一手食指按在尺骨小头的最高点上，然后掌心转向胸部，食指滑入的骨缝中即是此穴 | 目视不明、耳聋、肩痛、背痛、肘臂痛、腰痛等 | 艾条灸5~10分钟；艾炷灸3~5壮 |
| 肩贞穴 | 正坐垂肩，上臂内收，腋后纹头上1寸，三角肌后缘处即是此穴 | 上肢麻木、手臂不举、肩臂疼痛、瘰疬、耳鸣、牙痛等 | 艾条灸15分钟；艾炷灸3~5壮 |
| 天宗穴 | 两臂上举时，肩胛骨下的凹陷处即是此穴 | 肩胛疼痛、肩背损伤、气喘、乳痈、咳嗽、面颊肿痛等 | 艾条灸10~15分钟；艾炷灸3~7壮 |
| 秉风穴 | 肩胛冈上窝中央约肩胛冈中点上缘1横指处即是此穴 | 上肢酸麻、肩臂疼痛、肩周炎、咳嗽等 | 艾条灸10~15分钟；艾炷灸3~7壮 |
| 肩外俞穴 | 大椎往下推1个脊椎骨之棘突下，旁开4横指处即是此穴 | 肩背酸痛、颈项强急、肘臂疼痛、肩胛痛等 | 艾条灸10~15分钟；艾炷灸3~7壮 |
| 肩中俞穴 | 正坐，低头，后颈部最突起椎体旁开2横指处即是此穴 | 肩背疼痛、项强、咳嗽、气喘、目视不明等 | 艾条灸10~15分钟；艾炷灸3~7壮 |
| 颧髎穴 | 约与迎香同高，颧骨下缘平线与目外眦角垂线之交点处即是此穴 | 口眼歪斜、牙痛、面神经麻痹、中风、面肌痉挛等 | 艾条灸10~15分钟；艾炷灸3~5壮 |
| 听宫穴 | 微张口，耳门与听会之间，耳屏正中前缘凹陷处即是此穴 | 耳鸣、耳聋、牙痛、面痛、癫狂、中耳炎等 | 艾条灸10分钟；艾炷灸3壮 |

# 足太阳膀胱经

足太阳膀胱经起于内眼角，上行至额部，左右交会于头顶部。其分支一，从头顶部分出，至上耳角。其直行主干，从头顶向后入颅腔，络于脑，复出项部，一支沿肩胛内侧，夹脊旁至腰中，入脊旁筋肉，深入体腔，络于肾，属于膀胱；一支从腰中分出，夹脊旁下行，经臀部，至腘窝中。背部另一分支从肩胛内侧下行，经髋关节，沿大腿外侧后缘至腘窝，再向下穿过腓肠肌，出于足外踝后，沿足背外侧缘至小趾外侧端，交于足少阴肾经。

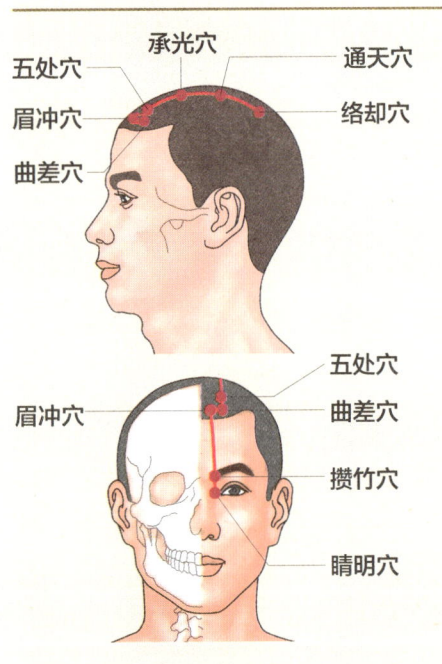

## ● 主治病症

小便不通、遗尿、疟疾、目痛、见风流泪、鼻塞、鼻衄及项、背、臀、下肢痛麻等。

### 经脉腧穴

本经脉首穴为睛明穴，末穴为至阴穴，左右各67穴。

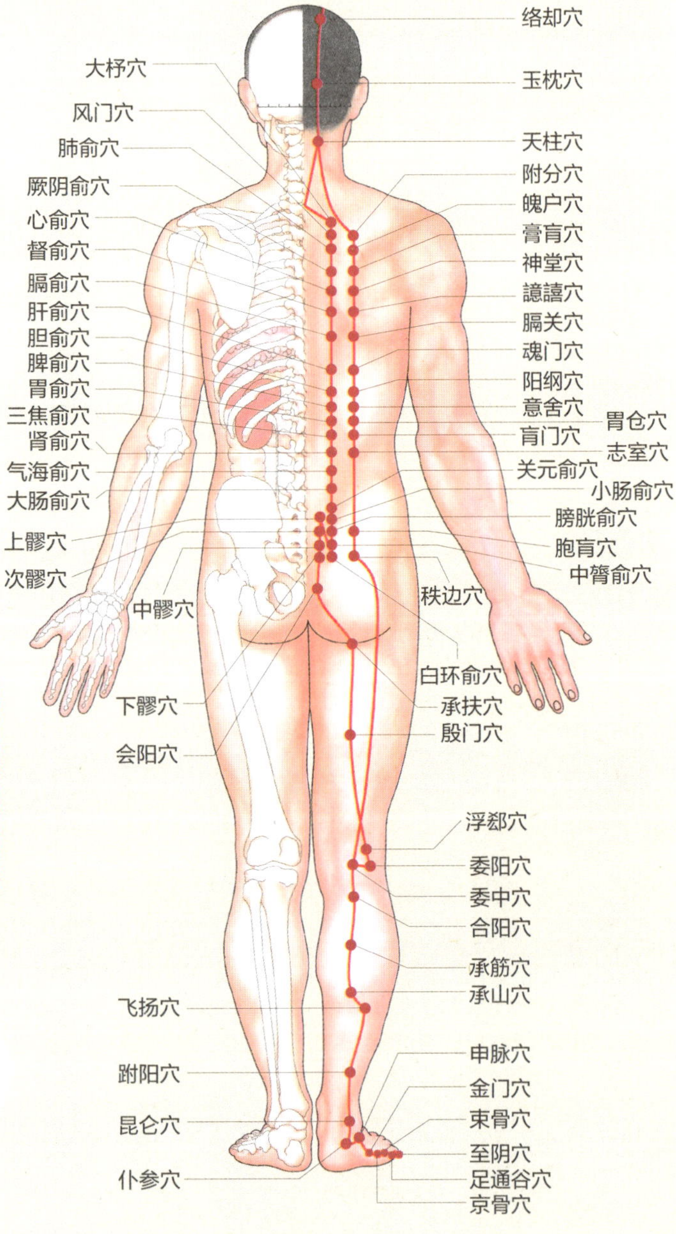

# 艾灸常用穴位

| 穴位名称 | 取穴技巧 | 适用病症 | 艾灸方法 |
|---|---|---|---|
| 肺俞穴 | 颈背交界处最高突起椎骨向下推3个椎体，该椎体棘突下旁开2横指处即是此穴 | 咳嗽、气喘、咯血、鼻塞、骨蒸潮热、盗汗、皮肤瘙痒等 | 艾条灸15~20分钟；艾炷灸3~7壮 |
| 膈俞穴 | 两肩胛下角连线与脊柱相交椎体棘突下，后正中线旁开2横指处即是此穴 | 呕吐、呃逆、噎膈、胸满、胁痛、胃痛等 | 艾条灸10~15分钟；艾炷灸5壮 |
| 胃俞穴 | 两肩胛下角连线与脊柱相交椎体为第7胸椎，由此向下推5个椎体，该椎体棘突下旁开2横指处即是此穴 | 胃脘痛、呕吐、腹胀、肠鸣、背痛、泄泻、多食善饥等 | 艾条灸15~20分钟；艾炷灸3~7壮 |
| 肾俞穴 | 俯卧，肚脐对应椎体棘突下旁开2横指处即是此穴 | 腰痛、遗尿、遗精、阳痿、月经不调、带下、耳鸣、耳聋等 | 艾条灸15~20分钟；艾炷灸5~15壮 |
| 气海俞穴 | 俯卧，肚脐对应位置为第2腰椎，由此向下推1个椎体，该椎体棘突下旁开2横指处即是此穴 | 肠鸣、腹胀、痛经、崩漏、痔疮、腰痛、月经不调、阳痿等 | 艾条灸5分钟；艾炷灸3~7壮 |
| 大肠俞穴 | 俯卧，肚脐对应位置为第2腰椎，由此向下推2个椎体，该椎体棘突下旁开2横指处即是此穴 | 腰脊痛、腹胀、腹泻、便秘等 | 艾条灸15~20分钟；艾炷灸3~5壮 |
| 小肠俞穴 | 俯卧，两髂嵴高点连线与脊柱交点向下推2个椎体，该椎体旁开2横指处即是此穴 | 遗精、遗尿、带下、小腹胀痛、腹泻、便秘、痢疾、疝气、痔疮、腰骶痛等 | 艾条灸15~20分钟；艾炷灸3~7壮 |
| 委中穴 | 膝盖后方凹陷中央的腘横纹中点处即是此穴 | 下肢痿痹、腰背痛、腹痛、腹泻、遗尿、丹毒等 | 艾条灸10~15分钟；艾炷灸3壮 |
| 昆仑穴 | 外踝尖与跟腱之间的凹陷处即是此穴 | 足跟痛、腰痛、头痛、项强、目眩等 | 艾条灸5~10分钟；艾炷灸3~7壮 |
| 至阴穴 | 在小趾趾甲外缘和下缘分别作一条切线，两条切线的交点处即是此穴 | 滞产、胎位不正、头痛、目痛、鼻塞、头晕等 | 艾条灸5~10分钟；艾炷灸3壮 |

# 足少阴肾经

足少阴肾经起于足小趾下部，斜行于足心，出于舟骨粗隆下，经内踝入足跟，沿小腿内侧后缘上行，出腘窝内侧，至大腿内侧后缘，入脊内，穿过脊柱，属于肾，络于膀胱。其直行主干从肾上行，过肝和横膈，入肺中，沿咽喉，至舌根两侧。其分支，从肺中分出，络于心，注于胸中，与手厥阴心包经相交。

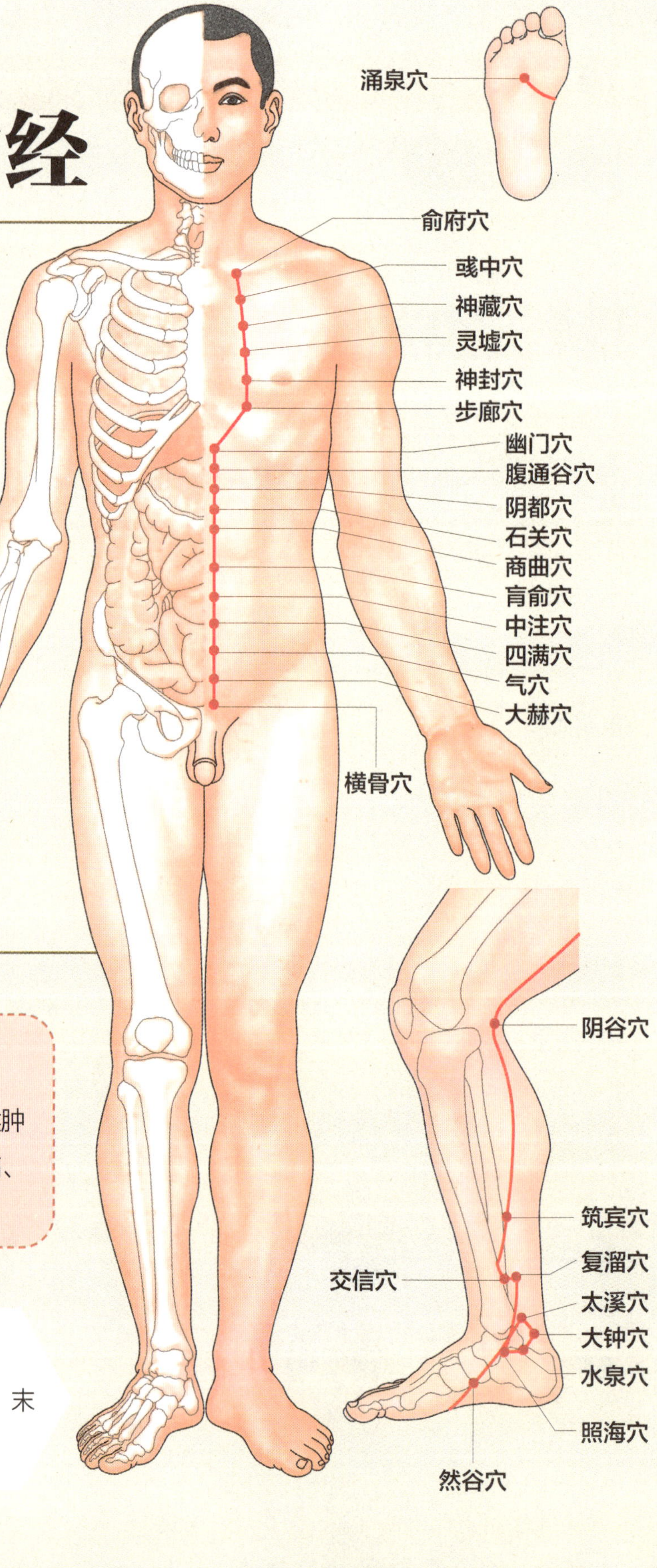

## ● 主治病症

咯血、气喘、舌干、咽喉肿痛、水肿、便秘、泄泻、腰痛、脊股内后侧痛、足心热等。

## 经脉腧穴

本经脉首穴为涌泉穴，末穴为俞府穴，左右各27穴。

涌泉穴
俞府穴
彧中穴
神藏穴
灵墟穴
神封穴
步廊穴
幽门穴
腹通谷穴
阴都穴
石关穴
商曲穴
肓俞穴
中注穴
四满穴
气穴
大赫穴
横骨穴
阴谷穴
筑宾穴
复溜穴
太溪穴
大钟穴
水泉穴
照海穴
交信穴
然谷穴

# 艾灸常用穴位

| 穴位名称 | 取穴技巧 | 适用病症 | 艾灸方法 |
|---|---|---|---|
| 涌泉穴 | 屈足卷趾，足底前端最凹陷处即是此穴 | 昏厥、中暑、癫痫、小便不利、便秘、足心热、奔豚气等 | 艾条灸10~15分钟；艾炷灸3壮 |
| 然谷穴 | 内踝前下方，舟骨粗隆下缘凹陷处即是此穴 | 月经不调、带下、阴挺、小便不利、阳痿、足跗痛等 | 艾条灸10~15分钟；艾炷灸3~7壮 |
| 太溪穴 | 屈膝抬足，足内侧内踝后方，内踝尖与跟腱之间的凹陷处即是此穴 | 头痛目眩、咽喉肿痛、牙痛、耳聋、胸痛、失眠、健忘、下肢厥冷、内踝肿痛等 | 艾条灸10~15分钟；艾炷灸3~7壮 |
| 照海穴 | 足内侧内踝尖下方凹陷中，按压有酸胀感处即是此穴 | 咽干、失眠、惊恐、目赤肿痛、月经不调、痛经、疝气、脚气等 | 艾条灸10~15分钟；艾炷灸3~5壮 |
| 复溜穴 | 内踝尖与跟腱之间的凹陷处为太溪穴，太溪穴直上3横指处即是此穴 | 水肿、汗证、腹胀、腹泻、肠鸣、腰脊强痛、下肢痿痹等 | 艾条灸10~15分钟；艾炷灸3~7壮 |
| 横骨穴 | 从肚脐向下先量4横指，再量3横指，左右旁开0.5寸处即是此穴 | 少腹痛、阴部痛、遗精、阳痿、遗尿、小便不利、疝气等 | 艾条灸10分钟；艾炷灸3~5壮 |
| 大赫穴 | 从肚脐向下量两个3横指，左右旁开0.5寸处即是此穴 | 遗精、阳痿、阴缩、带下、月经不调、泄泻、痢疾、目赤痛等 | 艾条灸5~10分钟；艾炷灸3~5壮 |
| 中注穴 | 从肚脐向下量1横指（拇指），左右旁开0.5寸处即是此穴 | 月经不调、腹痛、腹泻、便秘等 | 艾条灸10~15分钟；艾炷灸5~10壮 |
| 商曲穴 | 从肚脐向上量3横指，左右旁开0.5寸处即是此穴 | 腹中积聚、腹痛、腹胀、泄泻、便秘、胃痛等 | 艾条灸5~10分钟；艾炷灸5~7壮 |
| 俞府穴 | 锁骨下缘的凹陷中，前正中线旁开3横指处即是此穴 | 咳嗽、气喘、胸痛、呕吐、肋间神经痛、胃下垂等 | 艾条灸5~10分钟；艾炷灸3壮 |

# 手厥阴心包经

手厥阴心包经起于胸中，出属于心包络，向下通过横膈，从胸至腹，依次络于上、中、下三焦。其胸部分支，从胸中出于胁部，经腋下3寸处，上行至腋窝，沿上肢内侧中线入肘，经腕部入掌中，沿中指桡侧出其端。其掌中分支，从掌中分出，沿无名指尺侧至指端，交于手少阳三焦经。

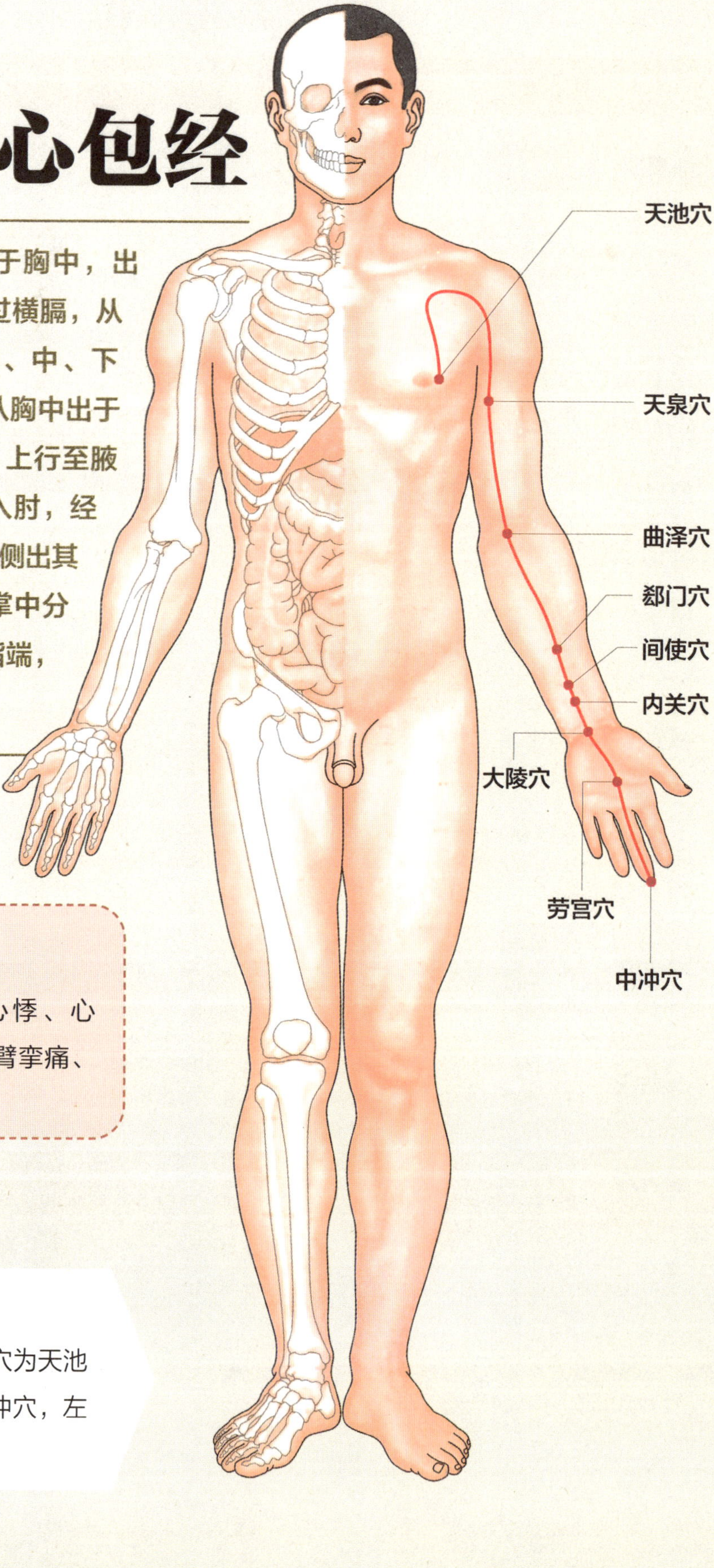

天池穴
天泉穴
曲泽穴
郄门穴
间使穴
内关穴
大陵穴
劳宫穴
中冲穴

## ○ 主治病症

心痛、胸闷、心悸、心烦、癫狂、腋肿、肘臂挛痛、掌心发热等。

## 经脉腧穴

本经脉首穴为天池穴，末穴为中冲穴，左右各9穴。

# 艾灸常用穴位

| 穴位名称 | 取穴技巧 | 适用病症 | 艾灸方法 |
|---|---|---|---|
| 天池穴 | 平乳头水平线，乳头外1横指（拇指）处即是此穴 | 胸闷、咳嗽、痰多、气喘、胁肋胀痛、瘰疬、乳痈等 | 艾条灸5~10分钟；艾炷灸3~7壮 |
| 天泉穴 | 伸臂，腋前纹头下3横指，肱二头肌肌腹间隙中，按压有酸胀感处即是此穴 | 心悸、心痛、胸胁胀满、咳嗽、胸背及上臂内侧痛等 | 艾条灸5~10分钟；艾炷灸3~5壮 |
| 曲泽穴 | 微屈肘，肘弯里可见一条大筋（肱二头肌腱）突起，其内侧肘横纹上的凹陷处即是此穴 | 心痛、心悸、胃痛、呕血、暑热病、肘臂挛痛、热病等 | 艾条灸5~10分钟；艾炷灸3~7壮 |
| 郄门穴 | 微握拳，腕横纹上3横指处，两条索状大筋之间为内关穴，内关穴向上量4横指处即是此穴 | 急性心痛、心悸、心烦、胸痛、咯血、呕血、衄血、疔疮、癫痫等 | 艾条灸3~7分钟；艾炷灸3~5壮 |
| 间使穴 | 微握拳，从腕横纹向上量4横指，两条索状大筋之间即是此穴 | 心痛、心悸、胃痛、呕吐、热病、疟疾等 | 艾条灸3~7分钟；艾炷灸3~5壮 |
| 内关穴 | 微握拳，从腕横纹向上量3横指，两条索状大筋之间即是此穴 | 胸闷、心痛、胃痛、呕吐、呃逆、失眠等 | 艾条灸3~7分钟；艾炷灸3~5壮 |
| 大陵穴 | 微握拳，腕横纹上，两条索状大筋之间即是此穴 | 心悸、心痛、胃痛、呕吐、口臭、癫痫等 | 艾条灸3~7分钟；艾炷灸3~5壮 |
| 劳宫穴 | 握拳屈指，中指指尖下的掌心处即是此穴 | 中风、昏迷、中暑、心痛、口疮、鹅掌风等 | 艾条灸5~10分钟；艾炷灸3壮 |
| 中冲穴 | 仰掌，微屈指，中指尖端中央处即是此穴 | 中暑、中风、昏厥、小儿惊风、热病、舌下肿痛、小儿夜啼等 | 艾条灸3~7分钟；艾炷灸1壮 |

# 手少阳三焦经

手少阳三焦经起于无名指尺侧端，沿无名指尺侧缘上行，经手背，出于前臂伸侧两骨间，直上过肘，沿上臂外侧至肩部，向前入缺盆，于任脉的膻中穴处散络于心包，向下穿过横膈，依次属于上、中、下三焦。其分支一，从胸中向上出于缺盆，上行至项部，沿耳后上行至耳上角，再屈曲向下经面颊至眼眶下。其分支二，从耳后分出，入耳中，出于耳前，经上关穴前，在面颊与前一分支相交，至外眼角，交于足少阳胆经。

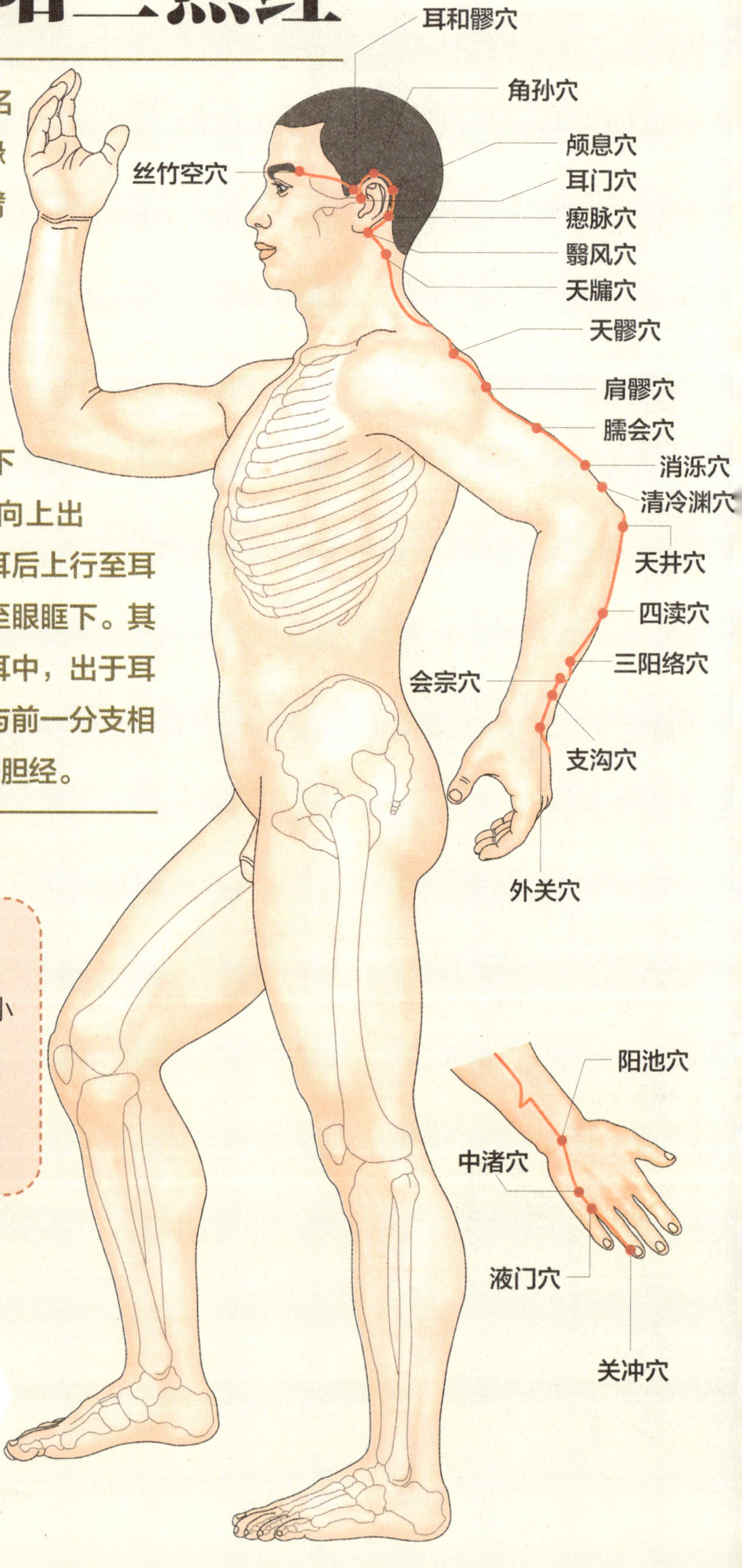

耳和髎穴
角孙穴
颅息穴
耳门穴
瘈脉穴
翳风穴
天牖穴
天髎穴
肩髎穴
臑会穴
消泺穴
清冷渊穴
天井穴
四渎穴
三阳络穴
会宗穴
支沟穴
外关穴
丝竹空穴
阳池穴
中渚穴
液门穴
关冲穴

## ○ 主治病症

腹胀、水肿、遗尿、小便不利、耳聋、咽喉肿痛、目赤肿痛、颊肿、耳后痛、肩臂肘部外侧痛等。

## 经脉腧穴

本经脉首穴为关冲穴，末穴为丝竹空穴，左右各23穴。

# 艾灸常用穴位

| 穴位名称 | 取穴技巧 | 适用病症 | 艾灸方法 |
|---|---|---|---|
| 关冲穴 | 沿无名指尺侧缘和基底部各作一条切线，两条切线的交点处即是此穴 | 头痛、目赤、耳鸣、耳聋、咽喉肿痛、舌强、热病、昏厥等 | 艾条灸10~15分钟；艾炷灸3壮 |
| 阳池穴 | 微握拳，掌心向下，腕背横纹上，中指与无名指延伸线交点处的凹陷处即是此穴 | 头痛、目赤肿痛、耳聋、喉痹、消渴、腕痛等 | 艾条灸5~10分钟；艾炷灸5壮 |
| 外关穴 | 抬臂，从腕背横纹向上量3横指，与内关穴相对处即是此穴 | 颊部肿痛、头痛、目赤肿痛、耳鸣、耳聋、瘰疬、热病等 | 艾条灸5~10分钟；艾炷灸3~7壮 |
| 支沟穴 | 抬臂，从腕背横纹中点向上量4横指，与间使穴相对处即是此穴 | 耳聋、耳鸣、暴暗、胁肋痛、便秘、热病、瘰疬等 | 艾条灸5~10分钟；艾炷灸3~5壮 |
| 三阳络穴 | 抬臂，从腕背横纹中点向上量4横指为支沟穴，支沟穴上1横指处即是此穴 | 耳聋、牙痛、热病、暴暗、上肢痹痛等 | 艾条灸10~20分钟；艾炷灸5~7壮 |
| 臑会穴 | 抬臂屈肘，稍用力，上臂外侧上端三角肌下缘与肱骨的交点处即是此穴 | 瘰疬、瘿病、上肢痹痛、肘臂无力不能举等 | 艾条灸5~10分钟；艾炷灸3~7壮 |
| 肩髎穴 | 上臂外展，肩关节部即出现两个凹陷窝，后面一个凹陷窝处即是此穴 | 臂痛、肩重不能举、中风瘫痪、肩周炎等 | 艾条灸10~15分钟；艾炷灸3~5壮 |
| 翳风穴 | 耳垂后方的凹陷处即是此穴 | 耳鸣、耳聋、口眼歪斜、颊肿、瘰疬等 | 艾条灸10~15分钟；艾炷灸3~5壮 |
| 角孙穴 | 将耳郭折向前方，耳尖正对发际处即是此穴 | 头痛、项强、牙痛、耳聋、目翳、目赤肿痛等 | 艾条灸5~10分钟；艾炷灸3~7壮 |
| 耳门穴 | 张口，耳屏上方稍靠前的凹陷处即是此穴 | 耳鸣、耳聋、牙痛、颈颌痛、中耳炎等 | 艾条灸5~10分钟；艾炷灸3~7壮 |

# 足少阳胆经

足少阳胆经起于外眼角，上至额角，下行至耳后，由颈侧，经肩部入锁骨上窝，直行至腋下，沿胸腹侧，在髋关节与外眼角分支会合，再沿下肢外侧中线下行，经外踝前，沿足背至第4趾外侧端。其分支一，从耳后入耳中，出于耳前，至外眼角。其分支二从外眼角分出，下行至大迎穴，与手少阳三焦经会合于眼眶下，下经颊车穴和颈部入锁骨上窝，再下行胸中，穿横膈，络于肝，属于胆，沿胁里出于腹股沟动脉处，绕阴部毛际，横入髋关节。其分支三从足背分出，沿第1、第2跖骨间，至足大趾趾甲后，交于足厥阴肝经。

## ○ 主治病症

口苦、目眩、疟疾、头痛、目外眦痛、腋下痛、胸胁痛、股及下肢外侧痛、足外侧痛等。

### 经脉腧穴

本经脉首穴为瞳子髎穴，末穴为足窍阴穴，左右各44穴。

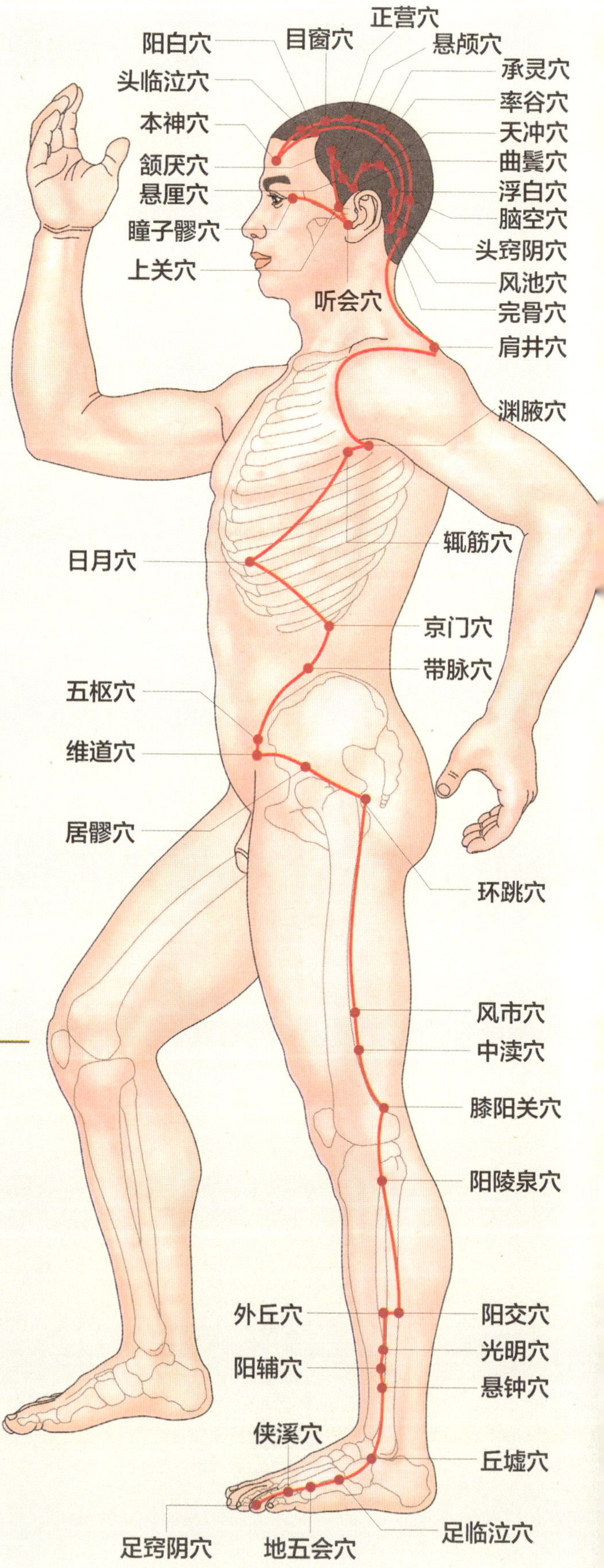

# 艾灸常用穴位

| 穴位名称 | 取穴技巧 | 适用病症 | 艾灸方法 |
|---|---|---|---|
| 上关穴 | 食指、中指并拢，食指放于耳屏前，则中指指腹处即是此穴 | 耳聋、耳鸣、牙痛、面痛、偏头痛、腮肿、口眼歪斜等 | 艾条灸3~5分钟；艾炷灸1~3壮 |
| 阳白穴 | 目视前方，瞳孔直上方，眉毛上缘1横指处即是此穴 | 目赤肿痛、口眼歪斜、眼睑下垂、头痛等 | 艾条灸3~5分钟；艾炷灸3壮 |
| 风池穴 | 后头骨下两条大筋外缘的陷窝中，与耳垂大致齐平处即是此穴 | 中风、癫痫、头痛、感冒、颈项强痛、鼻塞等 | 艾条灸5~10分钟；艾炷灸3~7壮 |
| 肩井穴 | 乳头正上方，大椎穴与肩峰端连线的中点处即是此穴 | 头项强痛、肩背疼痛、上肢不遂、乳痈、瘰疬等 | 艾条灸5~10分钟；艾炷灸3~7壮 |
| 带脉穴 | 侧立，腋中线与肚脐水平线的交点处即是此穴 | 经闭、月经不调、带下、腹痛、疝气、腰胁痛等 | 艾条灸15~20分钟；艾炷灸3~7壮 |
| 环跳穴 | 拇指指向脊柱，拇指关节横纹按在股骨大转子最高点，则拇指指尖处即是此穴 | 下肢痿痹、半身不遂、腰腿疼痛、坐骨神经痛等 | 艾条灸15~20分钟；艾炷灸5~7壮 |
| 风市穴 | 直立，两手伸直自然下垂，五指并拢贴于大腿外侧，则中指指尖处即是此穴 | 中风、下肢痿痹、下肢麻木、半身不遂、脚气、皮肤瘙痒等 | 艾条灸10~15分钟；艾炷灸5~7壮 |
| 膝阳关穴 | 正坐屈膝，膝上外侧有一高骨，高骨上方的凹陷处即是此穴 | 偏头痛、咽喉肿痛、瘰疬、下肢痿痹、扁桃体炎等 | 艾条灸10~15分钟；艾炷灸3~5壮 |
| 阳陵泉穴 | 正坐屈膝，膝盖斜下方，腓骨头稍前的凹陷处即是此穴 | 黄疸、胁痛、口苦、呕吐、吞酸、膝关节肿痛、下肢痿痹、肩痛等 | 艾条灸10~15分钟；艾炷灸3~5壮 |
| 悬钟穴 | 从外踝尖向上量4横指，腓骨前缘处即是此穴 | 颈项强痛、胸胁满闷、下肢痿痹、中风、痴呆等 | 艾条灸5~10分钟；艾炷灸3~5壮 |

中医视频课

# 足厥阴肝经

足厥阴肝经起于足大趾爪甲后丛毛处，沿足背内侧向上，经内踝前1寸，在内踝上8寸处交出于足太阴脾经后，上行过膝内侧，沿大腿内侧中线入阴毛中，绕阴器，至小腹，挟胃两旁，属于肝，络于胆，向上通过横膈，分布于胁肋，沿咽喉后，向上入鼻咽部，上接目系，与督脉交会于头顶。其分之一，从目系分出，下行于颊里，环绕口唇内部。其分支二，从肝分出，穿横膈，注于肺，接手太阴肺经。

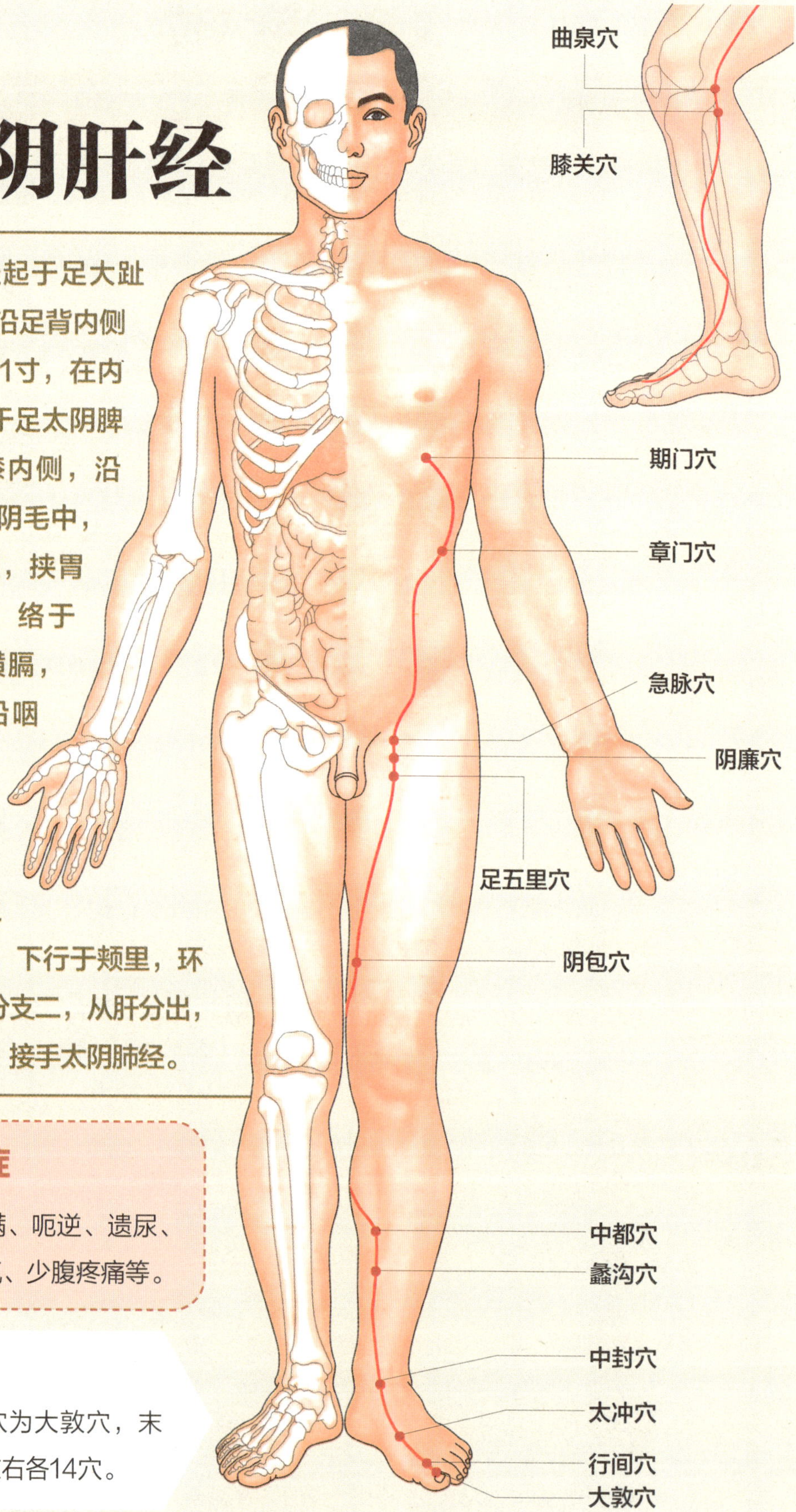

### ○ 主治病症

腰痛、胸满、呃逆、遗尿、小便不利、疝气、少腹疼痛等。

### 经脉腧穴

本经脉首穴为大敦穴，末穴为期门穴，左右各14穴。

曲泉穴
膝关穴
期门穴
章门穴
急脉穴
阴廉穴
足五里穴
阴包穴
中都穴
蠡沟穴
中封穴
太冲穴
行间穴
大敦穴

# 艾灸常用穴位

| 穴位名称 | 取穴技巧 | 适用病症 | 艾灸方法 |
|---|---|---|---|
| 大敦穴 | 在大趾趾甲外侧缘与下缘各作一条切线，两条切线的交点处即是此穴 | 疝气、少腹痛、遗尿、癃闭、五淋、月经不调、崩漏、癫痫等 | 艾条灸10分钟；艾炷灸1~5壮 |
| 行间穴 | 第1、第2趾之间连接处的缝纹头处即是此穴 | 中风、癫痫、头痛、痛经、崩漏、胸胁满痛等 | 艾条灸5~10分钟；艾炷灸3~5壮 |
| 太冲穴 | 用手指沿第1、第2趾的夹缝向上推，推至底部凹陷中，动脉搏动处即是此穴 | 目赤肿痛、咽痛、遗尿、黄疸、胁痛、小儿惊风、下肢痿痹、足跗肿痛等 | 艾条灸5~10分钟；艾炷灸3~5壮 |
| 蠡沟穴 | 从内踝尖向上先量4横指，再量3横指，胫骨内侧凹陷处即是此穴 | 月经不调、赤白带下、小便不利、疝气、足胫疼痛等 | 艾条灸10分钟；艾炷灸1~3壮 |
| 膝关穴 | 正坐屈膝，先取胫骨内侧髁下缘与胫骨内侧缘之间凹陷中的阴陵泉穴，阴陵泉穴后1横指处即是此穴 | 膝髌肿痛、下肢痿痹、寒湿走注、膝关节炎、咽喉肿痛等 | 艾条灸10~15分钟；艾炷灸3~5壮 |
| 曲泉穴 | 正坐屈膝，膝关节内侧面腘横纹内侧端的凹陷处即是此穴 | 泄泻、痢疾、目眩、癃闭、尿潴留、阴痒、遗精、膝髌肿痛等 | 艾条灸10~15分钟；艾炷灸3~5壮 |
| 足五里穴 | 耻骨联合上缘中点旁开3横指处为气冲穴，气冲穴直下4横指处即是此穴 | 带下、阴囊湿痒、阴挺、小便不利、小腹胀痛、遗尿等 | 艾条灸10~15分钟；艾炷灸3~5壮 |
| 阴廉穴 | 耻骨联合上缘中点旁开3横指处为气冲穴，气冲穴直下3横指处即是此穴 | 月经不调、带下、疝痛、少腹痛、腿股痛、下肢挛急等 | 艾条灸10~15分钟；艾炷灸3~5壮 |
| 章门穴 | 直立，单侧手臂屈肘，合至腋下，则肘尖处即是此穴 | 胸胁痛、腹胀、肠鸣、泄泻、呕吐、肠炎、胃炎等 | 艾条灸5~10分钟；艾炷灸3~7壮 |
| 期门穴 | 乳头正下方，与巨阙穴（脐中直上两个4横指处）齐平处即是此穴 | 胸胁胀痛、呕吐、呃逆、腹胀、胸中热、喘咳、疟疾等 | 艾条灸5~10分钟；艾炷灸3~5壮 |

# 任脉

任脉起于胞中，下出于会阴部，经阴阜，沿腹部正中线上行，经咽喉部，至下唇内，左右分行，环绕口唇，交会于督脉的龈交穴，再分别经鼻翼两旁，上行至眼眶下，交于足阳明胃经。

- 承浆穴
- 廉泉穴
- 天突穴
- 璇玑穴
- 华盖穴
- 紫宫穴
- 玉堂穴
- 膻中穴
- 中庭穴
- 鸠尾穴
- 巨阙穴
- 上脘穴
- 中脘穴
- 建里穴
- 下脘穴
- 水分穴
- 神阙穴
- 阴交穴
- 气海穴
- 石门穴
- 关元穴
- 中极穴
- 曲骨穴
- 会阴穴

## ○ 主治病症

少腹、脐腹、胃脘、头面、咽喉、颈、胸等局部病症及相应内脏病症。

### 经脉腧穴

本经脉首穴为会阴穴，末穴为承浆穴，左右各24穴。

# 艾灸常用穴位

| 穴位名称 | 取穴技巧 | 适用病症 | 艾灸方法 |
|---|---|---|---|
| 中极穴 | 仰卧，肚脐直下，先量4横指，再量1横指处即是此穴 | 带下、阳痿、痛经、产后恶露不下、膀胱炎、盆腔炎等 | 艾条灸10~15分钟；艾炷灸5~7壮 |
| 关元穴 | 肚脐直下，4横指处即是此穴 | 中风脱证、羸瘦、腹泻、脱肛、便血、少腹痛等 | 艾条灸10~15分钟；艾炷灸7~15壮 |
| 气海穴 | 肚脐直下，2横指处即是此穴 | 气虚乏力、月经不调、恶露不止、遗精、阳痿、泄泻、胃炎等 | 艾条灸10~15分钟；艾炷灸5~7壮 |
| 阴交穴 | 肚脐直下，1横指处即是此穴 | 腹痛、疝气、水肿、小便不利、崩漏、带下、月经不调等 | 艾条灸10~15分钟；艾炷灸7~15壮 |
| 神阙穴 | 腹中部，脐窝中点处即是此穴 | 腹痛、泄泻、脱肛、腹胀、肠鸣、小便不利、水肿、中风脱证、虚脱等 | 艾条灸10~15分钟；艾炷灸5~7壮 |
| 中脘穴 | 肚脐直上，先量4横指，再量1横指处即是此穴 | 胃脘痛、腹胀、腹中包块、泄泻、便秘、呕吐、黄疸等 | 艾条灸5~10分钟；艾炷灸5~15壮 |
| 上脘穴 | 肚脐直上，先量4横指，再量3横指处即是此穴 | 胃痛、呕吐、呃逆、腹胀、癫痫、咳嗽痰多等 | 艾条灸5~10分钟；艾炷灸7~15壮 |
| 巨阙穴 | 肚脐直上，量两个4横指处即是此穴 | 胃痛、呕吐、胸痛、心悸等 | 艾条灸5~10分钟；艾炷灸3~7壮 |
| 膻中穴 | 前正中线上，两乳头连线的中点处即是此穴 | 咳嗽、气喘、胸闷、心痛、心悸、呕吐、呃逆、噎膈、产后乳少、乳痈等 | 艾条灸3~7分钟；艾炷灸3~5壮 |
| 天突穴 | 前正中线上，喉结直下的凹窝处即是此穴 | 哮喘、咳嗽、暴暗、咽喉肿痛、梅核气、支气管炎等 | 艾条灸3~7分钟；艾炷灸3~7壮 |

# 督脉

督脉起于小腹内，下出会阴，向后至尾骶部，沿脊柱上行，经项部至风府穴，入脑内，属于脑，沿头部正中线上至百会穴，经前额下行至鼻尖，过人中，至上齿中的龈交穴。其分支有三，一支起于胞中，出于会阴，在尾骨端与足少阴肾经、足太阳膀胱经会合，贯脊，属于肾；一支从小腹向上贯脐、贯心，至咽喉，与冲、任二脉会合，至下颌，绕唇，至两目下中央；一支起于内眼角，上行至前额，于巅顶交会，络于脑，别出下项，沿肩胛骨内，夹脊旁至腰中，入脊旁肌肉，联络肾脏。

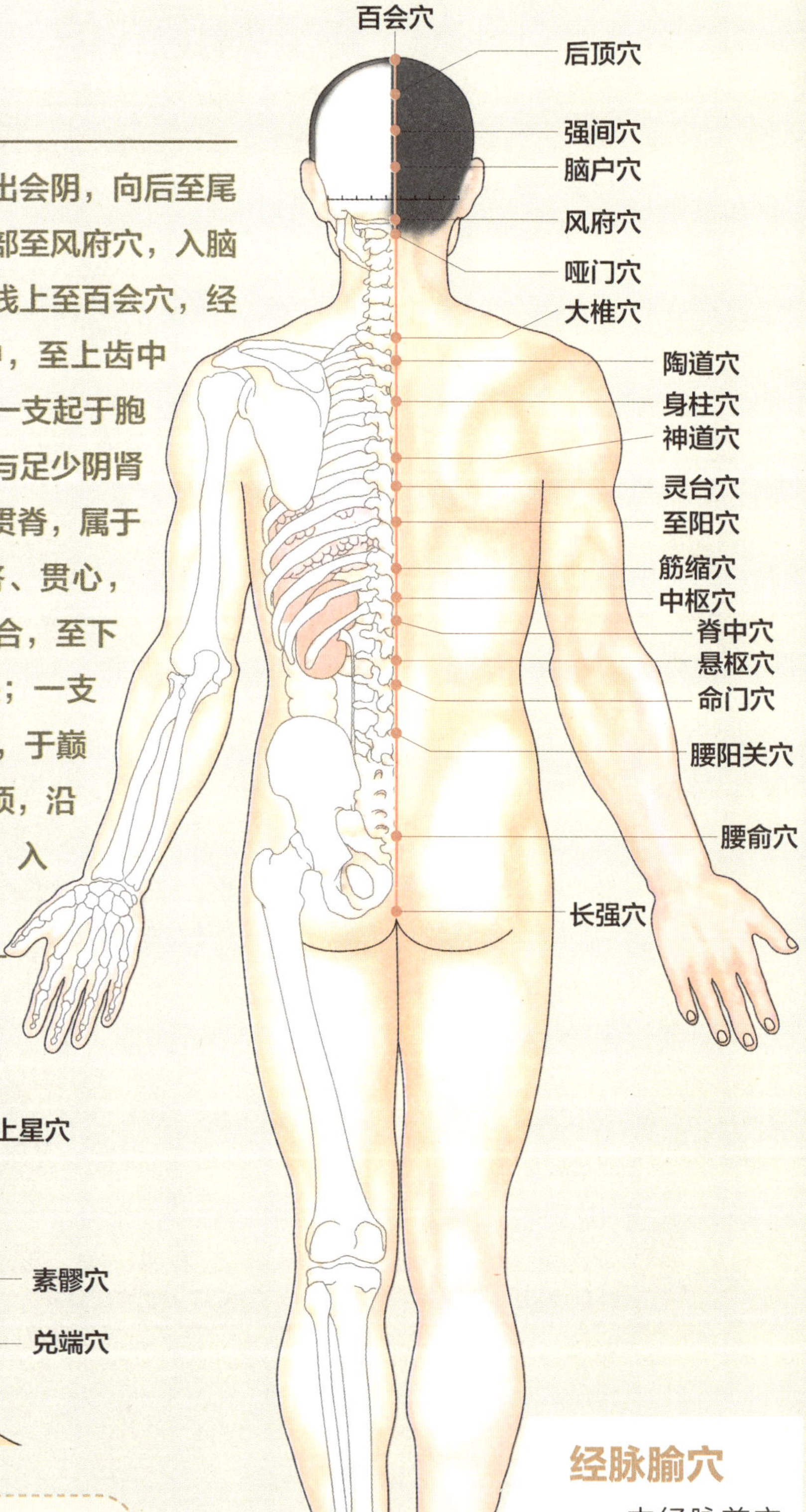

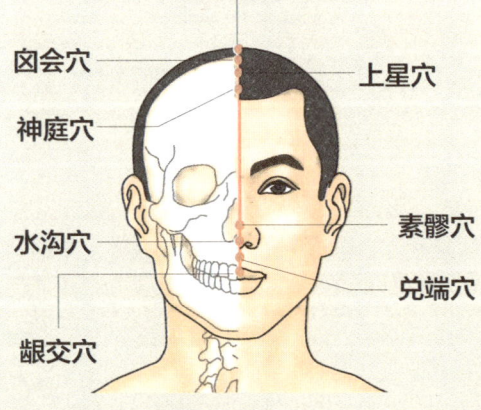

百会穴
后顶穴
强间穴
脑户穴
风府穴
哑门穴
大椎穴
陶道穴
身柱穴
神道穴
灵台穴
至阳穴
筋缩穴
中枢穴
脊中穴
悬枢穴
命门穴
腰阳关穴
腰俞穴
长强穴

前顶穴
囟会穴
上星穴
神庭穴
水沟穴
素髎穴
兑端穴
龈交穴

### 🔵 主治病症

神志病、热病，头部、项背、腰骶部病症及相应的内脏病症。

### 经脉腧穴

本经脉首穴为长强穴，末穴为龈交穴，左右各28穴。

# 艾灸常用穴位

| 穴位名称 | 取穴技巧 | 适用病症 | 艾灸方法 |
|---|---|---|---|
| 长强穴 | 尾骨尖端下方凹陷中，尾骨端与肛门连线的中点处即是此穴 | 腹泻、痢疾、便血、便秘、痔疮、脱肛、腰脊及尾骶痛等 | 艾条灸10~15分钟；艾炷灸3~7壮 |
| 腰阳关穴 | 两侧髂嵴最高点的连线与后正中线的交点，按压有酸胀感处即是此穴 | 腰骶疼痛、下肢痿痹、月经不调、赤白带下、遗精、阳痿等 | 艾条灸10~15分钟；艾炷灸3~7壮 |
| 命门穴 | 腰部后正中线上，与肚脐位置前后对应处即是此穴 | 腰脊强痛、月经不调、遗精、阳痿、小腹冷痛、腹泻等 | 艾条灸10~15分钟；艾炷灸3~5壮 |
| 中枢穴 | 两肩胛下角连线与后正中线交点处为第7胸椎，由此向下推3个椎体，其棘突下凹陷处即是此穴 | 呕吐、胃痛、腹满、食欲不振、黄疸、腰背疼痛等 | 艾条灸5~10分钟；艾炷灸3~5壮 |
| 至阳穴 | 两肩胛下角连线与后正中线交点处为第7胸椎，其棘突下凹陷处即是此穴 | 腰脊痛、黄疸、胸胁胀闷、喘促不宁、不思饮食等 | 艾条灸5~10分钟；艾炷灸3~5壮 |
| 身柱穴 | 两肩胛下角连线与后正中线交点处为第7胸椎，由此向上推4个椎体，其棘突下凹陷处即是此穴 | 咳嗽、身热、气喘、惊厥、脊背强痛、疔疮、癫痫等 | 艾条灸5~10分钟；艾炷灸5~10壮 |
| 大椎穴 | 正坐低头，颈部最突起椎体为第7颈椎，其棘突下凹陷处即是此穴 | 热病、咳嗽、头项强痛、痤疮、骨蒸潮热、风疹、小儿惊风、脊痛等 | 艾条灸5~10分钟；艾炷灸5~10壮 |
| 风府穴 | 后发际正中直上1寸，与耳垂大致齐平处即是此穴 | 中风、癫痫、头痛、眩晕、颈痛、咽喉肿痛、目痛等 | 艾条灸5~10分钟；艾炷灸3~5壮 |
| 百会穴 | 两耳尖连线与头顶正中线的交点处即是此穴 | 失眠、中风、失语、失眠、健忘、癫痫、神经性头痛等 | 艾条灸3~7分钟；艾炷灸3~5壮 |
| 神庭穴 | 前发际正中直上半横指处即是此穴 | 失眠、惊悸、头痛、目眩、目翳、鼻渊等 | 艾条灸5~10分钟；艾炷灸5壮 |

# 禁灸穴位

在我国古代，人们在使用艾灸疗法进行治疗疾病的过程中，发现有些穴位比较容易发生意外或危险。当时的医家便将这些穴位记载下来，并称之为禁灸穴。掌握禁灸穴，可以在很大程度上避免艾灸时发生事故。

## 古籍中的禁灸穴

在有关针灸的古籍中，首次明确提出禁灸穴的为西晋的《针灸甲乙经》，该书载有禁灸穴20多个，如头维穴、承光穴、脑户穴、风池穴、哑门穴、下关穴、耳门穴、人迎穴、丝竹空穴、承泣穴、脊中穴、白环俞穴、乳中穴、石门穴、气冲穴、渊腋穴、经渠穴、鸠尾穴、阴市穴、膝阳关穴、天府穴、伏兔穴、地五会穴、素髎穴、心俞穴等。

清代的《针灸逢源》中则记载了40多个禁灸穴，比之前增加了天柱穴、攒竹穴、睛明穴、周荣穴、腹哀穴、隐白穴、条口穴、殷门穴、承扶穴、髀关穴、申脉穴、委中穴、阴陵泉穴、中冲穴、腰阳关穴、肩贞穴、少商穴、颧髎穴、鱼际穴、漏谷穴、犊鼻穴、天牖穴、口禾髎穴等。

## 古代禁灸穴一览表

| 部位 | 穴位 |
|---|---|
| 头面颈部 | 睛明穴、素髎穴、哑门穴、风府穴、脑户穴、天柱穴、承光穴、头临泣穴、颧髎穴、头维穴、丝竹空穴、攒竹穴、口禾髎穴、人迎穴、迎香穴、天牖穴、耳门穴、下关穴 |
| 胸腹胁部 | 乳中穴、周荣穴、渊腋穴、腹哀穴、鸠尾穴 |
| 四肢部 | 少商穴、鱼际穴、隐白穴、天府穴、阳池穴、中冲穴、经渠穴、犊鼻穴、地五会穴、漏谷穴、阴陵泉穴、阴市穴、委中穴、髀关穴、伏兔穴、申脉穴、承扶穴、殷门穴、条口穴、膝阳关穴 |
| 肩背腰骶部 | 肩贞穴、脊中穴、心俞穴、白环俞穴 |

## 现代禁灸穴

上述这些穴位之所以被列为禁灸穴，一般是因为以下三类原因：一是该穴位于肌肤娇嫩的面部，如睛明穴、攒竹穴、丝竹空穴、迎香穴、颧髎穴、素髎穴、下关穴等，若在这些穴位上施灸，容易产生瘢痕而影响美观；二是该穴区深部有重要脏器或血管，如人迎穴、委中穴、腹哀穴、周荣穴、天府穴、渊腋穴、鸠尾穴等，若在这些穴位上施灸，则容易发生意外，损伤脏器或血管；三是该穴位于手部或足部接近掌侧的位置，如中冲穴、隐白穴、少商穴等，若在这些穴位上施灸，会产生较为强烈的疼痛而影响活动，或者易导致脏器异常，如艾灸隐白穴和少商穴就会使孕妇腹部松弛，导致胎动活跃。

但是，随着现代医学水平的极大发展，人们对人体解剖知识的掌握越来越丰富，对人体内部结构的了解也越来越多，古籍中的这些禁灸穴变得不再是完全不可灸了。另外，艾灸的方法和艾灸器具也更加多样，艾灸时，可以根据患者、病情及穴位所在位置等情况进行选取，从而达到既可以保健或治病，又不会造成额外损伤的目的。

现代艾灸临床证明，只有极少数几个穴位不宜施灸，如睛明穴靠近眼球，艾灸操作不当可导致失明；人迎穴为人体颈总动脉所经之处，艾灸操作不当可致动脉受损，后果严重；素髎穴位于鼻尖正中央，艾灸操作不当可发生烫伤，毁损面容。

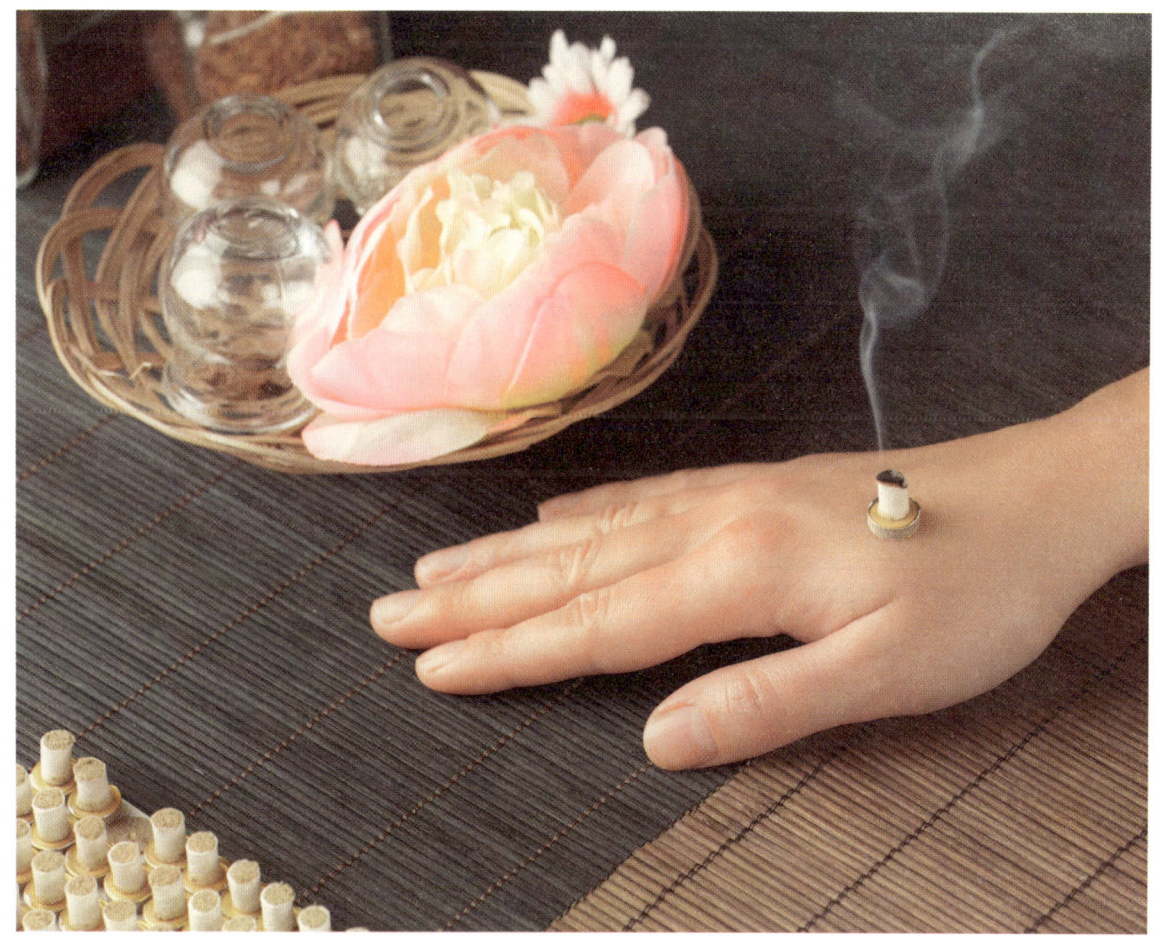

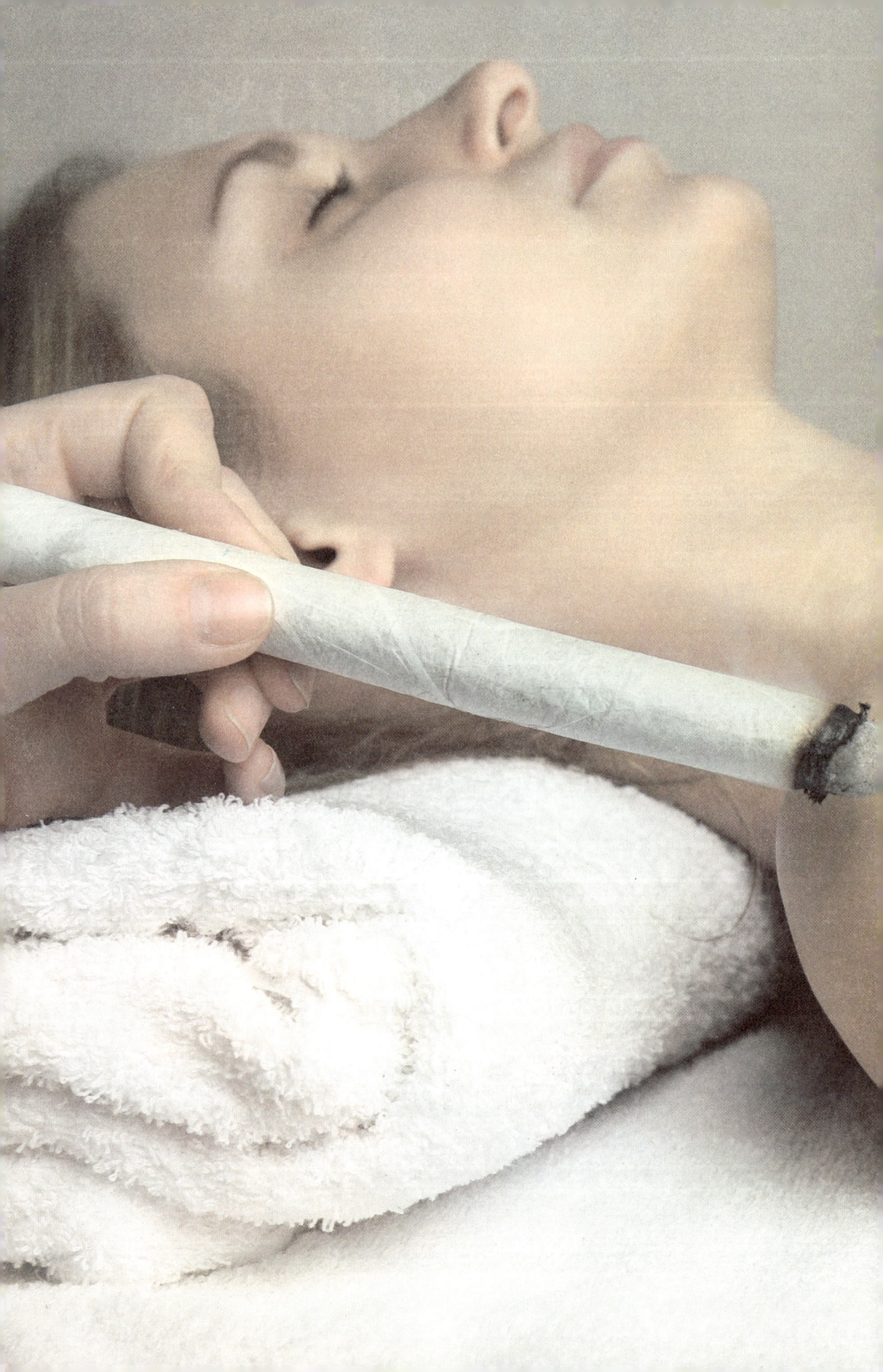

# 第五章
# 养生保健艾灸疗法

在某些穴位上施灸，以达到通调经络、补养气血、健运脏腑、益寿延年等目的的方法就叫作养生保健艾灸疗法。这种疗法不仅可以用来养生保健、防治未病，还能用于体弱、体虚之人，是我国古已有之的一种特色中医疗法。

# 养心安神

　　心血亏虚患者容易心里烦躁、精神不安，还常常伴有心悸、失眠、多梦、健忘、神情恍惚、大便秘结等症状。通过艾灸，可以起到补养心肌、活血通脉、改善心脏功能的作用，从而使人心神安宁、思维敏捷、精力充沛。

### 对症施灸

**主穴** 心俞穴、膻中穴、内关穴。

**辅穴** 神门穴、神阙穴、足三里穴、百会穴。

**方法** 艾条温和灸，艾炷直接灸。

## 心俞穴

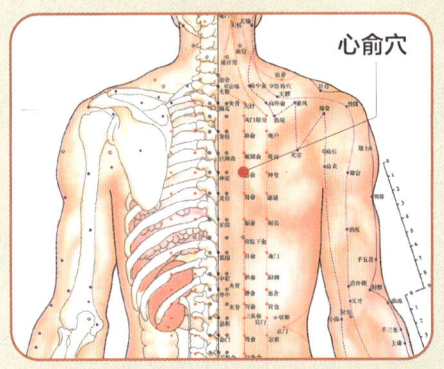

心俞穴

**标准定位**

　　位于背部，当第5胸椎棘突下，后正中线旁开1.5寸处。

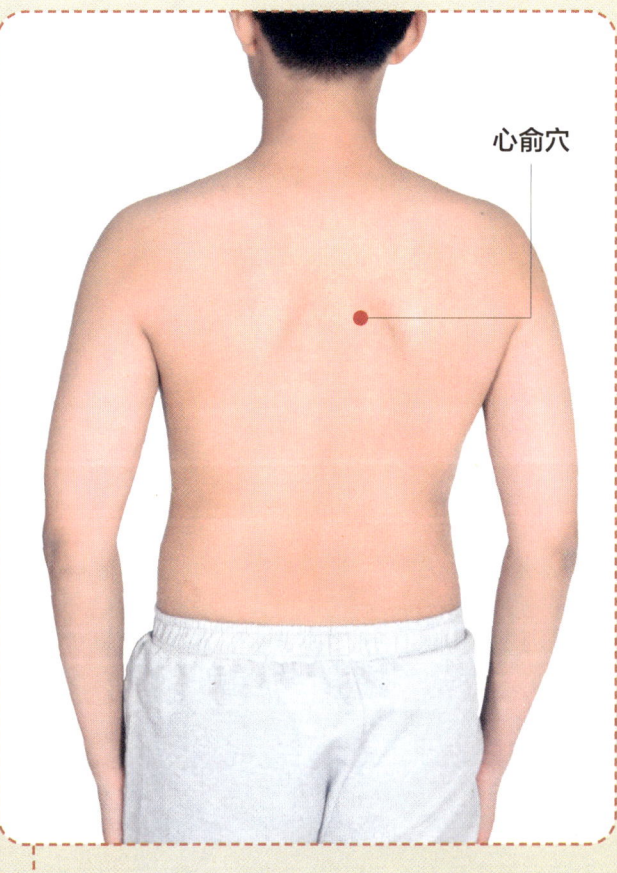

心俞穴

**艾条温和灸**

每次灸5~10分钟，以皮肤潮红湿润为度。

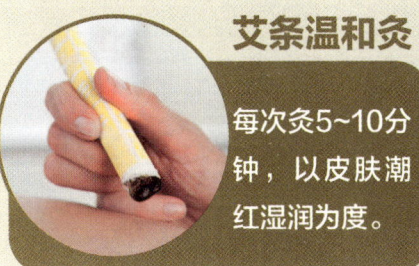

**快速取穴** 颈背交界处最高突起椎骨向下推5个椎体，该椎体棘突下旁开2横指处即是此穴。

## 膻中穴

**标准定位**
位于胸部,当前正中线上,平第4肋间隙处。

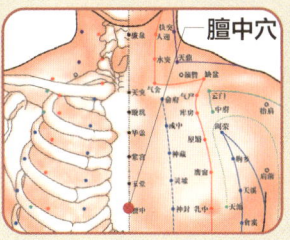

 **快速取穴** 两乳头连线的中点处即是此穴。

### 艾炷直接灸

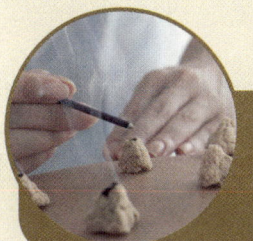

每次灸3~5壮,以皮肤有温热感而不灼痛为度。

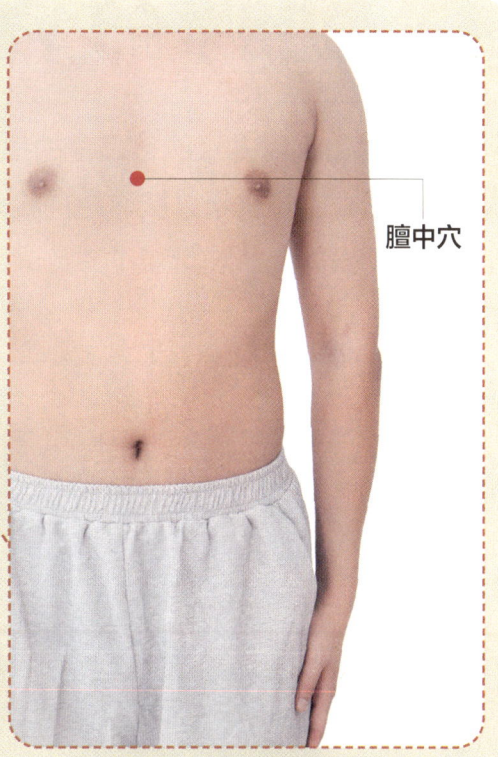

---

## 内关穴

**标准定位**
位于前臂前区,当腕掌侧远端横纹上2寸,掌长肌腱与桡侧腕屈肌腱之间。

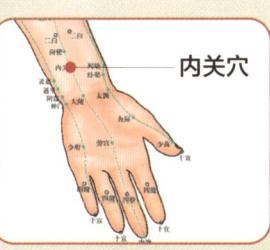

 **快速取穴** 微握拳,从腕横纹向上量3横指,两条索状大筋之间即是此穴。

### 艾条温和灸

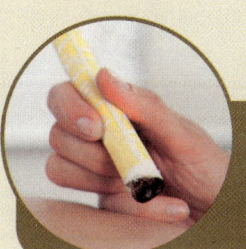

每次灸5~10分钟,以皮肤潮红湿润为度。

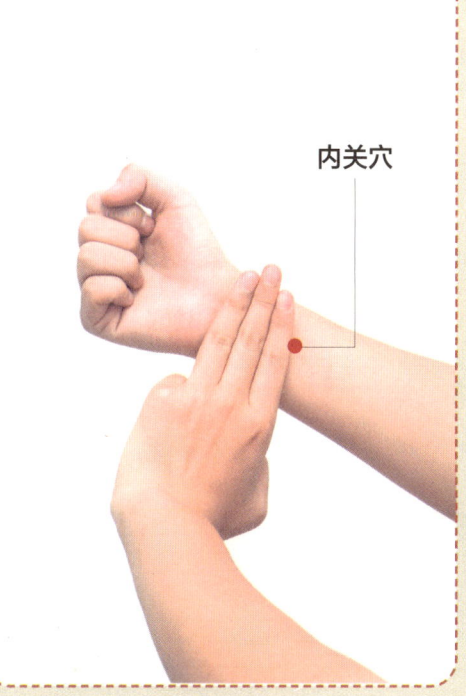

# 健脾益胃

脾主运化,胃主受纳,二者的主要功能就是消化、吸收食物并将其转化为人体所需的气血精微,所以被称为"后天之本"。若脾胃功能失调,则易出现消化不良、食欲不振等症状,可通过艾灸进行调和,以增强脾胃功能,促进营养物质的消化、吸收。

## 对症施灸

**主穴** 脾俞穴、胃俞穴、中脘穴。
**辅穴** 天枢穴、神阙穴、足三里穴、梁门穴。
**方法** 艾炷隔姜灸,艾条温和灸。

## 脾俞穴

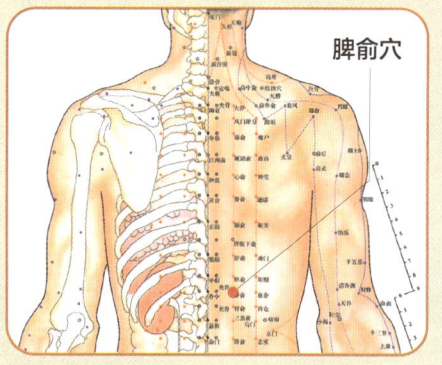

**标准定位**
位于背部,当第11胸椎棘突下,后正中线旁开1.5寸处。

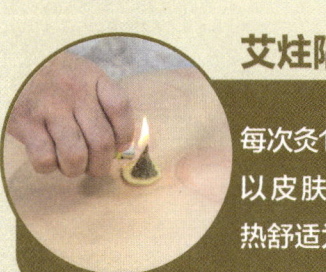

**艾炷隔姜灸**
每次灸1~7壮,以皮肤感到温热舒适为度。

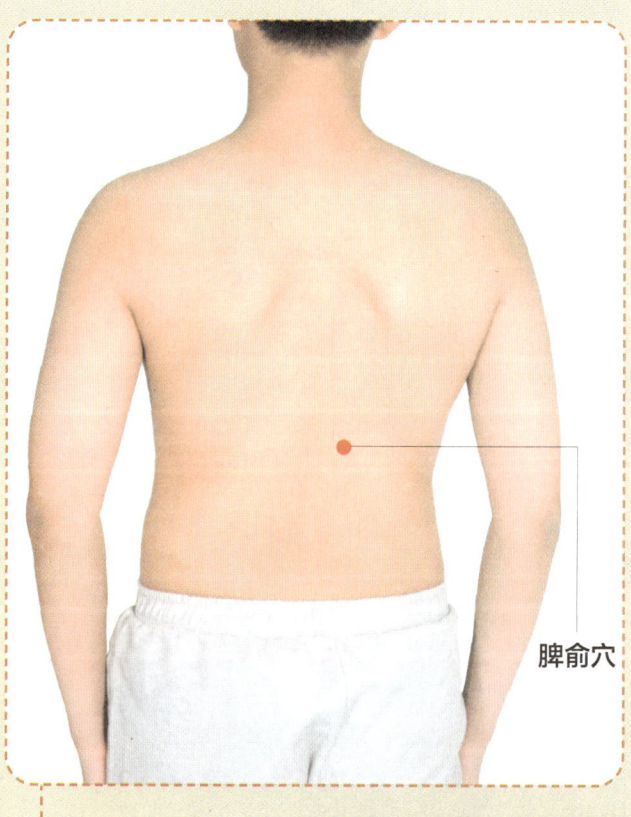

**快速取穴** 从两肩胛下角连线与脊柱相交椎体向下推4个椎体,该椎体棘突下旁开2横指处即是此穴。

# 胃俞穴

**标准定位**　位于背部，当第12胸椎棘突下，后正中线旁开1.5寸处。

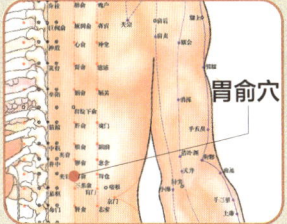

**快速取穴**　从两肩胛下角连线与脊柱相交椎体向下推5个椎体，该椎体棘突下旁开2横指处即是此穴。

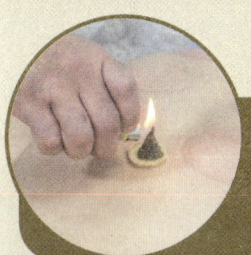

### 艾炷隔姜灸

每次灸1~7壮，以皮肤感到温热舒适为度。

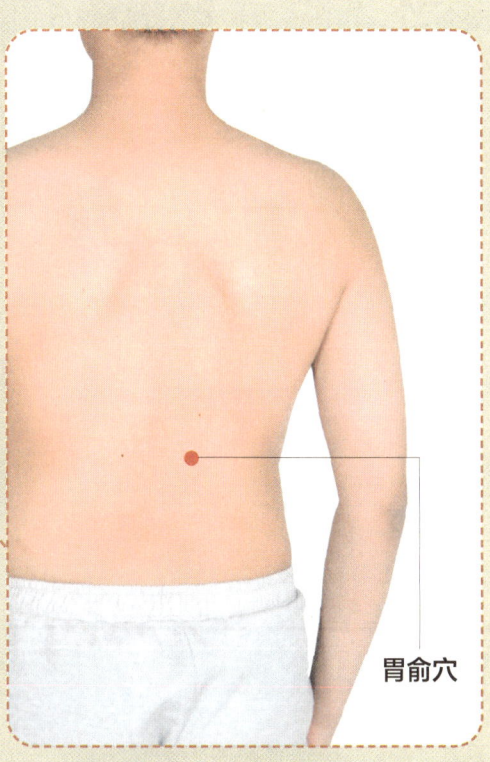

胃俞穴

---

# 中脘穴

**标准定位**　位于上腹部，当前正中线上，脐中上4寸处。

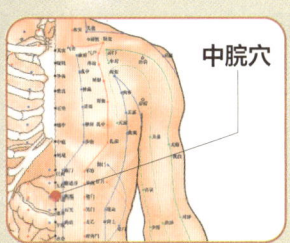

**快速取穴**　肚脐直上，先量4横指，再量1横指处即是此穴。

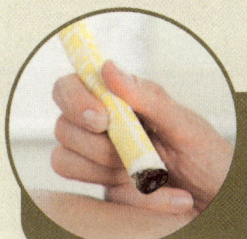

### 艾条温和灸

距离皮肤2~3厘米，每次灸10~20分钟。

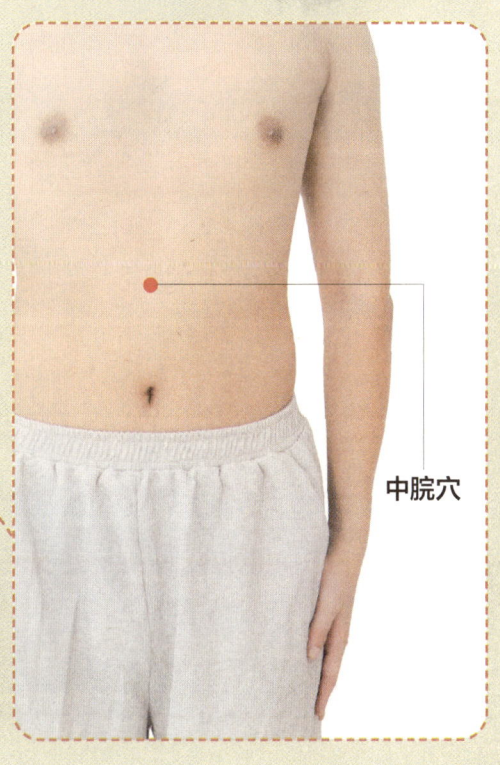

中脘穴

# 疏肝解郁

如果肝失疏泄,气机郁滞,就会出现情志不畅、胸胁满闷、少腹胀痛等症状。这种情况就可以通过艾灸疗法进行调理,以增强肝脏的疏泄和藏血功能,进而调畅气机、解除郁积,使人恢复气血流通、情志舒畅的状态。

**对症施灸**

**主穴** 太冲穴、期门穴、章门穴。

**辅穴** 阳陵泉穴、三阴交穴、膻中穴、肝俞穴。

**方法** 艾条温和灸,艾条回旋灸。

## 太冲穴

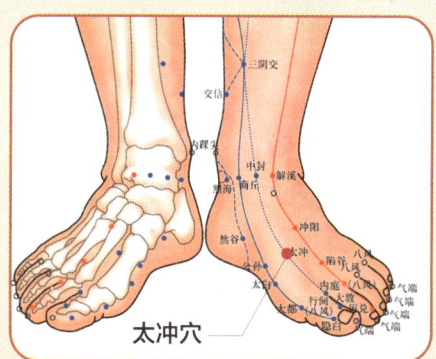

太冲穴

**标准定位**

位于足背,当第1、第2跖骨间,跖骨底结合部前方凹陷中。

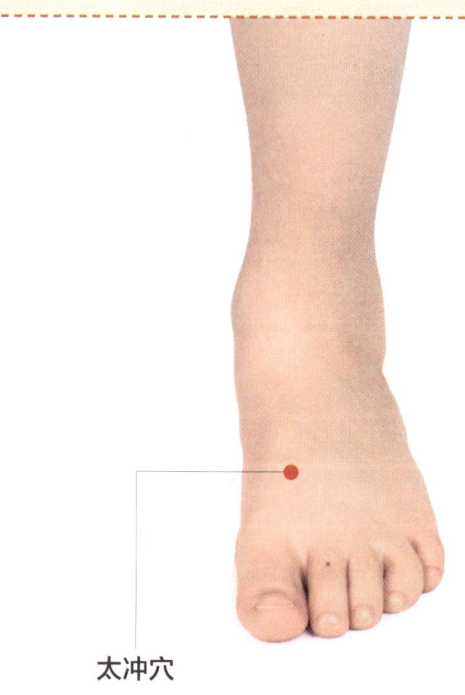

太冲穴

### 艾条温和灸

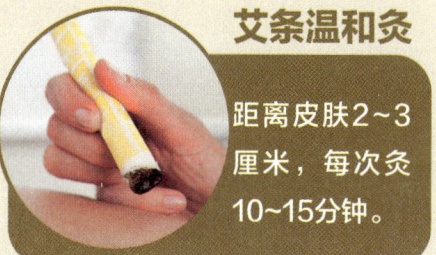

距离皮肤2~3厘米,每次灸10~15分钟。

**快速取穴** 用手指沿第1、第2趾的夹缝向上推,推至底部凹陷中,动脉搏动处即是此穴。

# 期门穴

**标准定位**
位于胸部，乳头直下，当第6肋间隙，前正中线旁开4寸处。

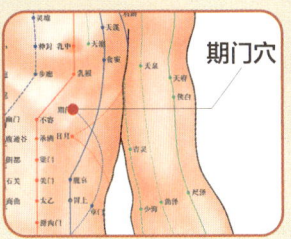

**快速取穴**
乳头正下方，与巨阙穴（脐中直上两个4横指处）齐平处即是此穴。

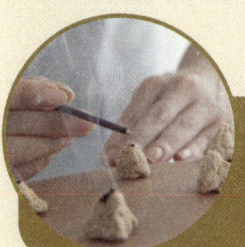

### 艾炷直接灸
每次灸10~20分钟，以皮肤潮红湿润为度。

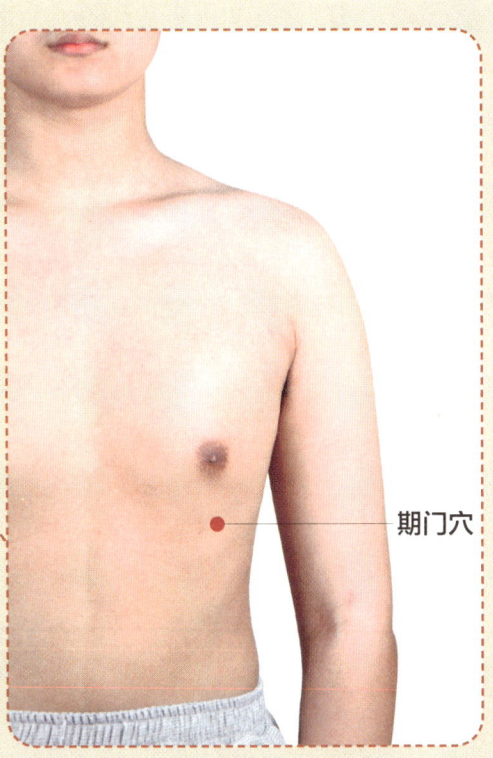

期门穴

# 章门穴

**标准定位**
位于侧腹部，当第11肋游离端的下际。

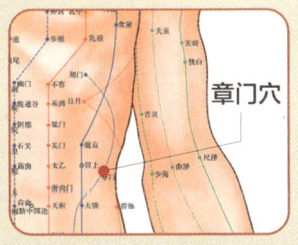

**快速取穴**
直立，单侧手臂屈肘，合至腋下，则肘尖处即是此穴。

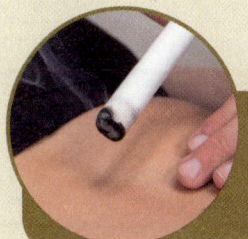

### 艾条回旋灸
距离皮肤约3厘米，每次灸5~10分钟。

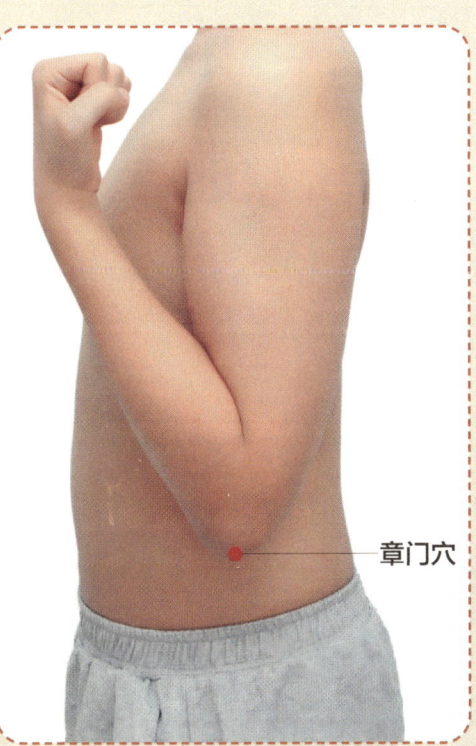

章门穴

# 宣肺理气

肺是人体的呼吸器官，主气，司呼吸，但其易受寒、热、燥、湿等外邪侵袭而导致出现咳嗽、气喘、胀闷、鼻塞、流涕等症状。因此平时可以通过艾灸的方式来增强肺脏的宣发和肃降功能，以达到宣肺理气、增强免疫力的目的。

## 对症施灸

**主穴** 膻中穴、太渊穴、肺俞穴。

**辅穴** 大椎穴、膏肓穴、中府穴、足三里穴。

**方法** 艾条温和灸，温灸器灸。

## 膻中穴

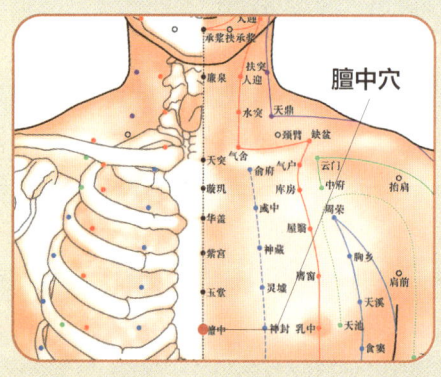

**标准定位**

位于胸部，当前正中线上，平第4肋间隙处。

**艾条温和灸**

距离皮肤2~3厘米，每次灸5~10分钟。

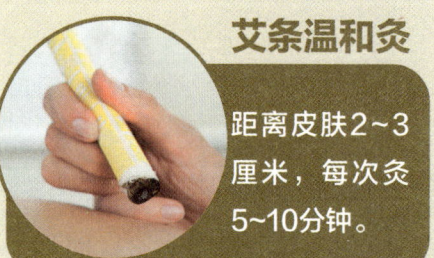

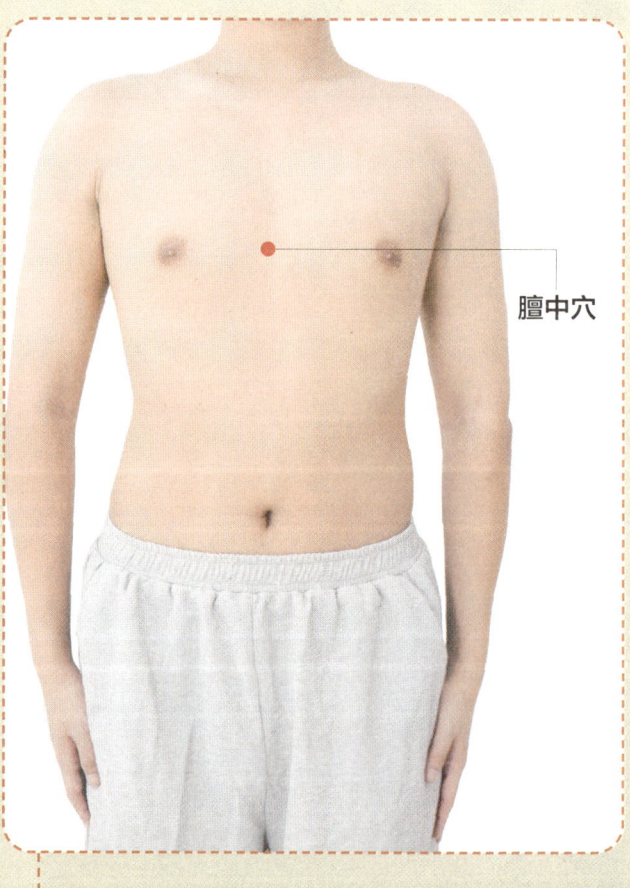

**快速取穴** 两乳头连线的中点处即是此穴。

# 太渊穴

**标准定位** 位于腕前区，当桡骨茎突与舟状骨之间，拇长展肌腱尺侧凹陷中。

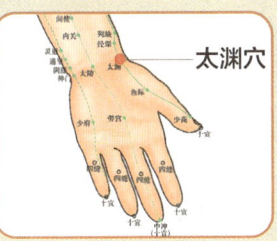

**快速取穴** 手掌心朝上，腕横纹的桡侧，拇指立起时，有大筋竖起，筋内侧凹陷处即是此穴。

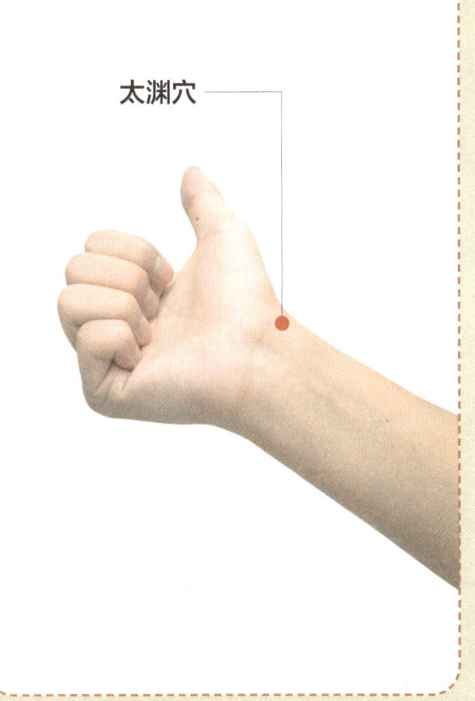

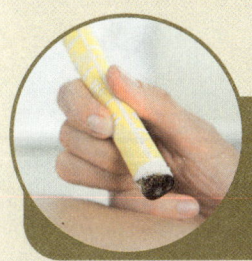

### 艾条温和灸
每次灸10分钟左右，以皮肤潮红湿润为度。

# 肺俞穴

**标准定位** 位于背部，当第3胸椎棘突下，后正中线旁开1.5寸处。

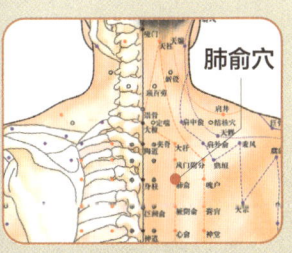

**快速取穴** 颈背交界处最高突起椎骨向下推3个椎体，该椎体棘突下旁开2横指处即是此穴。

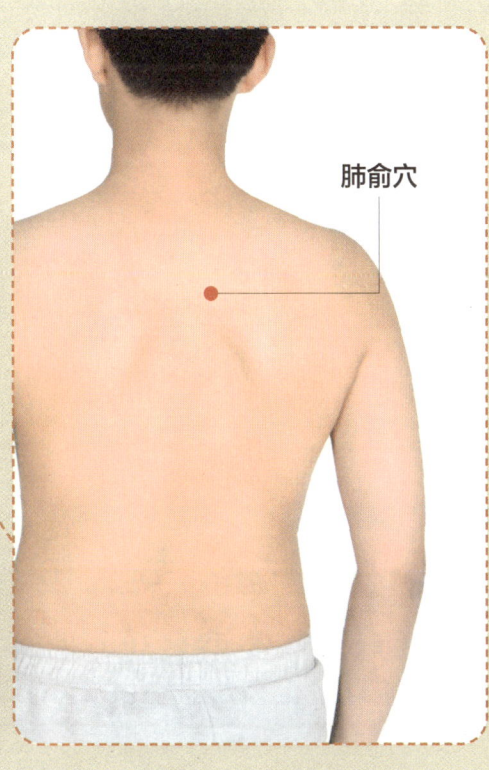

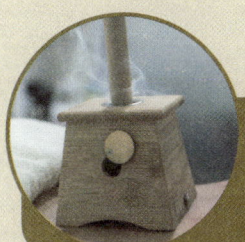

### 温灸器灸
每次灸10~15分钟，以皮肤出现红晕为度。

# 补肾强腰

肾脏位于人体腰部，主藏精，为先天之本。肾精充足，则精力充沛、筋骨健壮、行动敏捷；肾精亏虚，则神疲健忘、腰膝酸软、眩晕耳鸣。艾灸可以滋补肾精、培补元气，从而使人腰部强健、睡眠良好。

## 对症施灸

**主穴** 肾俞穴、关元穴、命门穴。

**辅穴** 太溪穴、涌泉穴、关元俞穴、膏肓穴。

**方法** 艾炷隔姜灸。

## 肾俞穴

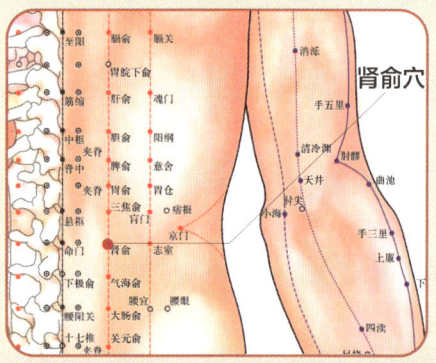

**标准定位** 位于腰部，当第2腰椎棘突下，后正中线旁开1.5寸处。

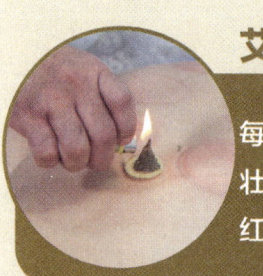

**艾炷隔姜灸** 每次灸5~10壮，以皮肤潮红湿润为度。

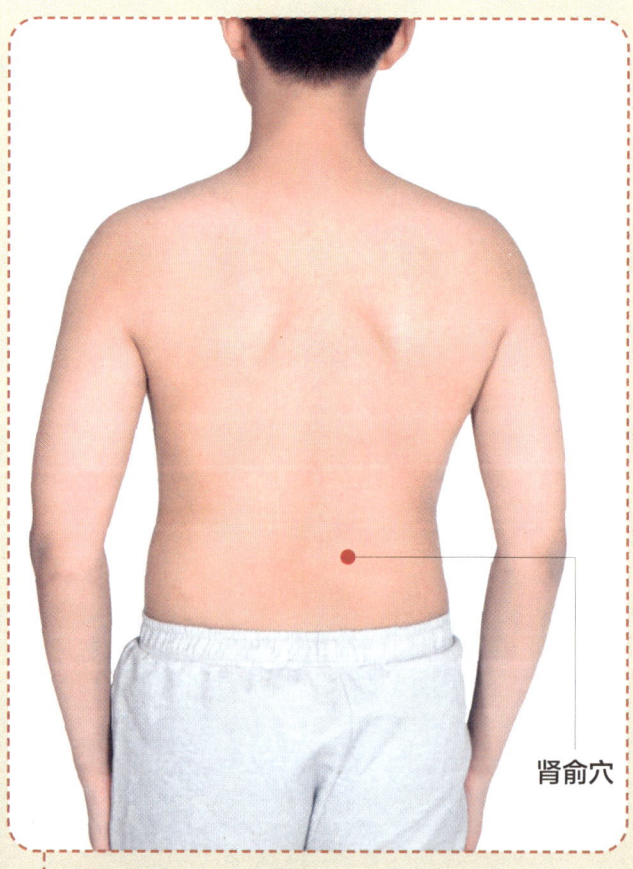

**快速取穴** 俯卧，肚脐对应椎体棘突下旁开2横指处即是此穴。

# 关元穴

**标准定位**　位于下腹部，当前正中线上，脐中下3寸处。

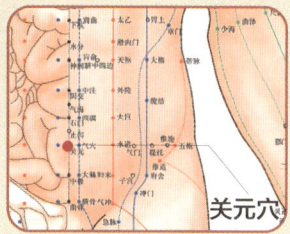

**快速取穴**　肚脐直下4横指处即是此穴。

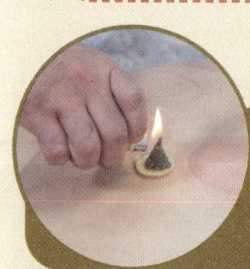

### 艾炷隔姜灸

每次灸3~5壮，以皮肤潮红湿润为度。

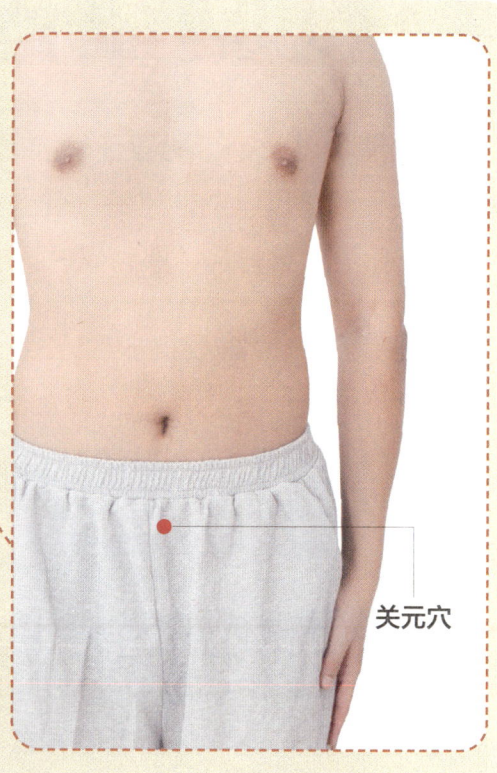

---

# 命门穴

**标准定位**　位于腰部，当后正中线上，第2腰椎棘突下凹陷中。

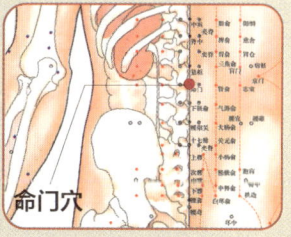

**快速取穴**　腰部后正中线上，与肚脐位置前后对应处即是此穴。

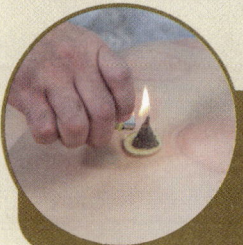

### 艾炷隔姜灸

每次灸5~7壮，以皮肤潮红湿润为度。

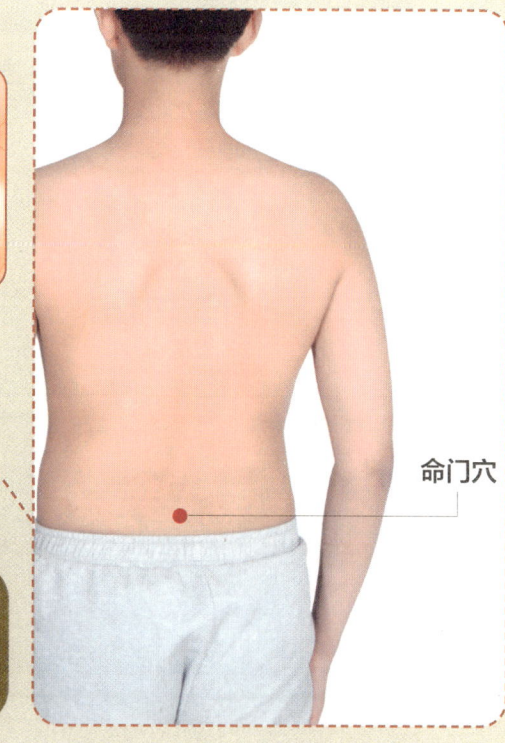

# 健脑益智

脑力消耗过大，可能导致思维迟钝、睡眠不好、神经衰弱、记忆力减退等症状。因此，无论是学生，还是上班族，或者老年人，都可以通过艾灸的方式来改善大脑状态，调节脑神经，从而促进睡眠，增强大脑的思维和记忆能力。

## 对症施灸

**主穴** 百会穴、风池穴、风府穴。
**辅穴** 太阳穴、大椎穴、合谷穴、足三里穴。
**方法** 艾条温和灸。

## 百会穴

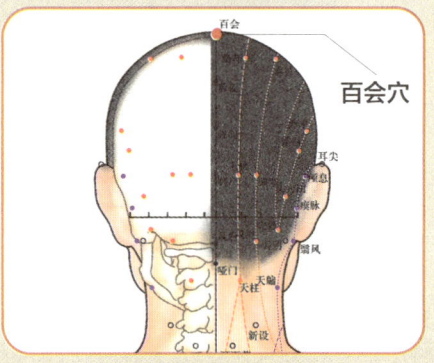

**标准定位**
位于头部，前发际正中直上5寸处。

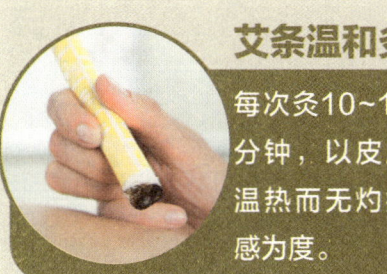

**艾条温和灸**
每次灸10~15分钟，以皮肤温热而无灼痛感为度。

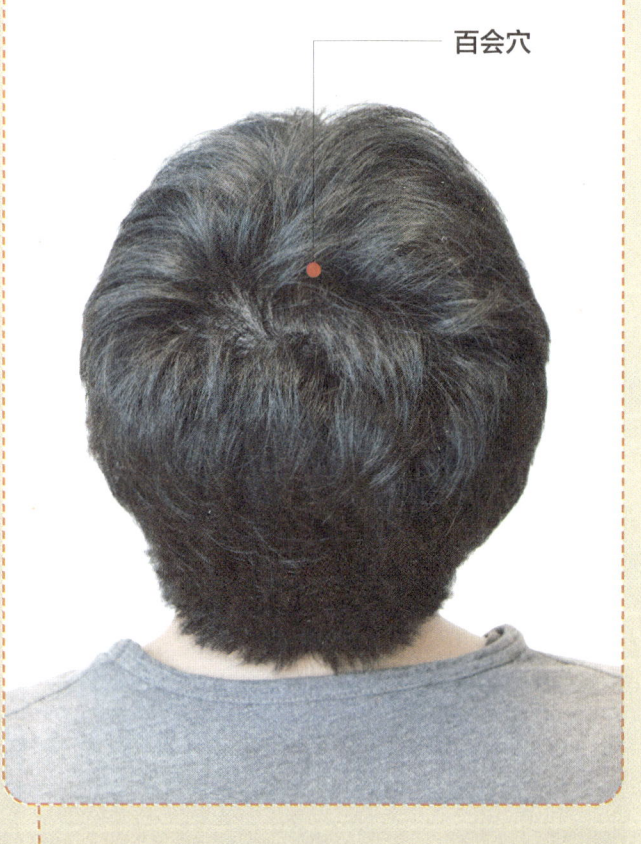

**快速取穴** 两耳尖连线与头顶正中线的交点处即是此穴。

# 风池穴

**标准定位**　位于项部,当枕骨之下,胸锁乳突肌上端与斜方肌上端之间的凹陷中。

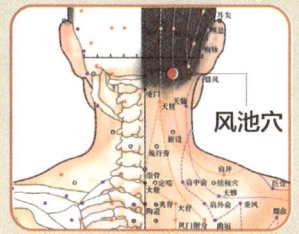

**快速取穴**　后头骨下两条大筋外缘的陷窝中,与耳垂大致齐平处即是此穴。

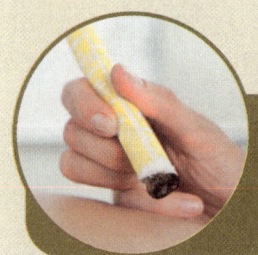

### 艾条温和灸

距离皮肤2~3厘米,每次灸10~15分钟。

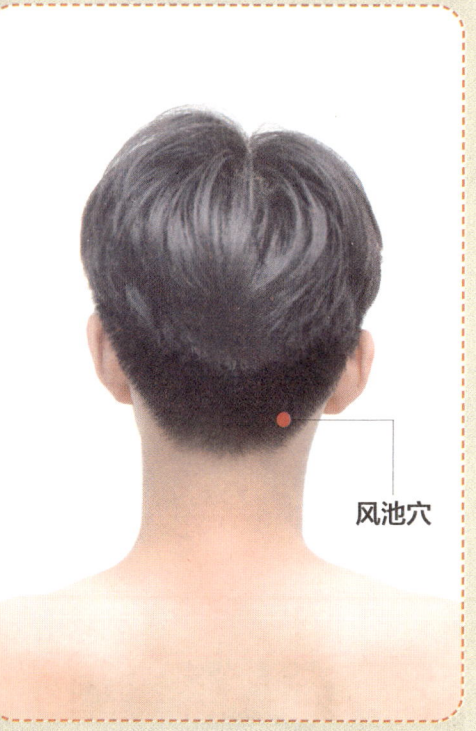

风池穴

# 风府穴

**标准定位**　位于颈后部,当枕外隆凸直下,两侧斜方肌之间的凹陷中。

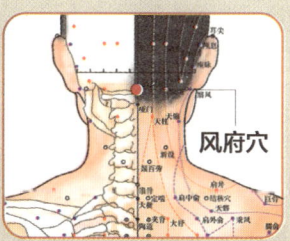

 **快速取穴**　后发际正中直上1寸,与耳垂大致齐平处即是此穴。

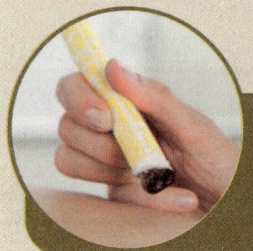

### 艾条温和灸

每次灸3~5分钟,以皮肤有温热舒适感为度。

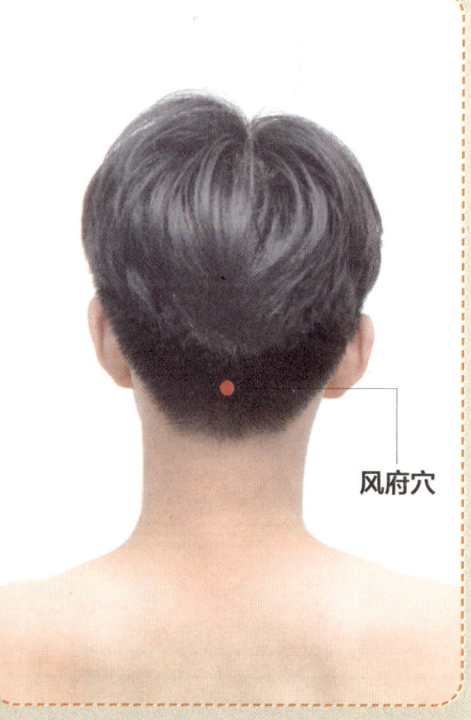

风府穴

# 明目护眼

眼睛是人的视觉器官，对我们的学习、工作和生活都非常重要。艾灸特定穴位可以疏通眼部周围的经脉气血，不仅可以缓解眼睛疲劳、眼睛干涩等现象，而且还能防治各种眼部疾病，从而达到明目护眼的目的。

### 对症施灸

**主穴** 阳白穴、四白穴、合谷穴。

**辅穴** 鱼腰穴、曲池穴、太阳穴、肝俞穴、承泣穴。

**方法** 艾条雀啄灸，艾条温和灸。

## 阳白穴

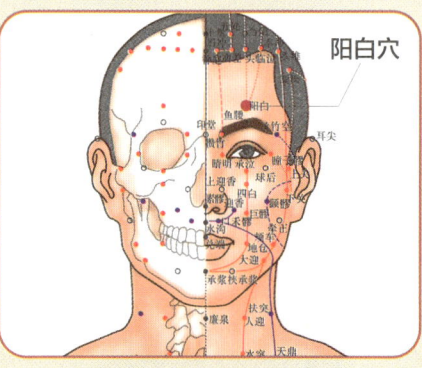

**标准定位**
位于前额部，当瞳孔直上，眉上1寸处。

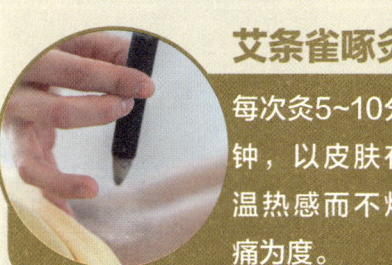

**艾条雀啄灸**
每次灸5~10分钟，以皮肤有温热感而不灼痛为度。

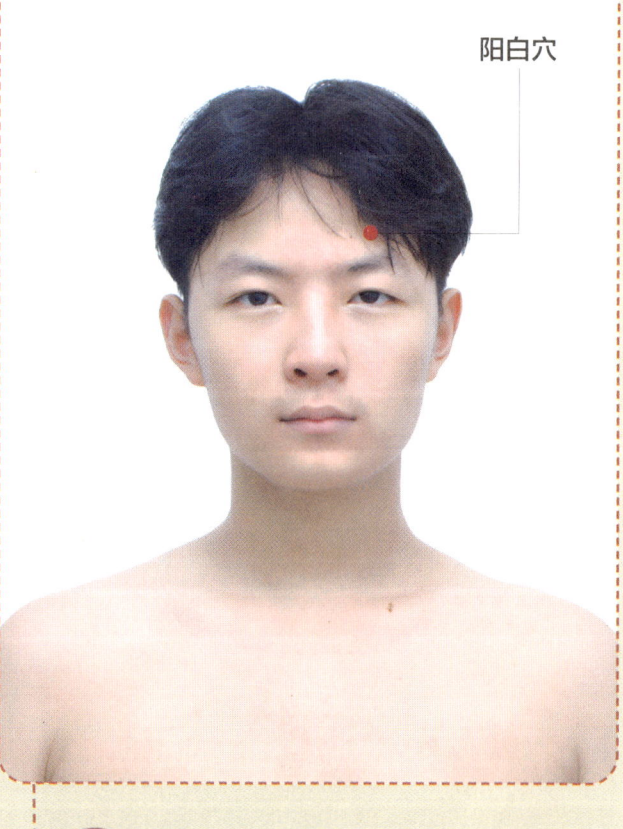

**快速取穴** 目视前方，瞳孔直上方，眉毛上缘1横指处即是此穴。

# 四白穴

**标准定位**　位于面部,瞳孔直下,当眶下孔凹陷中。

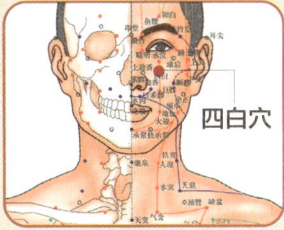

**快速取穴**　食指与中指伸直并拢,中指贴于鼻翼两侧,食指指尖所按眶下孔凹陷处即是此穴。

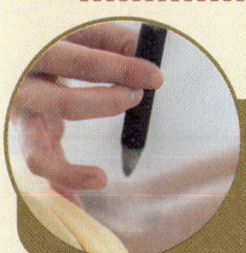

### 艾条雀啄灸

每次灸5~10分钟,以皮肤有温热舒适感为度。

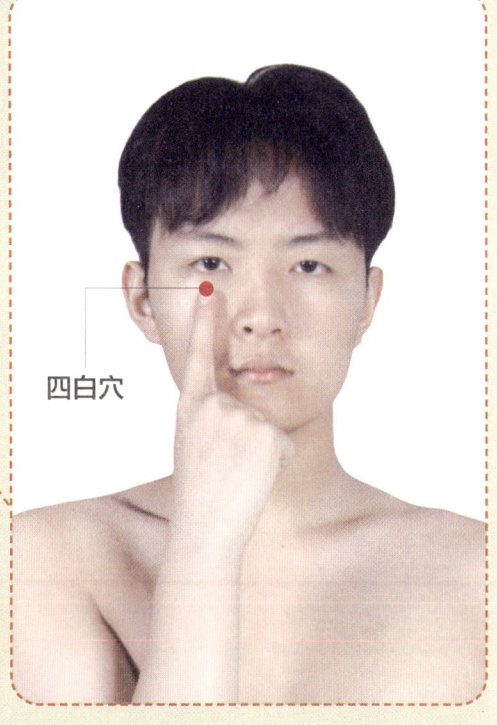

# 合谷穴

**标准定位**　位于手背,当第2掌骨桡侧的中点处。

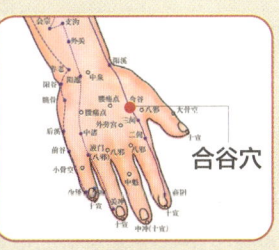

**快速取穴**　一手拇指指间关节横纹压在另一手虎口上,则拇指指尖处即是此穴。

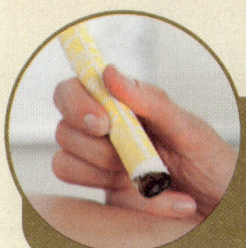

### 艾条温和灸

距离皮肤2~3厘米,每次灸10分钟左右。

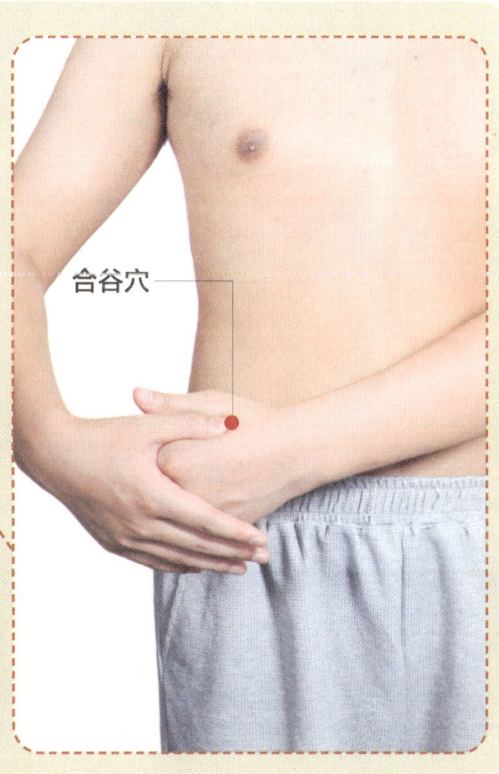

# 益气补血

气血不足就是气虚和血虚，容易导致人体脏腑功能减退，常表现为少气懒言、倦怠乏力、头晕心悸、面色萎黄、失眠多梦等症状。通过艾灸特定穴位，可以有效改善气血不足的情况，达到益气补血的目的。

## 对症施灸

**主穴** 关元穴、气海穴、血海穴。
**辅穴** 肾俞穴、三阴交穴、足三里穴、天枢穴。
**方法** 艾炷直接灸，艾条温和灸。

## 关元穴

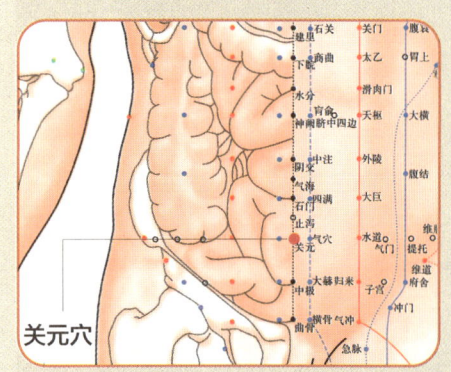

**标准定位**
位于下腹部，当前正中线上，脐中下3寸处。

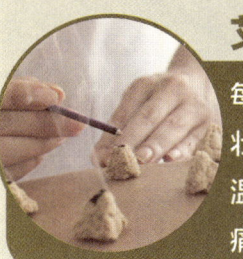

**艾炷直接灸**
每次灸7~15壮，以皮肤有温热感而不灼痛为度。

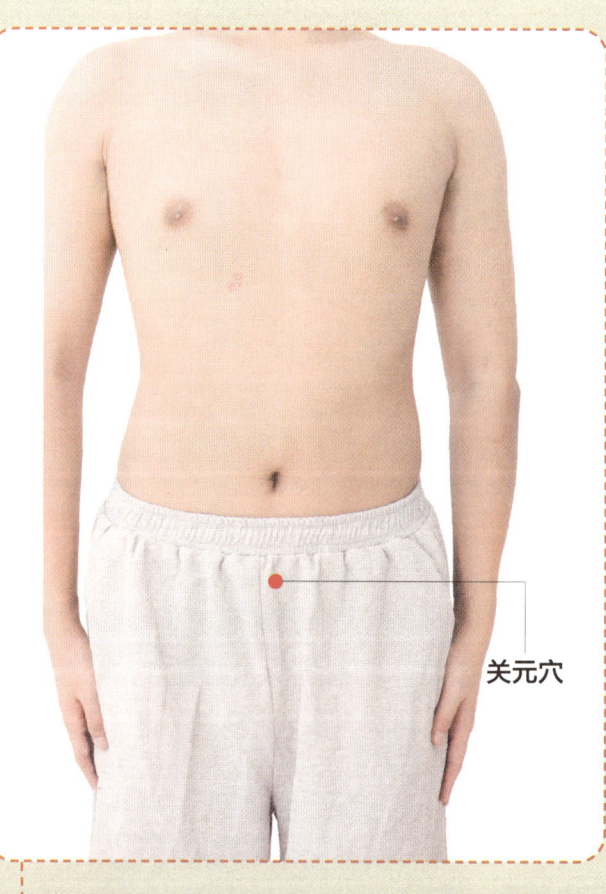

**快速取穴** 肚脐直下4横指处即是此穴。

# 气海穴

**标准定位** 位于下腹部,当前正中线上,脐中下1.5寸处。

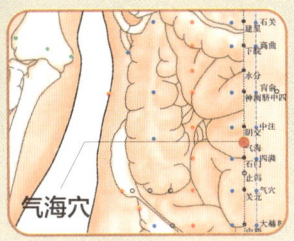

 **快速取穴** 肚脐直下2横指处即是此穴。

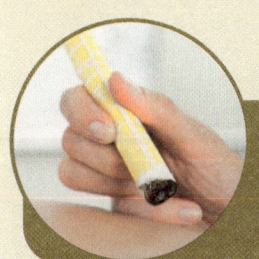

### 艾条雀啄灸
每次灸10~20分钟,以皮肤潮红湿润为度。

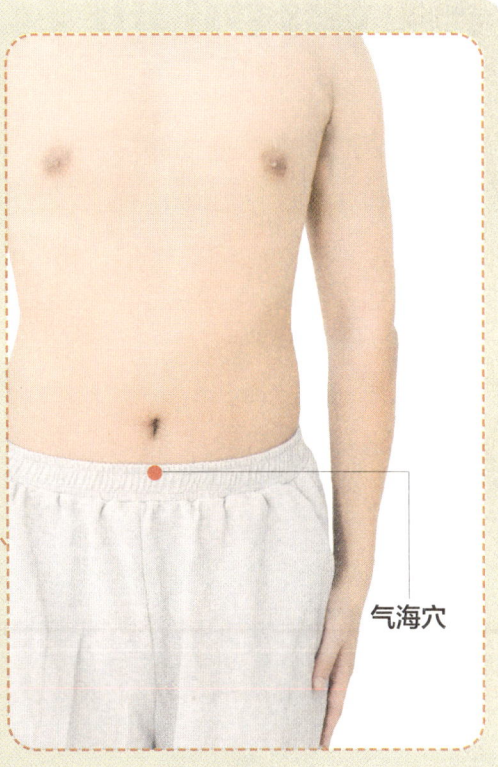

气海穴

---

# 血海穴

**标准定位** 位于大腿内侧,当髌底内侧端上2寸,股内侧肌隆起处。

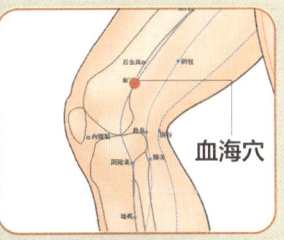

 **快速取穴** 手掌按于膝盖上,四指向上,与拇指呈45°角,则拇指指端所在位置即是此穴。

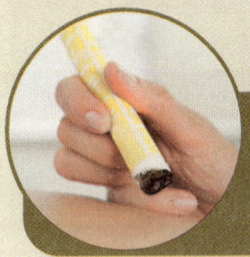

### 艾条温和灸
每次灸10~15分钟,以皮肤有温热感而不灼痛为度。

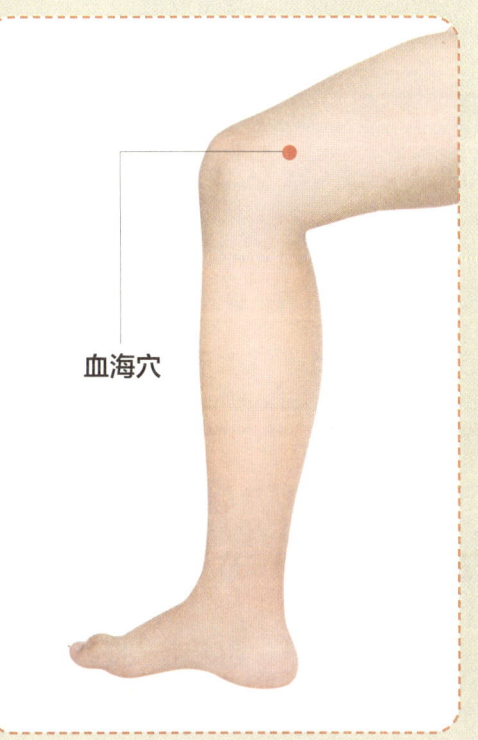

血海穴

# 调理血压

血压是推动血液在血管内循环运行的动力，血压过高或过低都不利于血液的流动，会导致头晕、头痛、心悸、出冷汗、四肢疲软等症状。临床实践表明，艾灸对血压具有较好的双向调节作用，可使血压维持在正常状态。

### 对症施灸

**主穴** 百会穴、足三里穴、涌泉穴。
**辅穴** 曲池穴、内关穴、太冲穴、神阙穴、关元穴。
**方法** 艾条雀啄灸，艾条温和灸。

## 百会穴

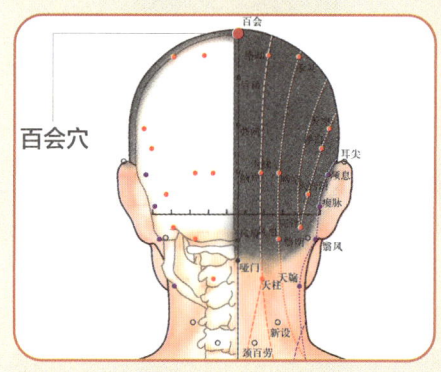

**标准定位**
位于头部，前发际正中直上5寸处。

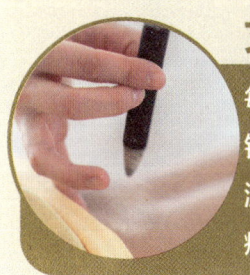

**艾条雀啄灸**
每次灸5~10分钟，以皮肤有温热感而不灼痛为度。

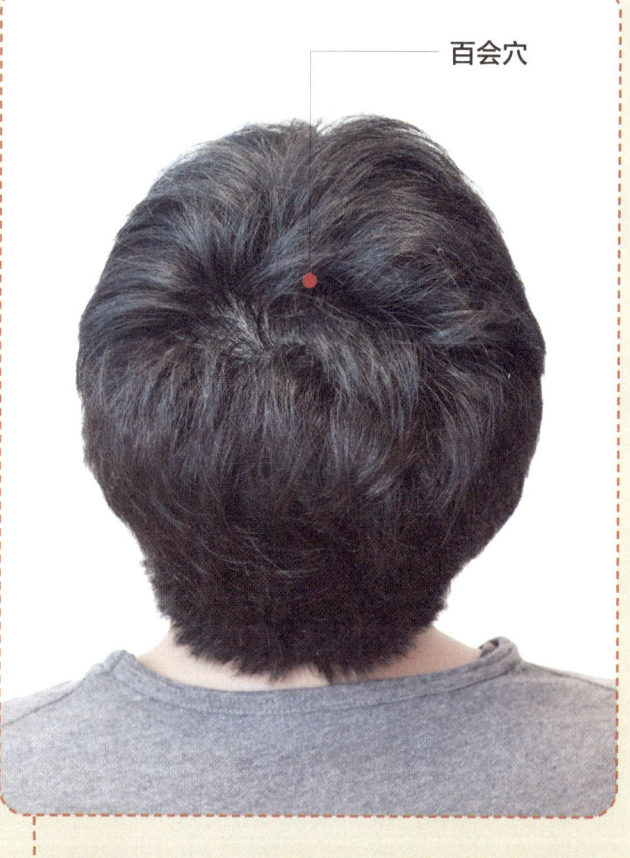

**快速取穴** 正坐，两耳尖连线与头顶正中线的交点处即是此穴。

# 足三里穴

**标准定位**
位于小腿外侧，当犊鼻穴下3寸，犊鼻穴与解溪穴连线上。

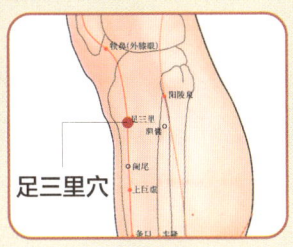

**快速取穴**
站位弯腰，同侧手虎口围住髌骨上外缘，其余四指向下，中指指尖处即是此穴。

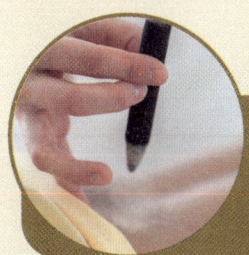

### 艾条雀啄灸
每次灸5~10分钟，以皮肤有温热舒适感为度。

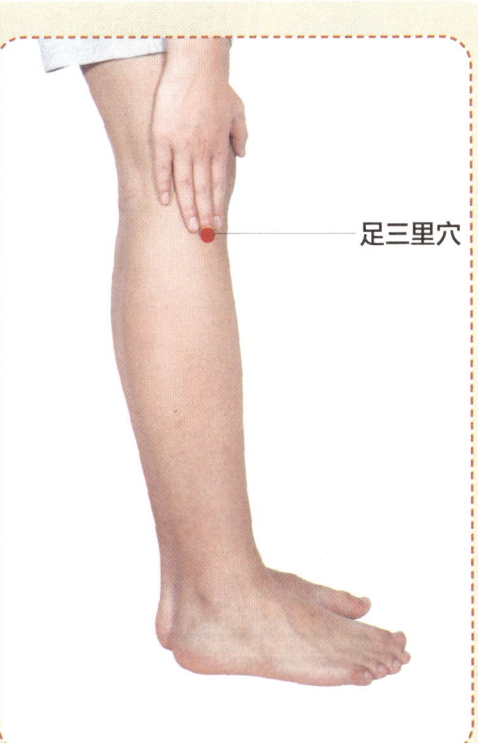

# 涌泉穴

**标准定位**
位于足底部，当足底第2、第3趾趾缝纹头端与足跟连线的前1/3与后2/3交点处。

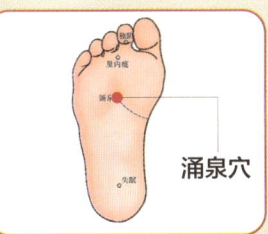

**快速取穴**
屈足卷趾，足底前端最凹陷处即是此穴。

### 艾条温和灸
每次灸5~10分钟，以皮肤潮红或有轻微灼热感为度。

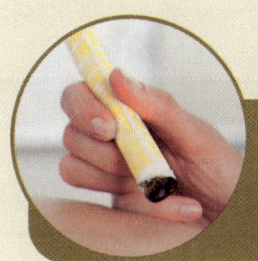

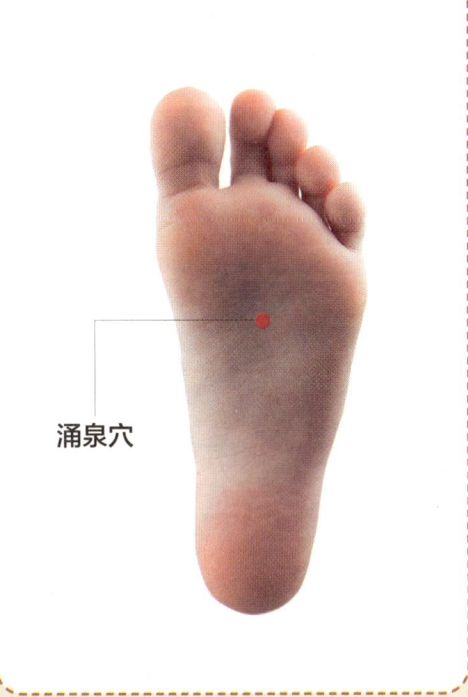

# 缓解疲劳

　　生活节奏的加快和学习、工作压力的增大，使很多人经常出现疲劳的感觉，还伴有头痛、头晕、失眠、多梦、注意力低下、肌肉酸痛等症状。艾灸具有疏通经络、调和气血、增强脏腑功能等作用，对缓解疲劳具有很好的效果。

### 对症施灸

**主穴** 中脘穴、关元穴、百会穴。
**辅穴** 肾俞穴、四神聪穴、足三里穴、命门穴。
**方法** 艾条回旋灸，艾条温和灸。

## 中脘穴

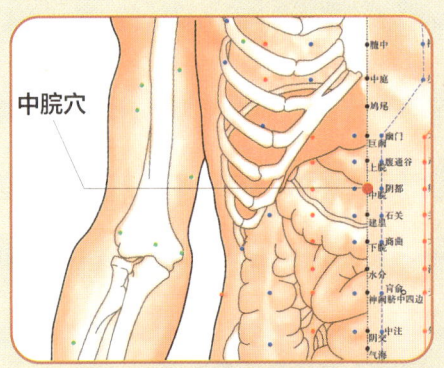

**标准定位**
　　位于上腹部，当前正中线上，脐中上4寸处。

**艾条回旋灸**
每次灸10~15分钟，以皮肤有温热舒适感为度。

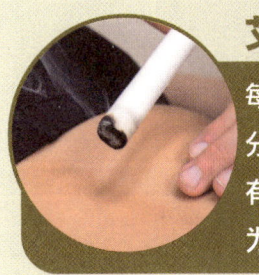

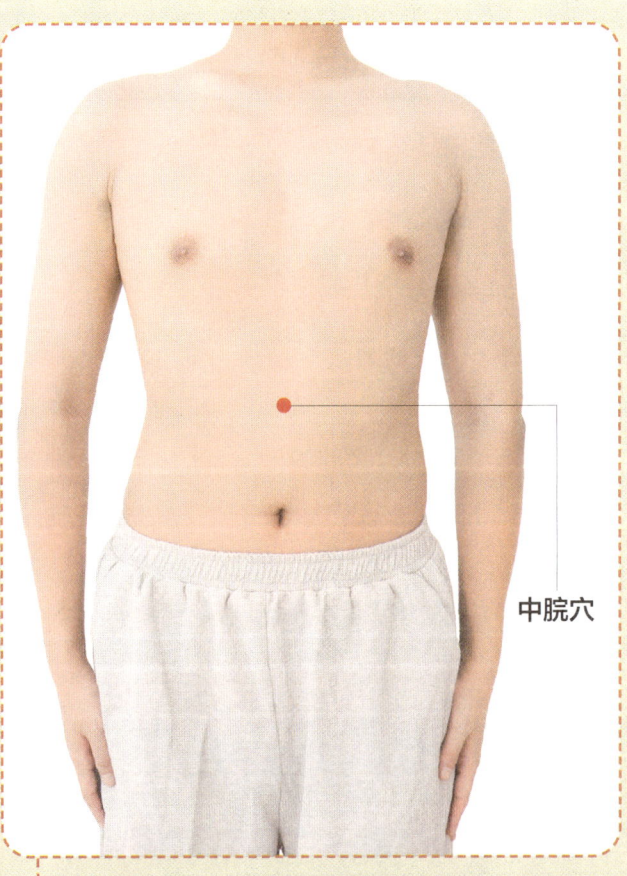

**快速取穴** 肚脐直上，先量4横指，再量1横指处即是此穴。

## 关元穴

**标准定位**
位于下腹部，当前正中线上，脐中下3寸处。

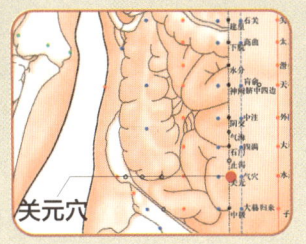

**快速取穴** 肚脐直下4横指处即是此穴。

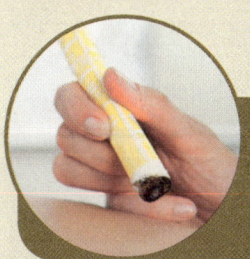

### 艾条温和灸
每次灸10~15分钟，以皮肤有温热舒适感为度。

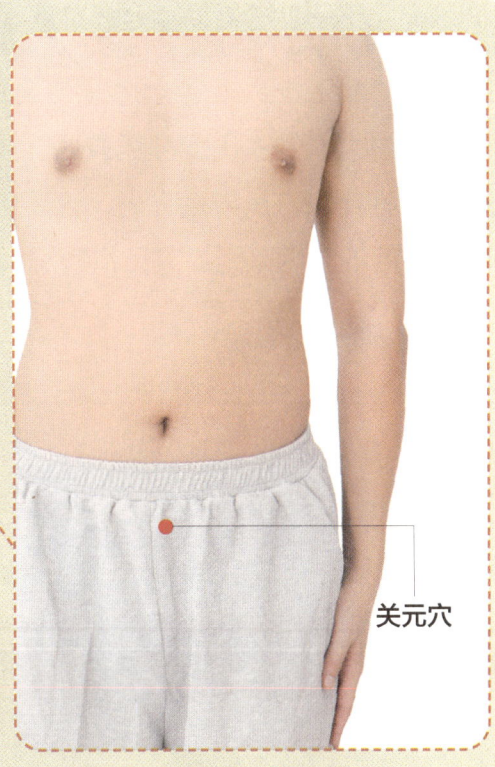
关元穴

---

## 百会穴

**标准定位**
位于头部，前发际正中直上5寸处。

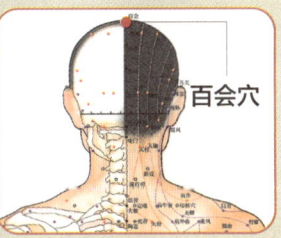

**快速取穴** 两耳尖连线与头顶正中线的交点处即是此穴。

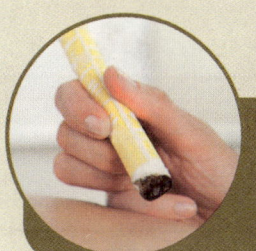

### 艾条温和灸
每次灸8~10分钟，以皮肤有温热感而不灼痛为度。

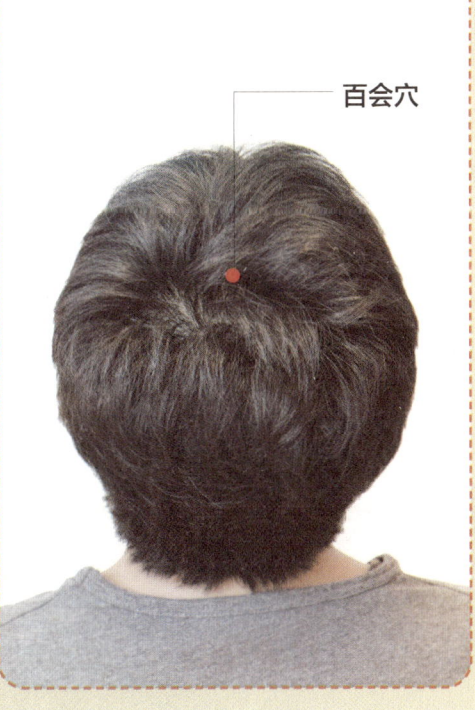
百会穴

# 减轻压力

压力过大易使人出现神经衰弱、头痛、健忘、烦躁、易怒、焦虑、血压不稳、消化不良等症状。从中医上讲，这是因为沉重的压力导致心脾两虚、肝气郁结、肝肾阴虚引起的，可以通过艾灸进行缓解。

### 对症施灸

**主穴** 太阳穴、大椎穴、风池穴。

**辅穴** 百会穴、印堂穴、太冲穴、三阴交穴、血海穴。

**方法** 艾条温和灸。

## 太阳穴

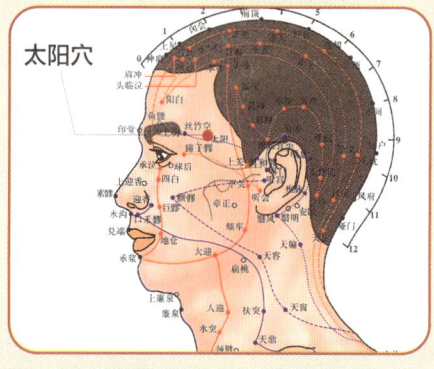

**标准定位** 位于头部，当眉梢与目外眦之间，向外约1横指的凹陷中。

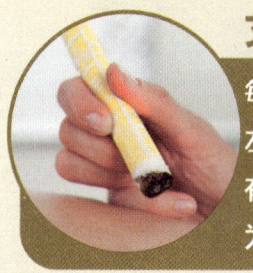

**艾条温和灸** 每次灸10分钟左右，以皮肤有温热舒适感为度。

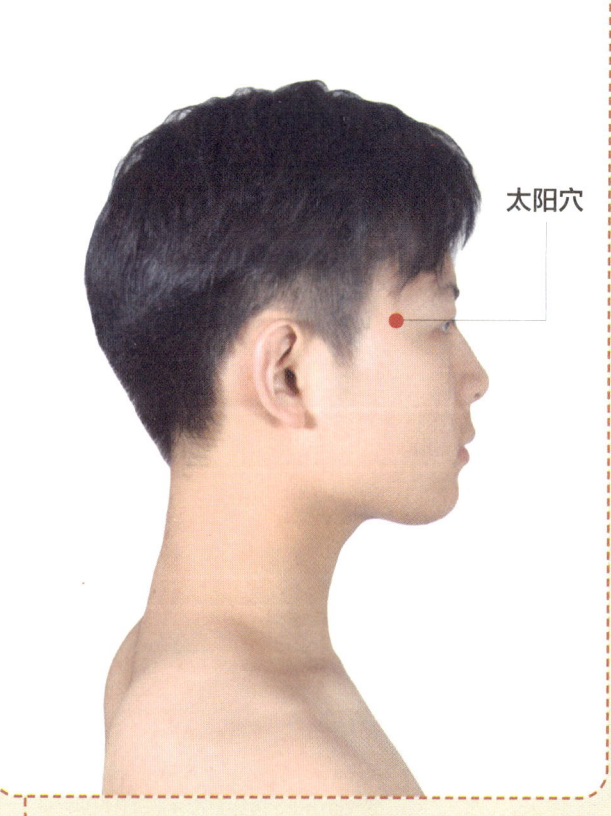

**快速取穴** 用手触摸外眼角后上方，一明显凹陷处即是此穴。

# 大椎穴

**标准定位**　位于颈后部,当后正中线上,第7颈椎棘突下凹陷中。

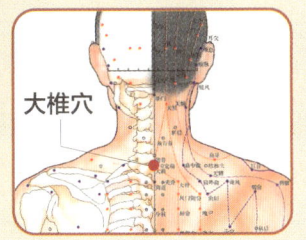

 **快速取穴**　正坐低头,颈部最突起椎体为第7颈椎,其棘突下凹陷处即是此穴。

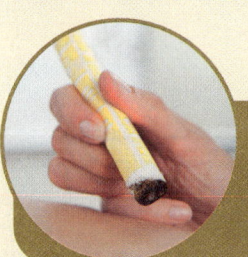

**艾条温和灸**　每次灸10~15分钟,以皮肤出现红晕为度。

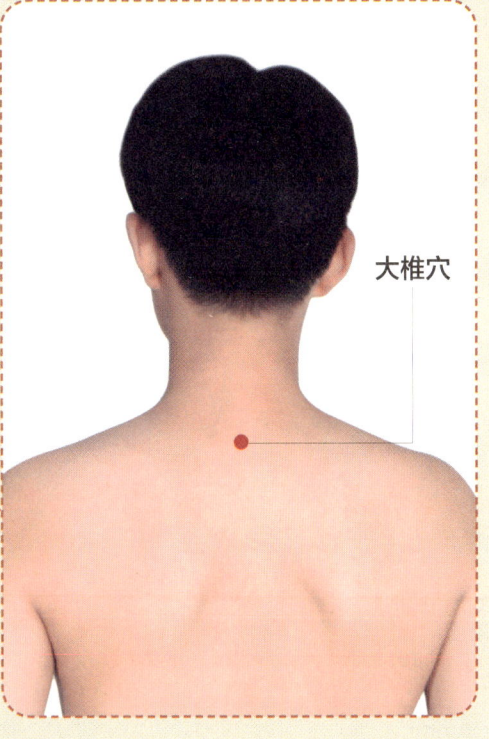

# 风池穴

**标准定位**　位于项部,当枕骨之下,胸锁乳突肌上端与斜方肌上端之间的凹陷中。

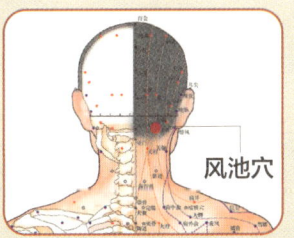

 **快速取穴**　后头骨下两条大筋外缘的陷窝中,与耳垂大致齐平处即是此穴。

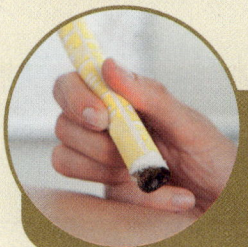

**艾条温和灸**　每次灸5~10分钟,以皮肤有温热舒适感为度。

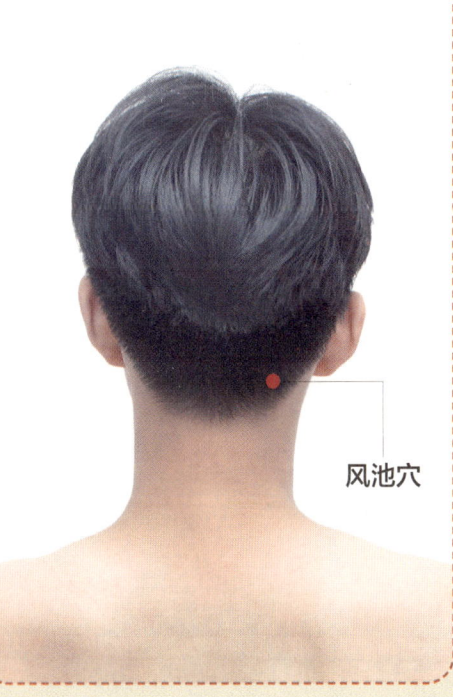

# 改善睡眠

常见的睡眠问题包括失眠、入睡困难、易惊醒、嗜睡、多梦、睡眠节律紊乱等。造成这些问题的原因，多为情志不畅、饮食内伤、禀赋不足、脏腑功能失调等导致的心神不安或心神失养，利用艾灸可以有效缓解睡眠问题，改善睡眠质量。

### 对症施灸

**主穴** 心俞穴、神门穴、涌泉穴。

**辅穴** 关元穴、百会穴、太溪穴、肾俞穴、足三里穴。

**方法** 艾炷隔姜灸，艾条温和灸。

## 心俞穴

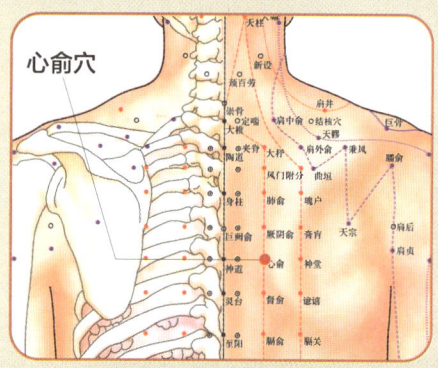

**标准定位**

位于背部，当第5胸椎棘突下，后正中线旁开1.5寸处。

**艾炷隔姜灸**

每次灸3~5壮，以皮肤潮红或有轻微灼热感为度。

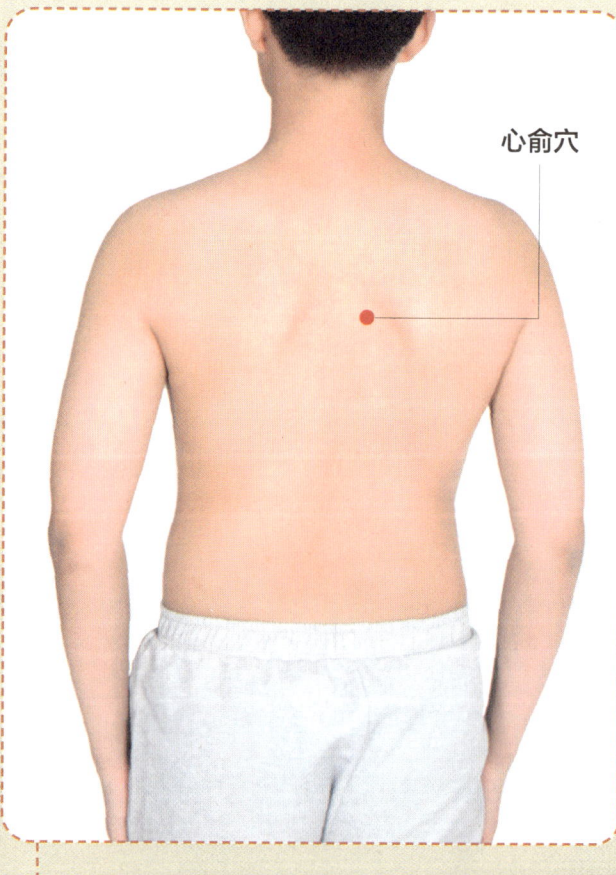

**快速取穴** 颈背交界处最高突起椎骨向下推5个椎体，该椎体棘突下旁开2横指处即是此穴。

# 神门穴

**标准定位**　位于腕部，当腕掌侧横纹尺侧端，尺侧腕屈肌腱的桡侧凹陷中。

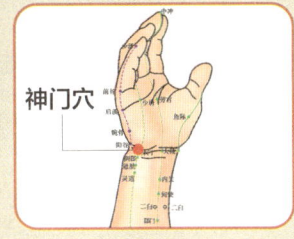

**快速取穴**　仰掌，手腕横纹处，从小指延伸下来，到手掌根部末端的凹陷处即是此穴。

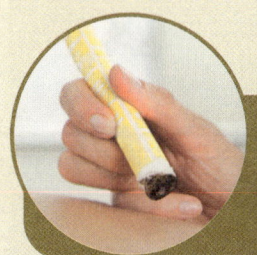

### 艾条温和灸

每次灸10~15分钟，以皮肤潮红湿润为度。

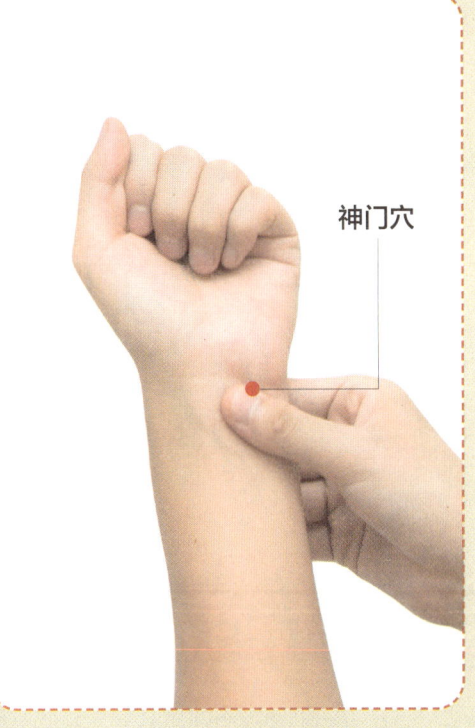

神门穴

# 涌泉穴

**标准定位**　位于足底部，当足底第2、第3趾趾缝纹头端与足跟连线的前1/3与后2/3交点处。

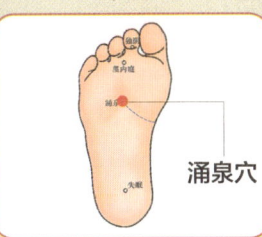

**快速取穴**　屈足卷趾，足底前端最凹陷处即是此穴。

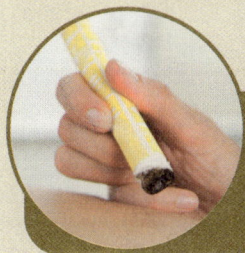

### 艾条温和灸

每次灸10~15分钟，以皮肤潮红湿润为度。

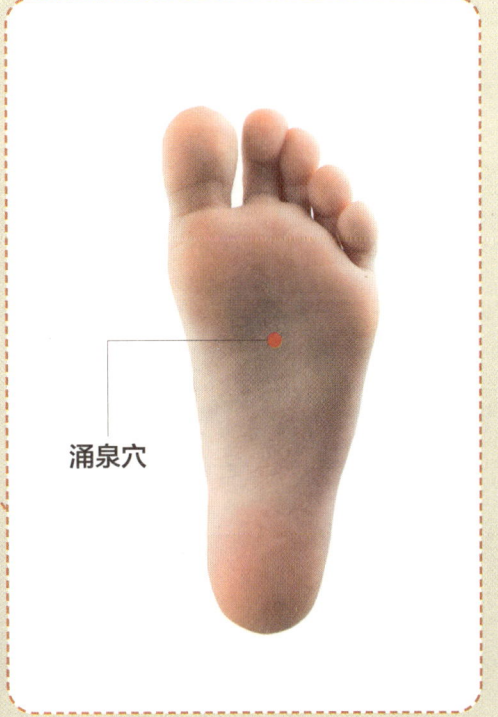

涌泉穴

# 减肥瘦身

肥胖主要是指体内脂肪蓄积过多和体重超重，肥胖者常有行动缓慢、怕热多汗、懒动嗜睡等表现，还容易患上糖尿病、高血压等慢性疾病，有些人还可能出现自卑、抑郁等精神问题。艾灸具有健脾祛湿、消积导滞等作用，因此可以用来减肥瘦身。

### 对症施灸

**主穴** 三焦俞穴、地机穴、天枢穴。

**辅穴** 足三里穴、阳池穴、脾俞穴、中脘穴。

**方法** 艾炷隔姜灸。

## 三焦俞穴

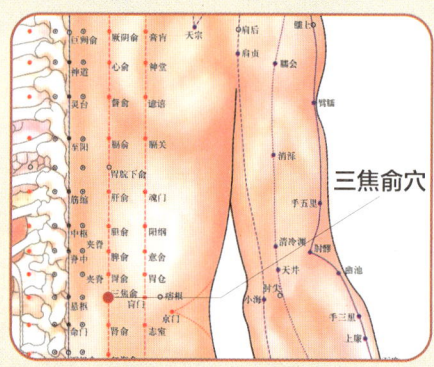

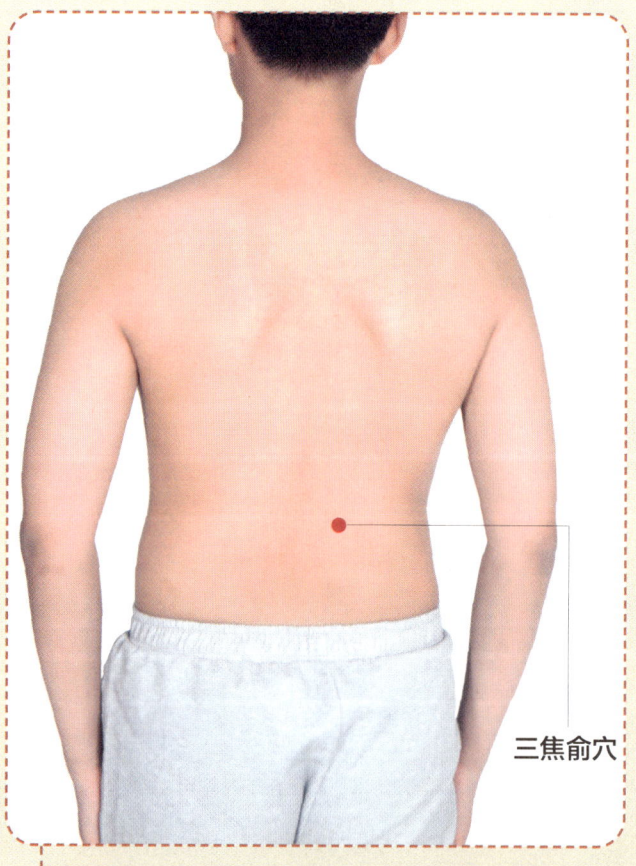

三焦俞穴

**标准定位**

位于腰部，当第1腰椎棘突下，后正中线旁开1.5寸处。

**艾炷隔姜灸**

每次灸5~6壮，以皮肤潮红或有轻微灼热感为度。

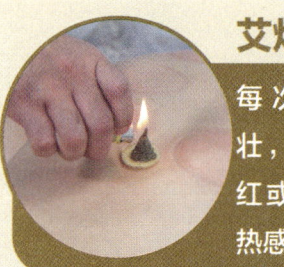

**快速取穴** 俯卧，肚脐对应位置为第2腰椎，由此向上推1个椎体，该椎体棘突下旁开2横指处即是此穴。

# 地机穴

**标准定位**
位于小腿内侧，当阴陵泉穴下3寸，胫骨内侧缘后方。

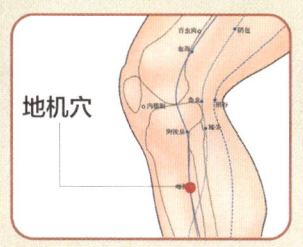

**快速取穴**
先取阴陵泉穴（胫骨内侧髁后下方凹陷处），阴陵泉穴直下4横指处即是此穴。

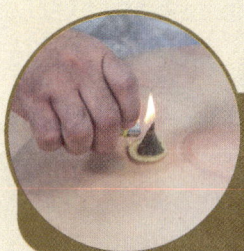

### 艾炷隔姜灸
每次灸5~6壮，以皮肤潮红或有轻微灼热感为度。

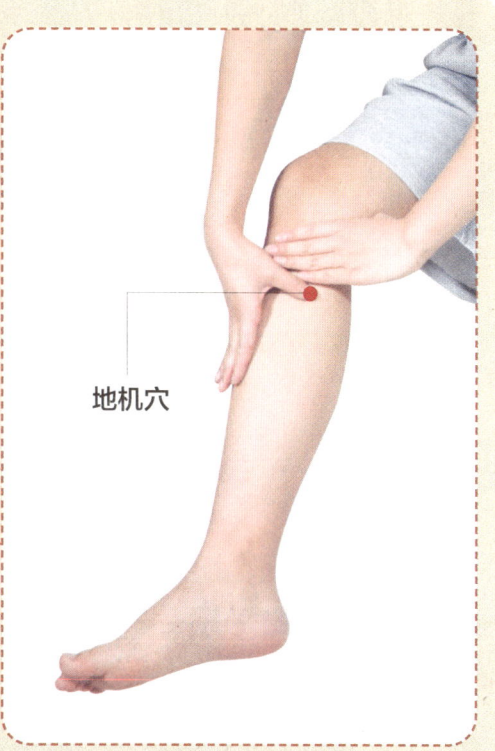

# 天枢穴

**标准定位**
位于腹部，横平脐中，当前正中线旁开2寸处。

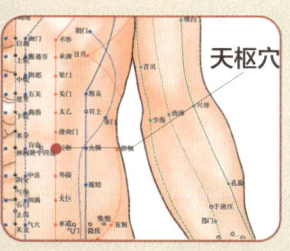

**快速取穴**
肚脐旁开3横指，按压有酸胀感处即是此穴。

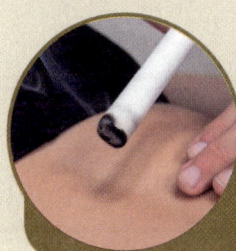

### 艾条回旋灸
每次灸10分钟左右，以皮肤出现红晕为度。

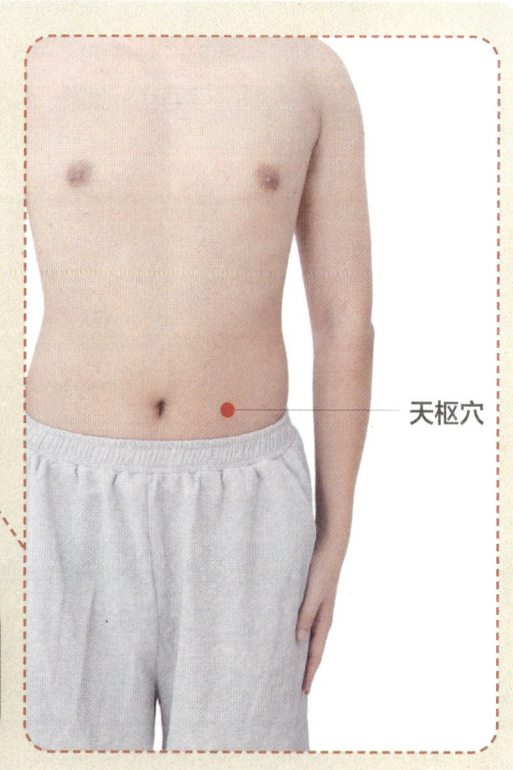

# 丰体增肌

有些人会因为遗传、饮食、情绪或生活习惯等因素而身体消瘦，常表现为四肢瘦弱无力、面色无华、易疲劳、免疫力低下等。这类人群，也可以通过艾灸的方式来调理，以达到丰体增肌的目的。

## 对症施灸

**主穴** 胃俞穴、足三里穴、中脘穴。

**辅穴** 脾俞穴、肾俞穴、百会穴、关元穴、神阙穴。

**方法** 艾条温和灸。

## 胃俞穴

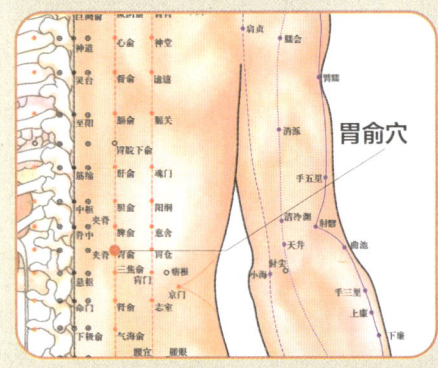

**标准定位**
位于背部，当第12胸椎棘突下，后正中线旁开1.5寸处。

**艾条温和灸**
距离皮肤2~3厘米，每次灸10~15分钟。

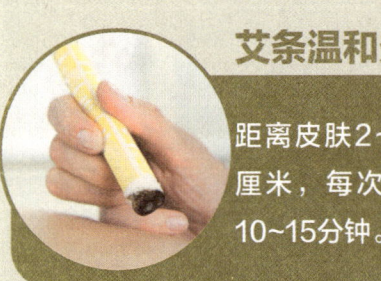

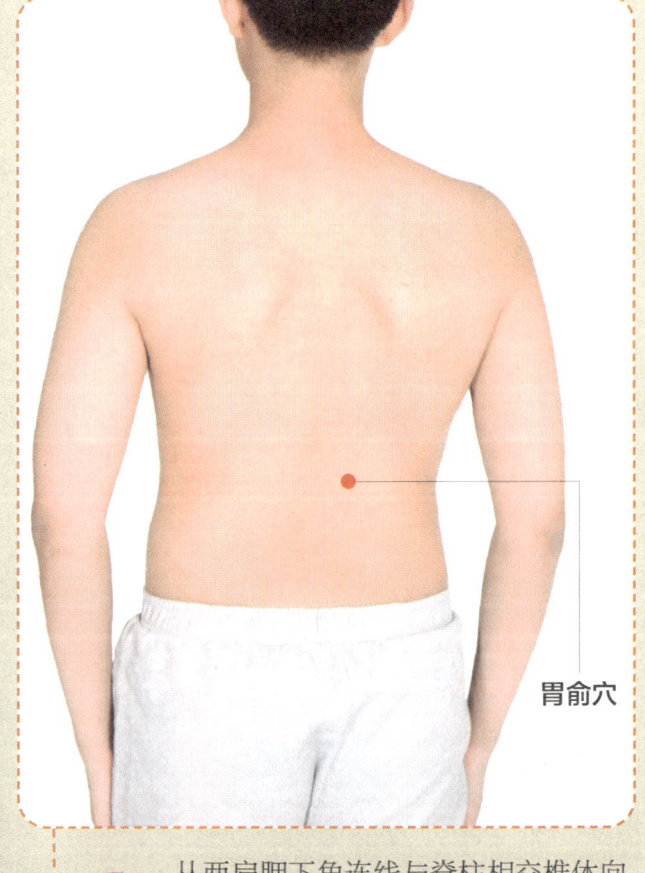

**快速取穴** 从两肩胛下角连线与脊柱相交椎体向下推5个椎体，该椎体棘突下旁开2横指处即是此穴。

## 足三里穴

**标准定位** 位于小腿外侧，当犊鼻穴下3寸，犊鼻穴与解溪穴连线上。

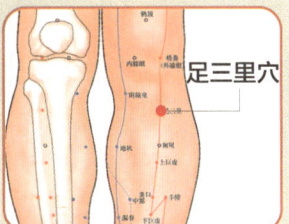

**快速取穴** 站位弯腰，同侧手虎口围住髌骨上外缘，其余四指向下，中指指尖处即是此穴。

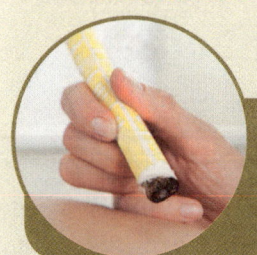

### 艾条温和灸
每次灸10~20分钟，以皮肤潮红或有轻微灼热感为度。

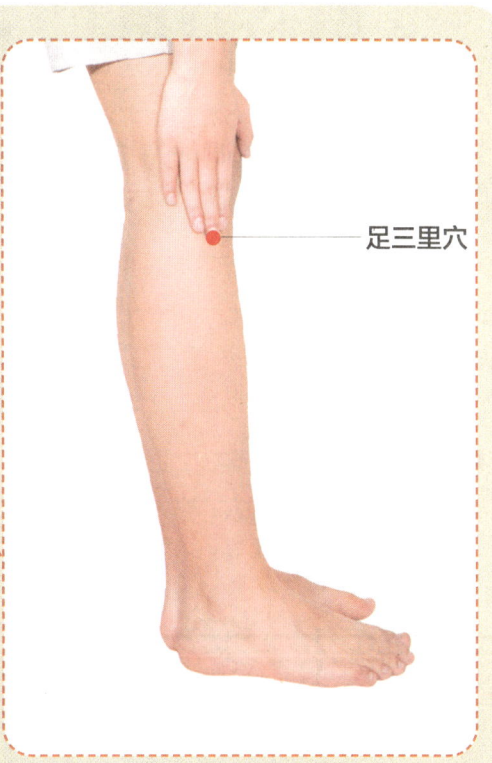

## 中脘穴

**标准定位** 位于上腹部，当前正中线上，脐中上4寸处。

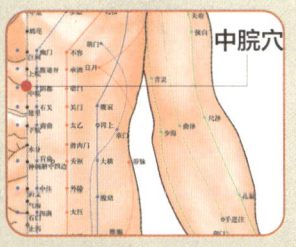

**快速取穴** 肚脐直上，先量4横指，再量1横指处即是此穴。

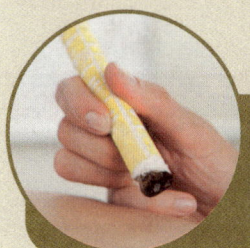

### 艾条温和灸
距离皮肤2~3厘米，每次灸10~15分钟。

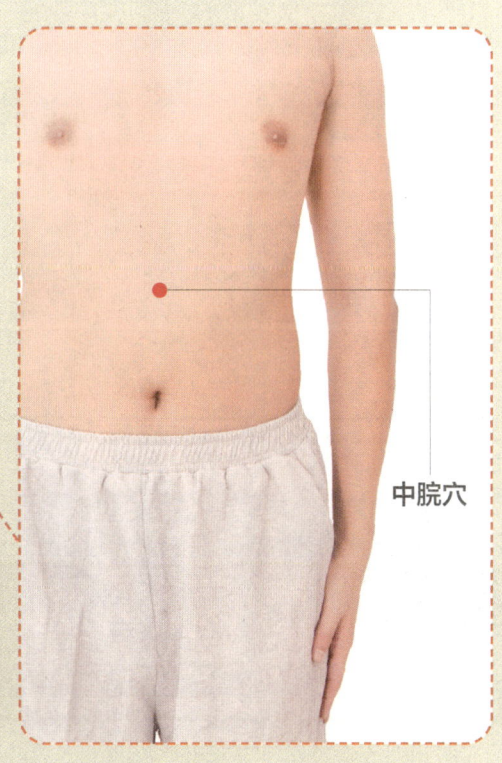

# 防治脱发

脱发是指头发异常或过度脱落的现象，其引发原因较多，如内分泌异常、缺乏营养、疾病、不良的物理或化学刺激、精神问题等。而艾灸可以补气养血、滋补肝肾、扶阳固本，因此可以用来调理脱发问题。

## 对症施灸

**主穴** 头维穴、四神聪穴、百会穴。

**辅穴** 上星穴、中脘穴、肾俞穴、肝俞穴、足三里穴。

**方法** 艾条回旋灸，艾条温和灸。

## 头维穴

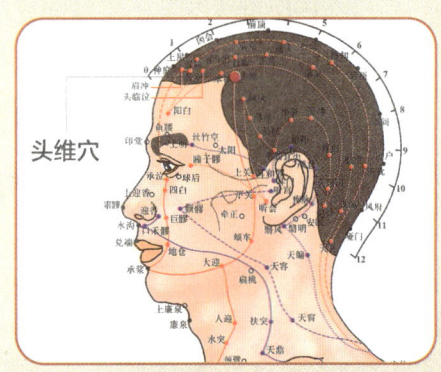

**标准定位** 位于头侧部，当额角发际上0.5寸，头正中线旁开4.5寸处。

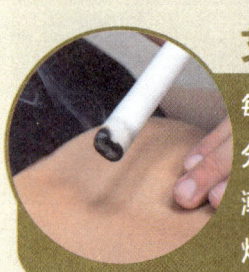

**艾条回旋灸** 每次灸10~15分钟，以皮肤潮红或有轻微灼热感为度。

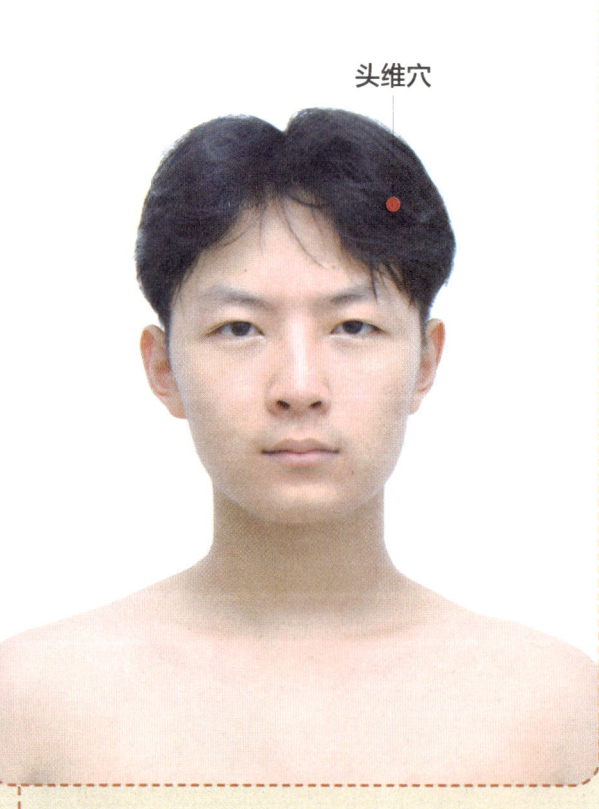

**快速取穴** 食指、中指并拢，中指指腹位于头侧部发际点处，食指指腹处即是此穴。

## 四神聪穴

**标准定位** 位于头部，共4穴，当百会穴前、后、左、右各旁开1寸处。

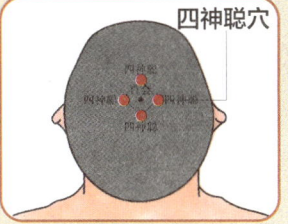

**快速取穴** 两耳尖连线的中点为百会穴，百会穴前、后、左、右各1横指处即是此穴。

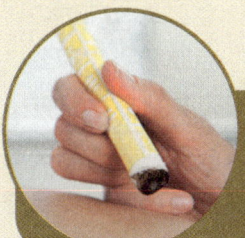

### 艾条温和灸

每次灸5~10分钟，以皮肤有温热舒适感为度。

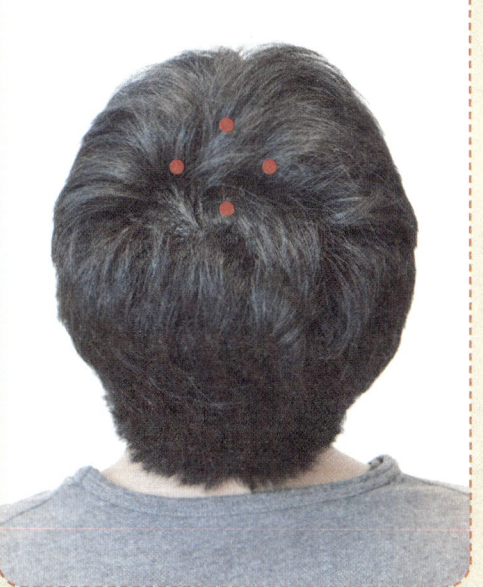

---

## 百会穴

**标准定位** 位于头部，前发际正中直上5寸处。

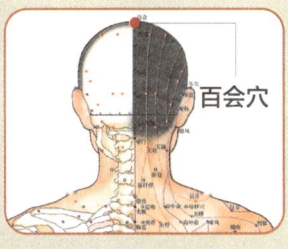

**快速取穴** 两耳尖连线与头顶正中线的交点处即是此穴。

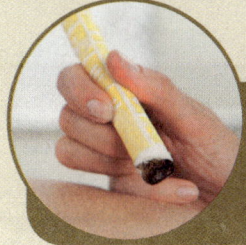

### 艾条温和灸

每次灸5~10分钟，以皮肤有温热舒适感为度。

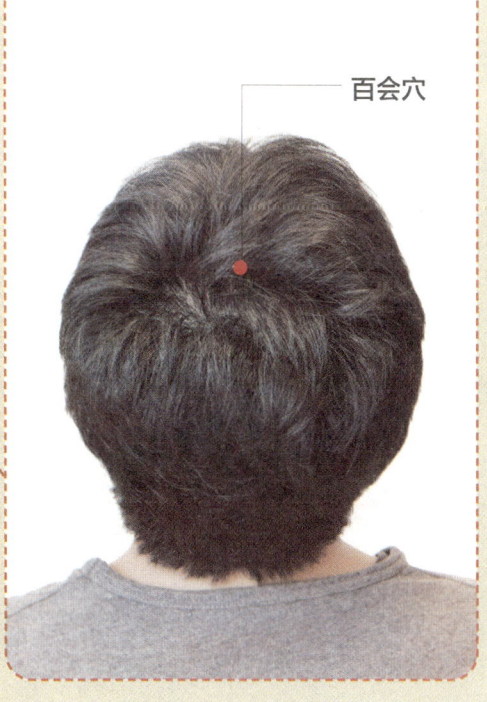

# 养颜润肤

如果人体经络不通、气血不足，皮肤不仅会暗沉发黄、毫无光泽、皱纹增多，还容易长斑或起痘，这就可以利用艾灸疏通经络、调和气血的功能来改善肌肤状态，长期坚持就可以取得美容养颜的效果。

## 对症施灸

**主穴** 关元穴、神阙穴、足三里穴。

**辅穴** 合谷穴、曲池穴、天枢穴、血海穴、肾俞穴。

**方法** 艾条温和灸，艾炷直接灸。

## 关元穴

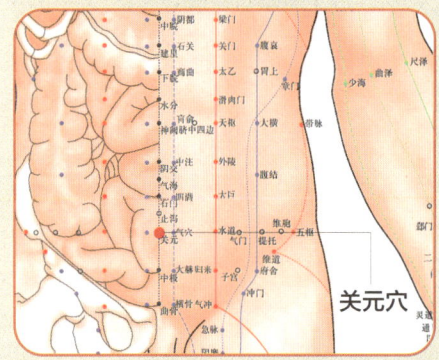

**标准定位**

位于下腹部，当前正中线上，脐中下3寸处。

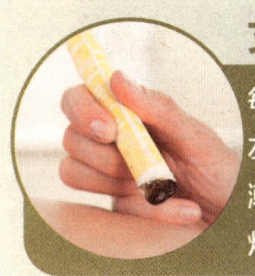

**艾条温和灸**

每次灸15分钟左右，以皮肤潮红或有轻微灼热感为度。

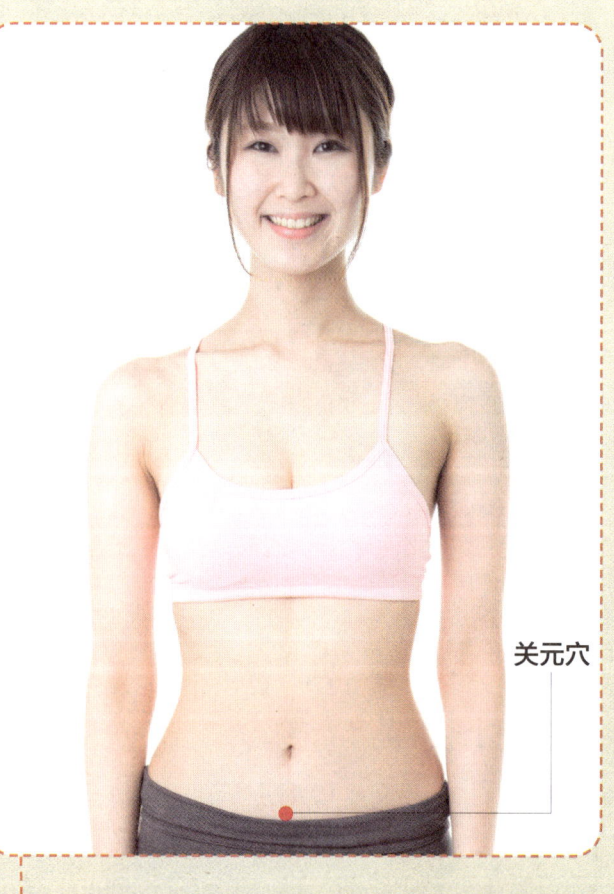

关元穴

**快速取穴** 肚脐直下4横指处即是此穴。

# 神阙穴

**标准定位**
位于腹中部，当脐中央处。

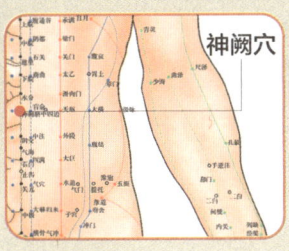

 脐窝中点处即是此穴。

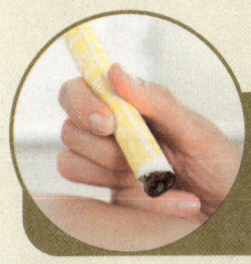

### 艾条温和灸
每次灸10~15分钟，以皮肤出现红晕为度。

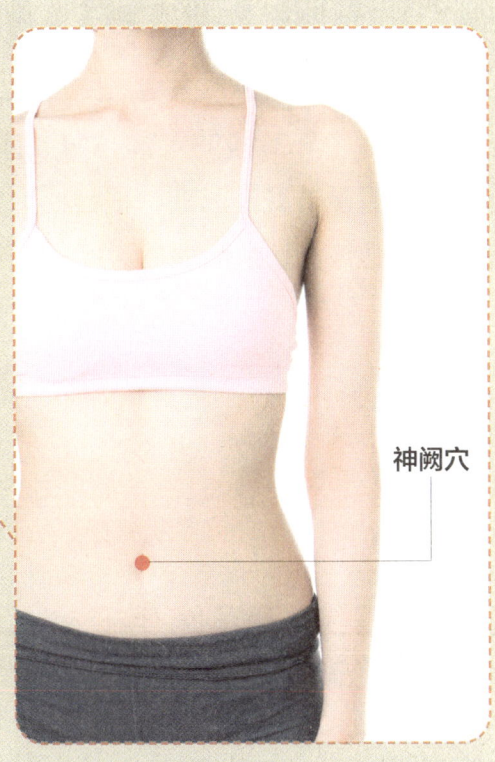

神阙穴

---

# 足三里穴

**标准定位**
位于小腿外侧，当犊鼻穴下3寸，犊鼻穴与解溪穴连线上。

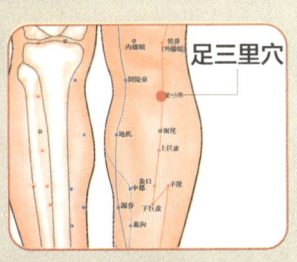

 站位弯腰，同侧手虎口围住髌骨上外缘，其余四指向下，中指指尖处即是此穴。

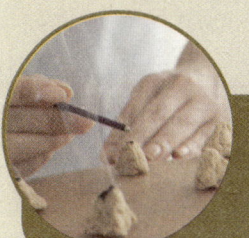

### 艾炷直接灸
每次灸5~7壮，以皮肤感到温热而不灼痛为度。

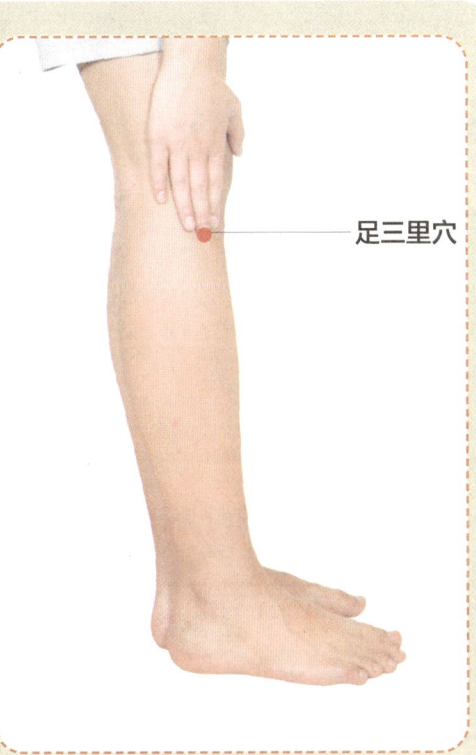

足三里穴

# 强身健体

无论哪个年龄段的人群，如果体能较差或身体较为虚弱，都容易受病邪的侵袭，尤其是季节交替时期，很容易患上感冒。平常艾灸一些穴位，则可以使人精力充沛、身强体健，从而提高对疾病的抵抗力。

## 对症施灸

**主穴** 命门穴、肾俞穴、太溪穴。

**辅穴** 足三里穴、涌泉穴、关元穴、三阴交穴。

**方法** 艾炷直接灸，艾条温和灸。

## 命门穴

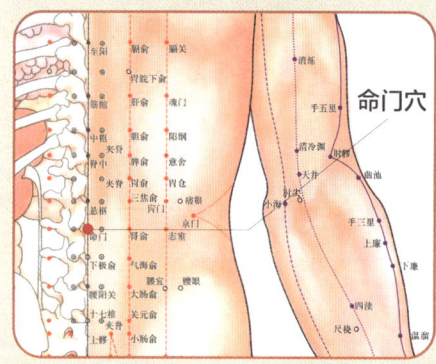

**标准定位**

位于腰部，当后正中线上，第2腰椎棘突下凹陷中。

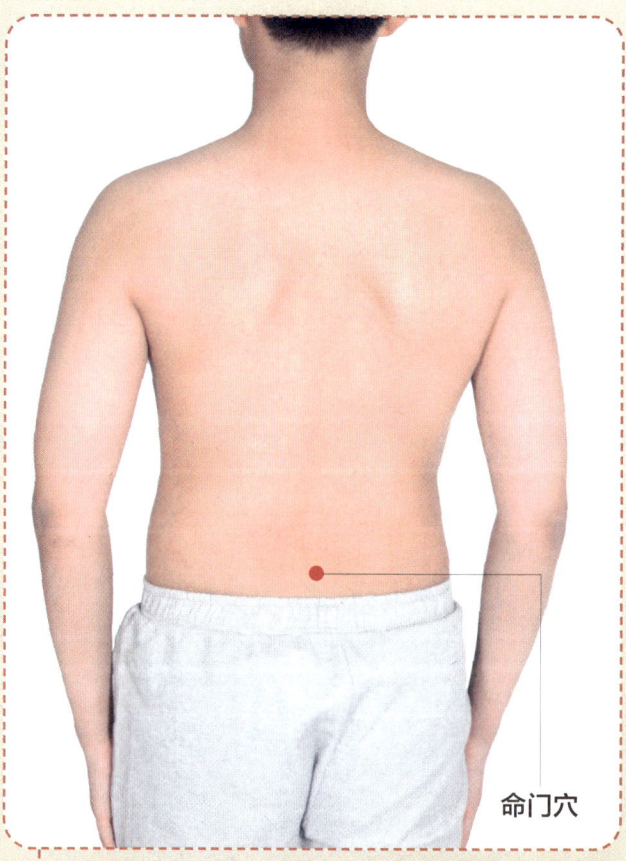

**艾炷直接灸**

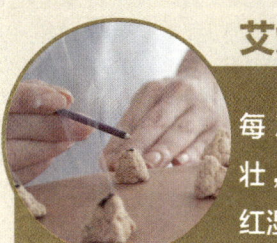

每次灸2~3壮，以皮肤潮红湿润为度。

**快速取穴** 腰部后正中线上，与肚脐位置前后对应处即是此穴。

# 肾俞穴

**标准定位**
位于腰部,当第2腰椎棘突下,后正中线旁开1.5寸处。

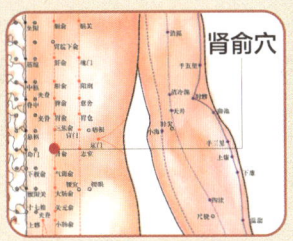

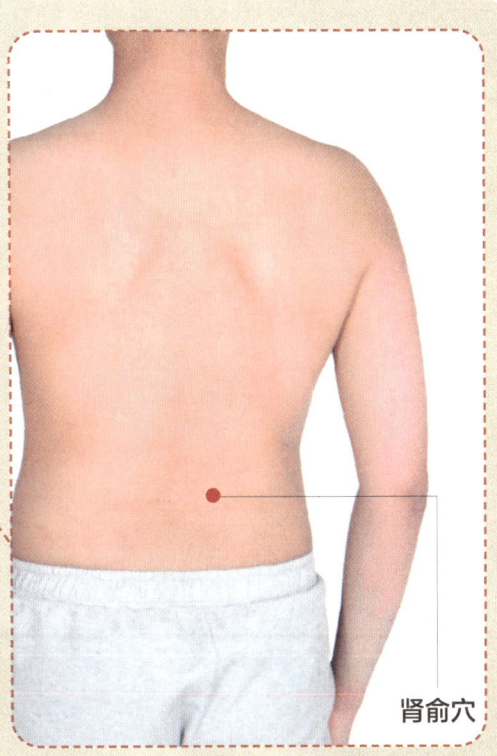

**快速取穴** 俯卧,肚脐对应椎体棘突下旁开2横指处即是此穴。

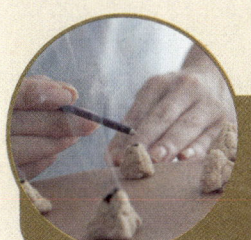

**艾炷直接灸**
每次灸2~3壮,以皮肤潮红湿润为度。

肾俞穴

---

# 太溪穴

**标准定位**
位于足踝区,当足内踝与跟腱之间的凹陷中。

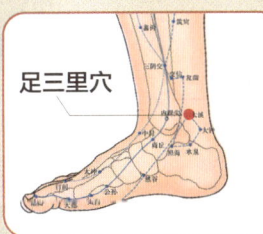

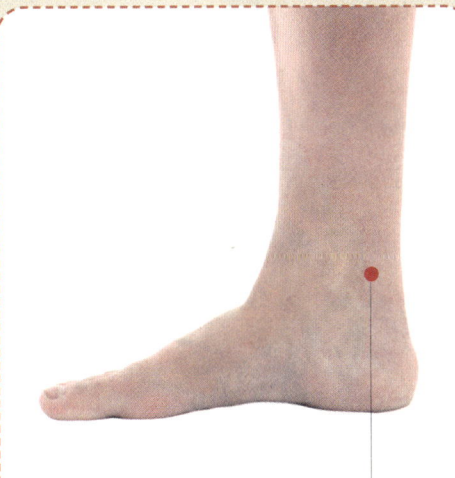

**快速取穴** 屈膝抬足,足内侧内踝后方,内踝尖与跟腱之间的凹陷处即是此穴。

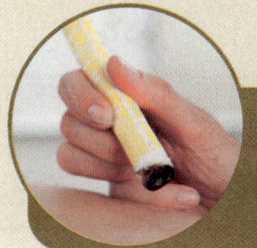

**艾条温和灸**
每次灸10~20分钟,以皮肤有温热感而不灼痛为度。

太溪穴

# 美白祛斑

皮肤发黄、暗沉、长斑大多是由内分泌失调、激素分泌异常导致的，从中医上讲，则是因为寒湿入侵、湿热内困、瘀血内停等。选取某些穴位，通过艾灸来促进血液循环，增强皮肤代谢功能，排出毒素，就可以达到美白祛斑的目的。

## 对症施灸

**主穴** 大椎穴、三阴交穴、曲池穴。
**辅穴** 涌泉穴、足三里穴、太冲穴、阳陵泉穴。
**方法** 艾条回旋灸。

## 大椎穴

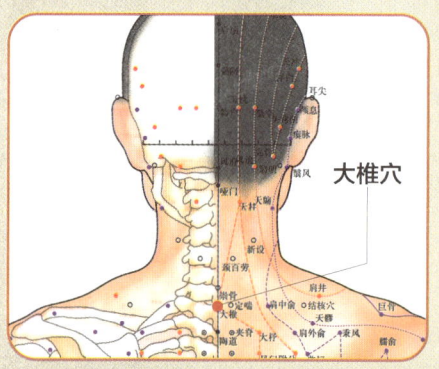

**标准定位**
位于颈后部，当后正中线上，第7颈椎棘突下凹陷中。

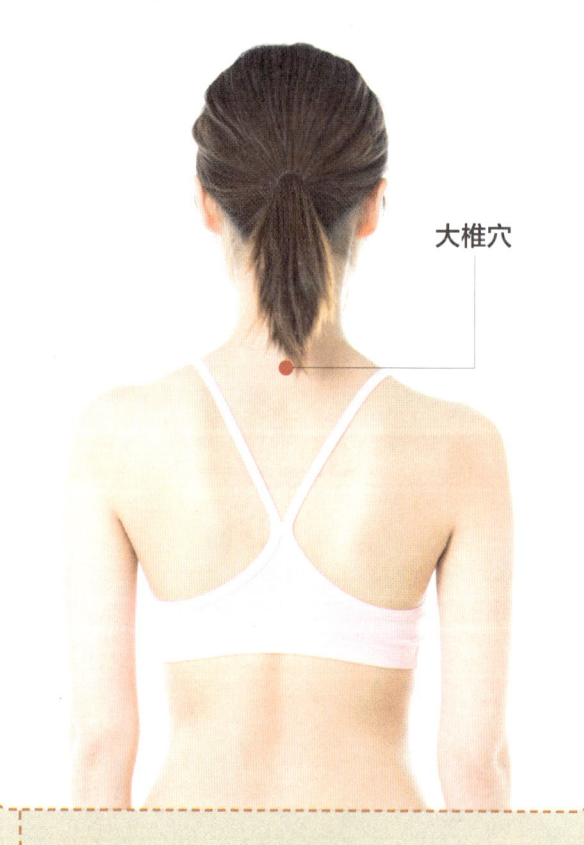

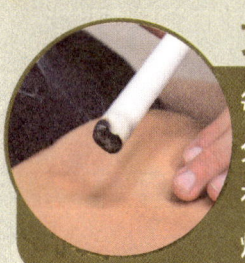

**艾条回旋灸**
每次灸15~20分钟，以皮肤有温热感而不灼痛为度。

**快速取穴** 颈部最突起椎体为第7颈椎，其棘突下凹陷处即是此穴。

# 三阴交穴

**标准定位**
位于小腿内侧,当足内踝尖上3寸,胫骨内侧缘后方。

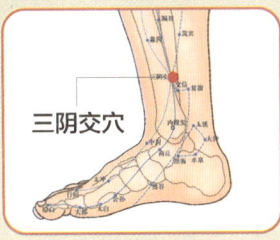

 **快速取穴**
一手四指并拢,小指置于足内踝上缘,食指上缘、内踝尖正上方的凹陷处即是此穴。

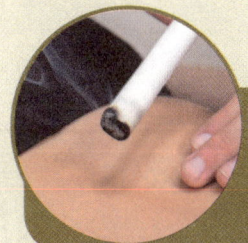

### 艾条回旋灸
每次灸15~20分钟,以皮肤有温热感而不灼痛为度。

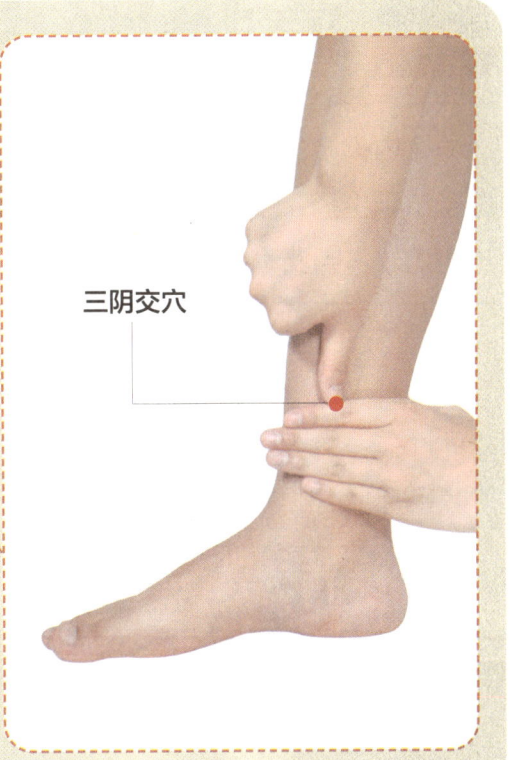

# 曲池穴

**标准定位**
位于肘部,当尺泽穴与肱骨外上髁连线中点处。

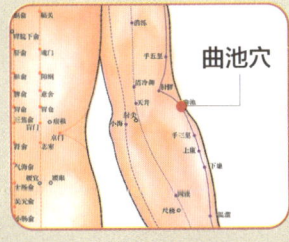

 **快速取穴**
轻抬手臂,屈肘90°,肘横纹外侧端凹陷处即是此穴。

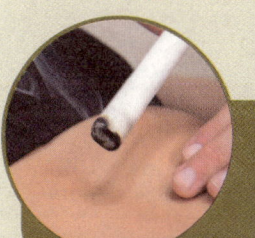

### 艾条回旋灸
每次灸15~20分钟,以皮肤有温热感而不灼痛为度。

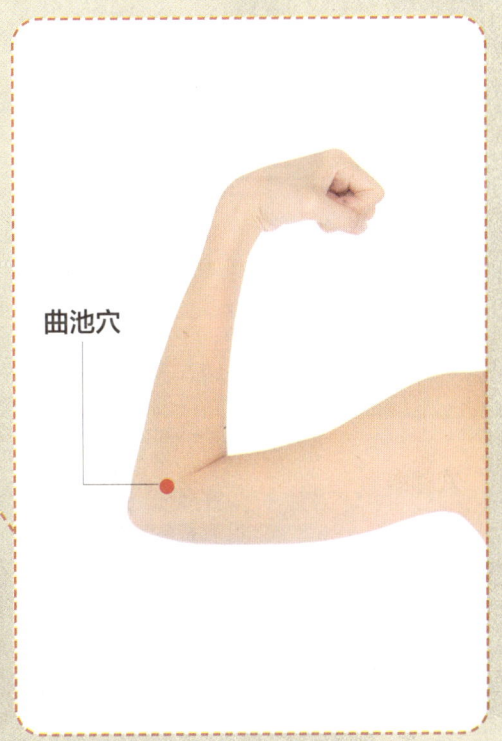

# 清热解毒

体内火热之邪旺盛而化毒，常表现为发热、牙龈肿痛、扁桃体发炎、口干舌燥、口舌生疮、皮肤红肿热痛、烦热口渴、便秘等症状。而艾灸则具有宣泄脏腑实热的功效，因此可以祛除体内热毒。

## 对症施灸

**主穴** 曲池穴、合谷穴、内庭穴。

**辅穴** 太冲穴、肩井穴、手三里穴、鱼际穴、厉兑穴。

**方法** 艾条温和灸，艾炷直接灸。

## 曲池穴

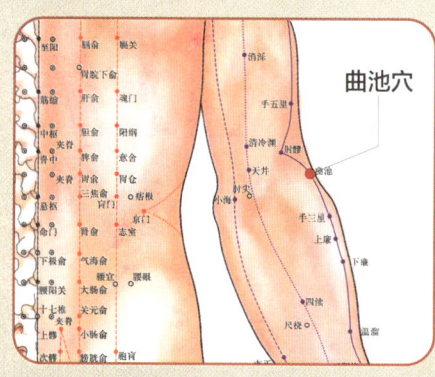

**标准定位** 位于肘部，当尺泽穴与肱骨外上髁连线中点处。

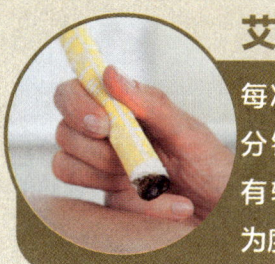

**艾条温和灸** 每次灸10~20分钟，以皮肤有轻微灼热感为度。

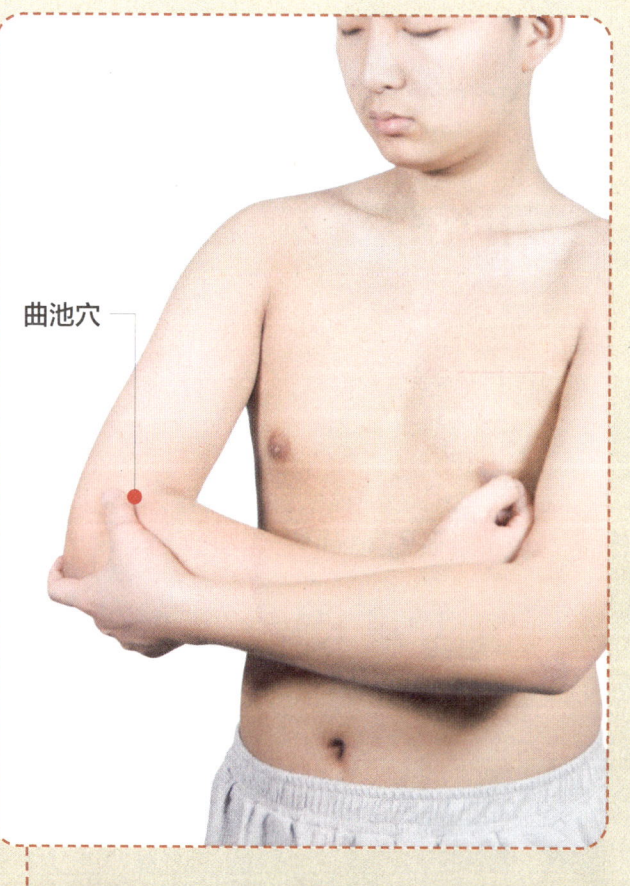

**快速取穴** 轻抬手臂，屈肘90°，肘横纹外侧端凹陷处即是此穴。

# 合谷穴

**标准定位** 位于手背,当第2掌骨桡侧的中点处。

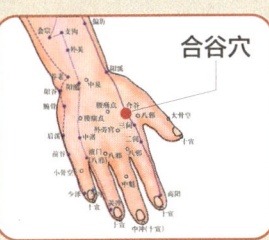

**快速取穴** 一手拇指指间关节横纹压在另一手虎口上,则拇指指尖处即是此穴。

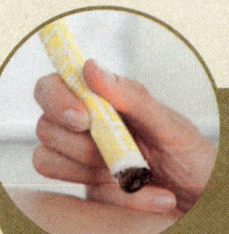

### 艾条温和灸

每次灸10~15分钟,以皮肤出现红晕为度。

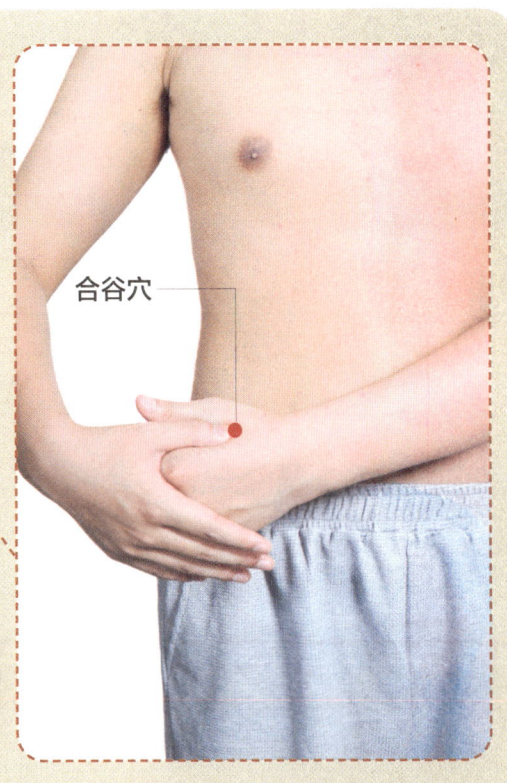

# 内庭穴

**标准定位** 位于足背,当第2、第3趾间,趾蹼缘后方赤白肉际处。

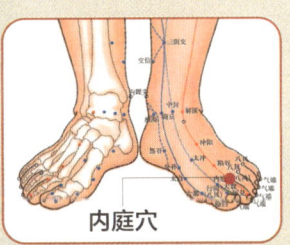

**快速取穴** 足的次趾和中趾之间,脚趾缝后面的凹陷处即是此穴。

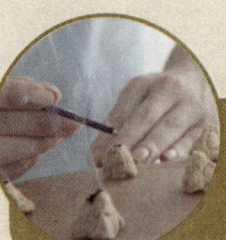

### 艾炷直接灸

每次灸3~5壮,以皮肤有温热感而不灼痛为度。

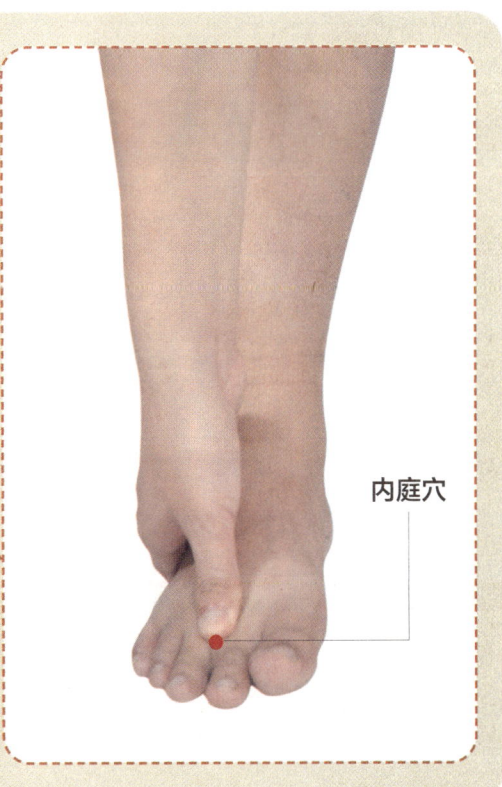

# 延缓衰老

人体进入成熟期后,随着年龄的增长,细胞、组织、器官、系统等开始逐渐出现减少、萎缩、功能减退的现象,这就是衰老。坚持艾灸,可使人气血旺盛、筋骨强健、肌肉结实,从而在一定程度上延缓衰老。

### 对症施灸

**主穴** 关元穴、肾俞穴、三阴交穴。

**辅穴** 气海穴、神阙穴、命门穴、中脘穴、足三里穴。

**方法** 温灸器灸,艾条温和灸。

## 关元穴

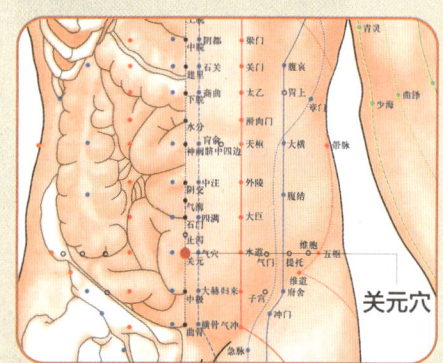

**标准定位**

位于下腹部,当前正中线上,脐中下3寸处。

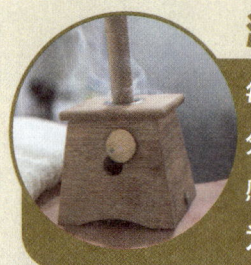

**温灸器灸**

每次灸20~30分钟,以皮肤感到温热舒适为度。

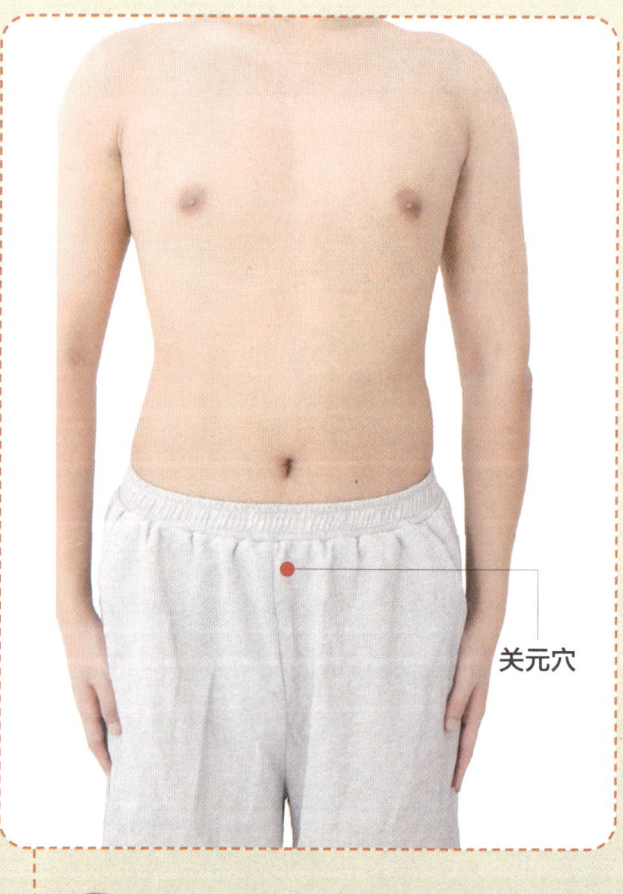

关元穴

**快速取穴** 肚脐直下4横指处即是此穴。

# 肾俞穴

**标准定位**
位于腰部，当第2腰椎棘突下，后正中线旁开1.5寸处。

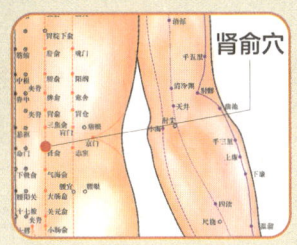

**快速取穴** 俯卧，肚脐对应椎体棘突下旁开2横指处即是此穴。

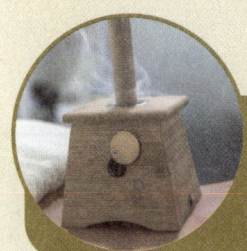

### 温灸器灸

每次灸20~30分钟，以皮肤感到温热舒适为度。

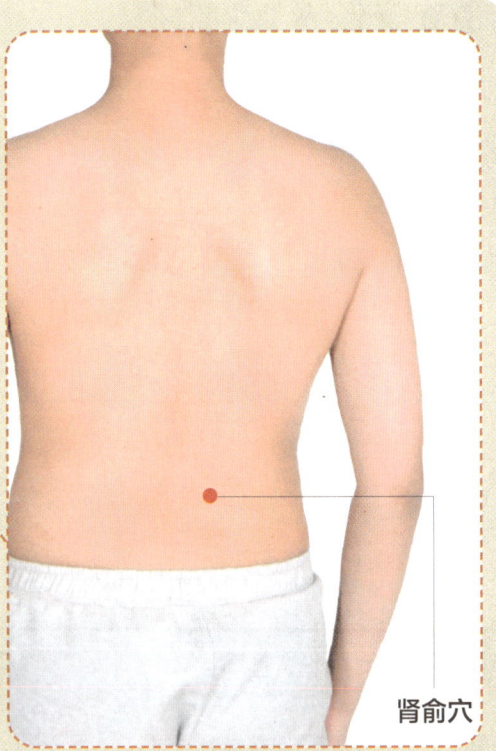

# 三阴交穴

**标准定位**
位于小腿内侧，当足内踝尖上3寸，胫骨内侧缘后方。

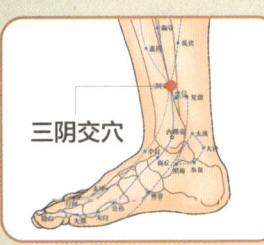

**快速取穴** 一手四指并拢，小指置于足内踝上缘，食指上缘、内踝尖正上方的凹陷处即是此穴。

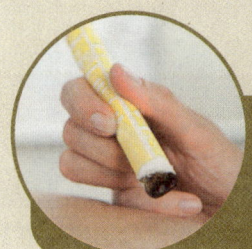

### 艾条温和灸

每次灸10~15分钟，以皮肤出现红晕为度。

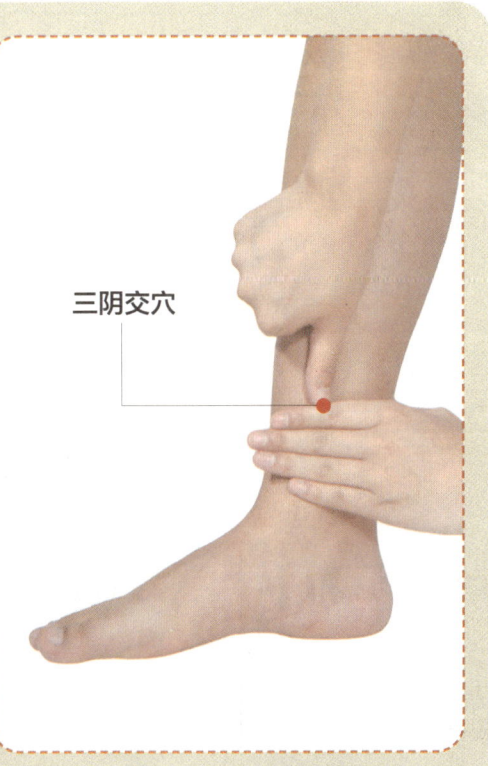

# 小儿保健

小儿的身体正处于生长发育阶段，脏腑的形态和功能都尚不健全，选择相应的穴位进行艾灸，不仅可以增强脾、胃、肺等脏腑的功能，有利于促进生长发育，还能增强身体免疫力，预防疾病的发生。

### 对症施灸

**主穴** 身柱穴、天枢穴、脾俞穴。

**辅穴** 风门穴、中脘穴、关元穴、肺俞穴、大椎穴。

**方法** 艾条雀啄灸。

## 身柱穴

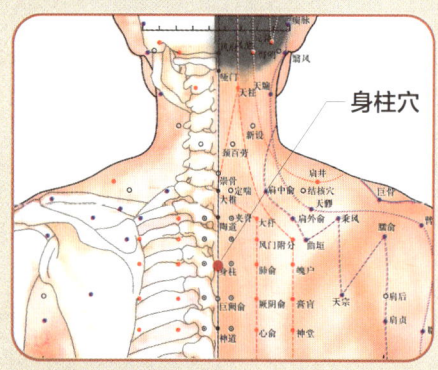

**标准定位** 位于背部，当后正中线上，第3胸椎棘突下凹陷中。

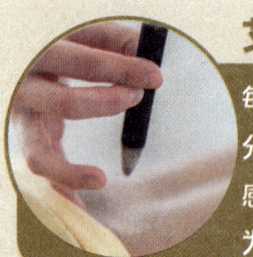

**艾条雀啄灸** 每次灸10~15分钟，以皮肤感到温热舒适为度。

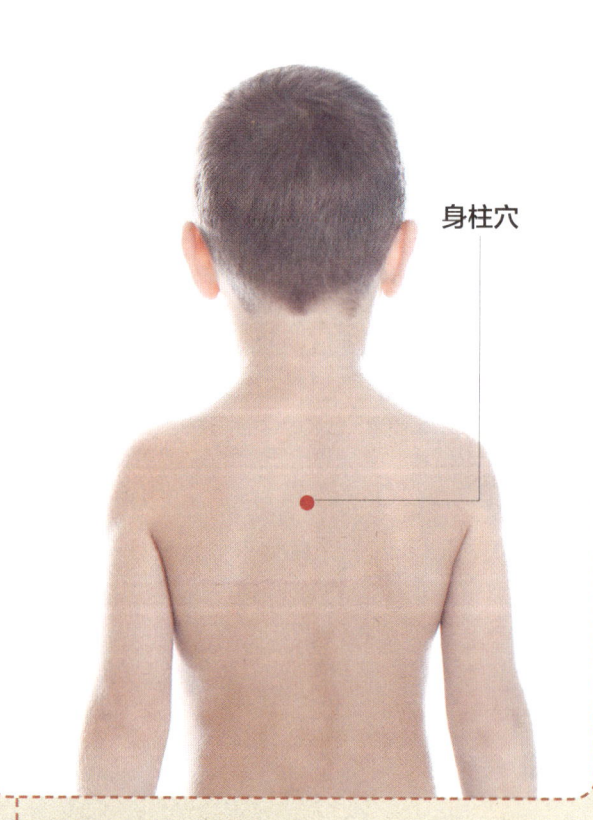

**快速取穴** 从两肩胛下角连线与后正中线交点椎体向上推4个椎体，其棘突下凹陷处即是此穴。

## 天枢穴

**标准定位**　位于腹部，横平脐中，当前正中线旁开2寸处。

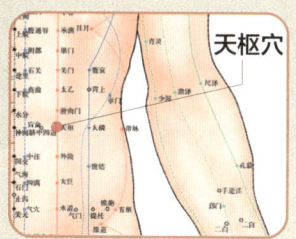

**快速取穴**　仰卧，肚脐旁开3横指，按压有酸胀感处即是此穴。

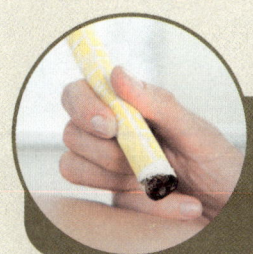

### 艾条温和灸

距离皮肤2~3厘米，每次灸10~15分钟。

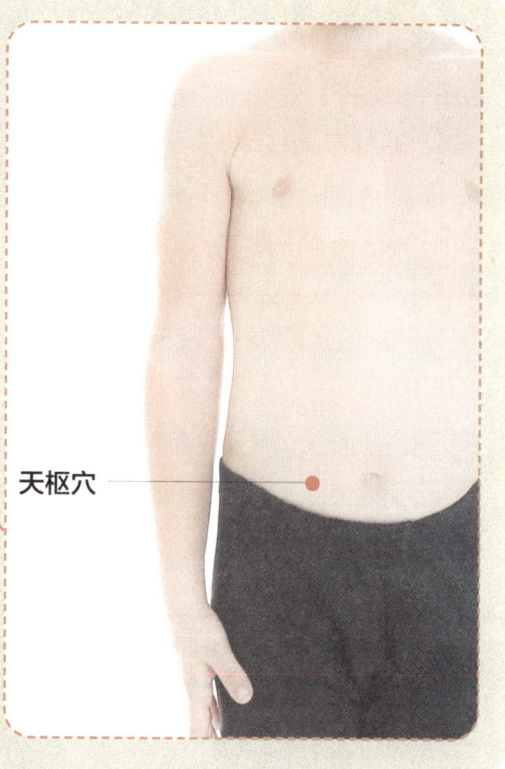

## 脾俞穴

**标准定位**　位于背部，当第11胸椎棘突下，后正中线旁开1.5寸处。

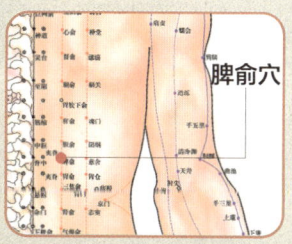

**快速取穴**　从两肩胛下角连线与脊柱相交椎体向下推4个椎体，该椎体棘突下旁开2横指处即是此穴。

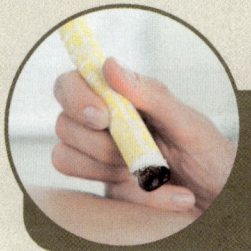

### 艾条温和灸

距离皮肤2~3厘米，每次灸10~15分钟。

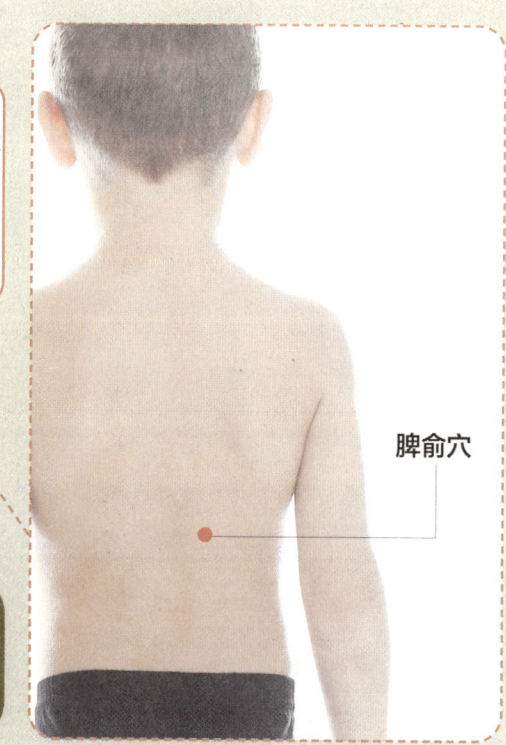

# 女性保健

女性因为有经、带、胎、产的特殊生理现象，而常常出现小腹胀痛、腰部酸软、手脚冰凉、神疲乏力、痛经、月经不调等症状。艾灸能够调肝补肾、暖宫养血，因此可以有效缓解女性各种常见不适。

## 对症施灸

**主穴** 三阴交穴、气海穴、关元穴。
**辅穴** 涌泉穴、神阙穴、中脘穴、阳池穴、三焦俞穴。
**方法** 艾条温和灸。

## 三阴交穴

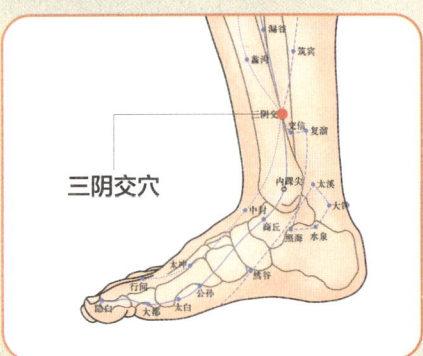

三阴交穴

**标准定位**
位于小腿内侧，当足内踝尖上3寸，胫骨内侧缘后方。

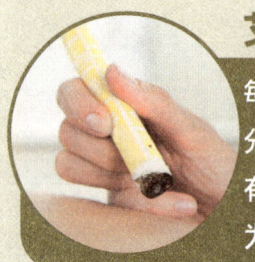

**艾条温和灸**
每次灸10~15分钟，以皮肤有温热舒适感为度。

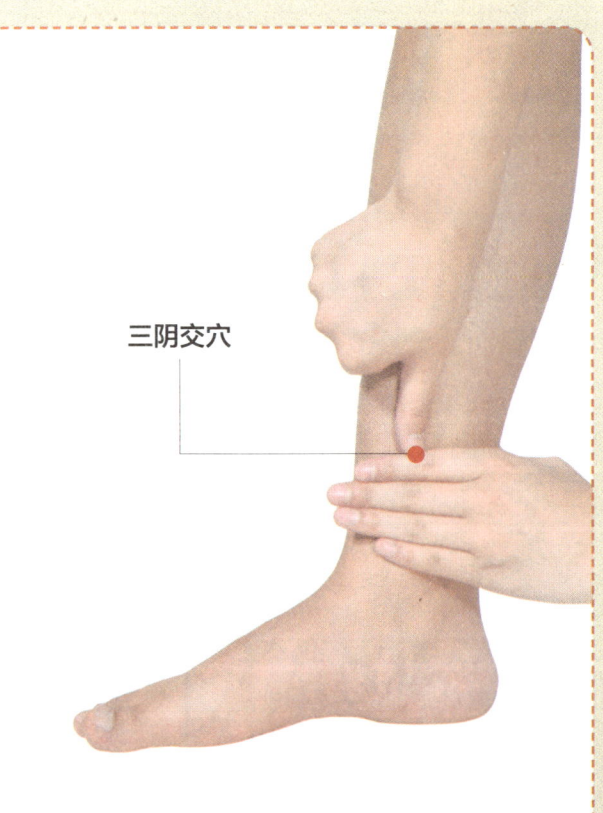

三阴交穴

**快速取穴** 一手四指并拢，小指置于足内踝上缘，食指上缘、内踝尖正上方的凹陷处即是此穴。

# 气海穴

**标准定位** 位于下腹部,当前正中线上,脐中下1.5寸处。

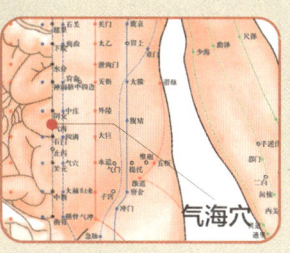

**快速取穴** 肚脐直下2横指处即是此穴。

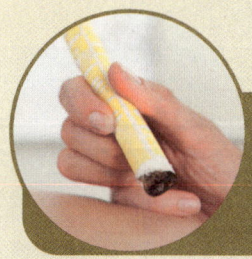

## 艾条温和灸
每次灸10~15分钟,以皮肤有温热舒适感为度。

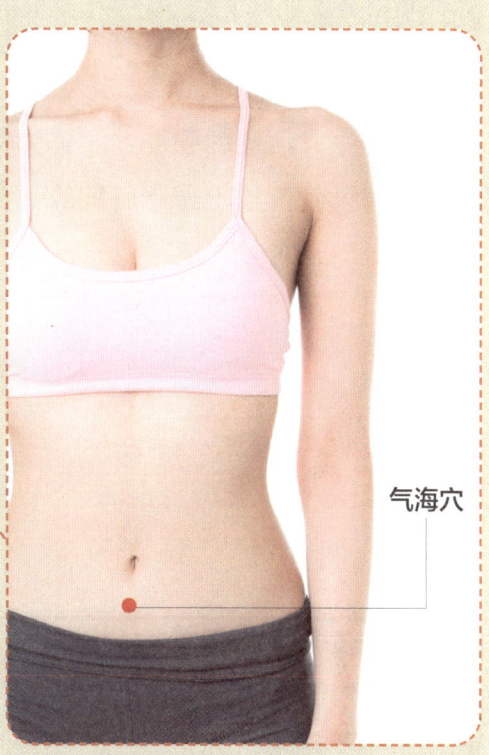

气海穴

---

# 关元穴

**标准定位** 位于下腹部,当前正中线上,脐中下3寸处。

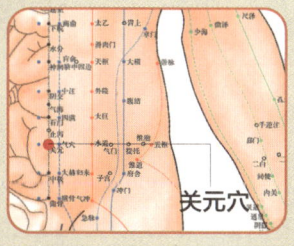

**快速取穴** 肚脐直下4横指处即是此穴。

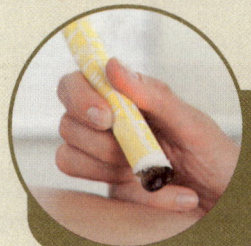

## 艾条温和灸
每次灸10~15分钟,以皮肤有温热舒适感为度。

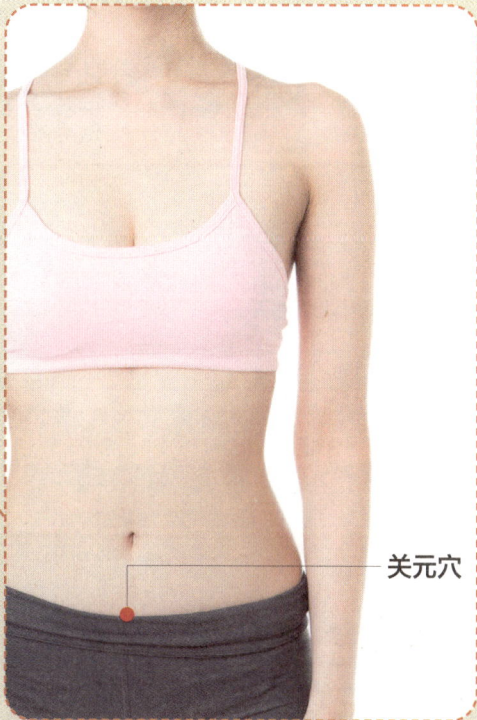

关元穴

# 男性保健

阳气是生命活动的原动力，作为阳刚之体的男性更是需要阳气的滋养。如果阳气不足，男性就容易出现腰膝酸软、头晕耳鸣、遗精、阳痿、早泄等病症。以纯阳之艾火艾灸特定穴位，便可以温肾扶阳、强健体魄。

## 对症施灸

**主穴** 命门穴、长强穴、肾俞穴。
**辅穴** 腰阳关穴、关元穴、合阳穴、悬枢穴、志室穴。
**方法** 艾条温和灸，艾条回旋灸。

## 命门穴

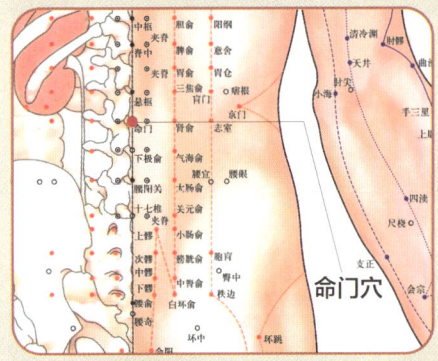

**标准定位** 位于腰部，当后正中线上，第2腰椎棘突下凹陷中。

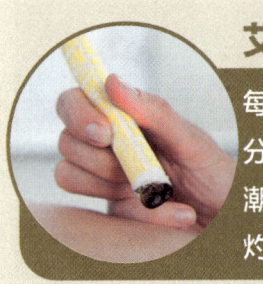

**艾条温和灸** 每次灸20~30分钟，以皮肤潮红或有轻微灼热感为度。

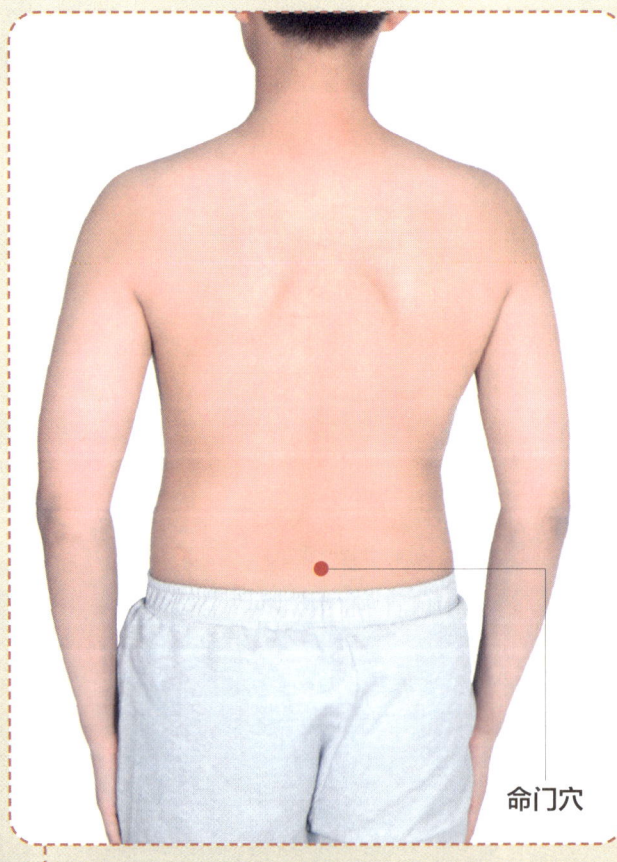

命门穴

**快速取穴** 腰部后正中线上，与肚脐位置前后对应处即是此穴。

# 长强穴

**标准定位**　位于尾骨端下，当尾骨端与肛门连线的中点处。

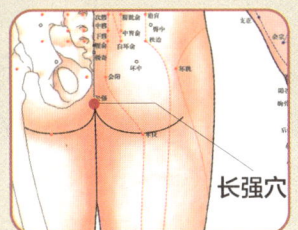
长强穴

**快速取穴**　尾骨尖端下方的凹陷中，尾骨端与肛门连线的中点处即是此穴。

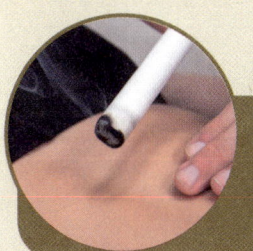

### 艾条回旋灸
每次灸15分钟左右，以皮肤潮红湿润为度。

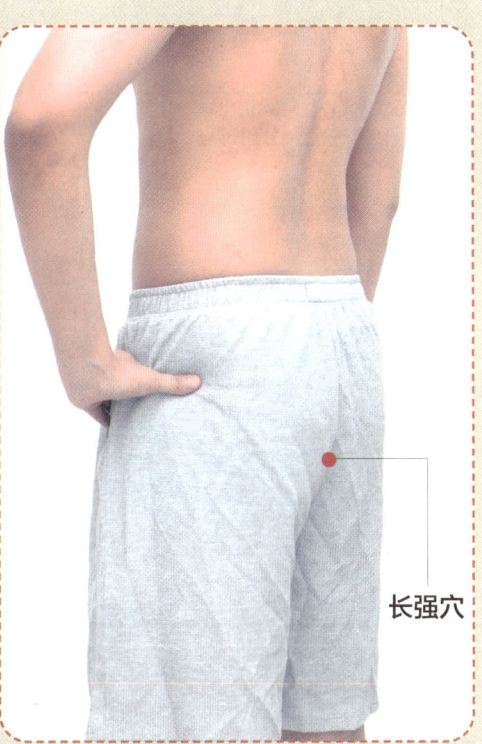
长强穴

---

# 肾俞穴

**标准定位**　位于腰部，当第2腰椎棘突下，后正中线旁开1.5寸处。

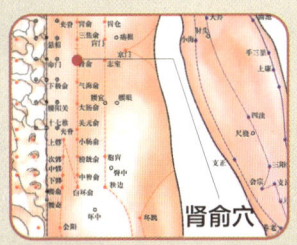
肾俞穴

**快速取穴**　俯卧，肚脐对应椎体棘突下旁开2横指处即是此穴。

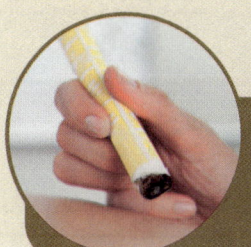

### 艾条温和灸
每次灸10~15分钟，以皮肤有温热感而不灼痛为度。

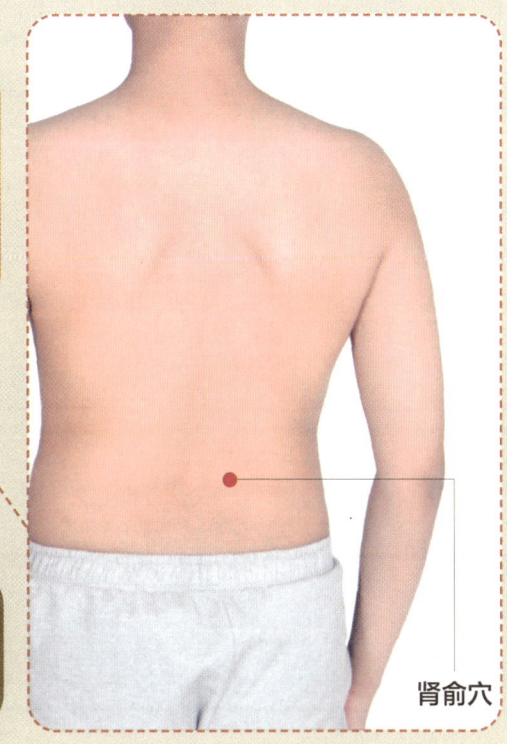
肾俞穴

# 老年保健

进入老年期以后，人体新陈代谢放缓，各项生理机能下降，脏腑功能衰退，因而容易患上各种疾病，衰老的速度越来越快。艾灸能补气养血、滋阴补肾、益智安神，有助于维持正常的身体机能，从而达到延年益寿的目的。

### 对症施灸

**主穴** 足三里穴、三阴交穴、关元穴。

**辅穴** 气海穴、肾俞穴、大椎穴、肺俞穴、脾俞穴。

**方法** 艾条温和灸，艾炷直接灸。

## 足三里穴

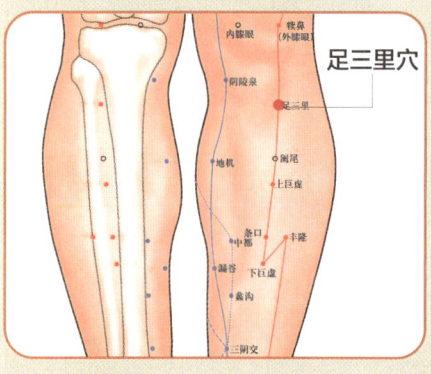

**标准定位**

位于小腿外侧，当犊鼻穴下3寸，犊鼻穴与解溪穴连线上。

**艾条温和灸**

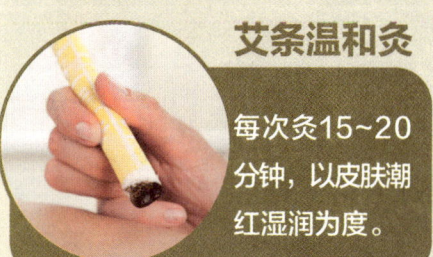

每次灸15~20分钟，以皮肤潮红湿润为度。

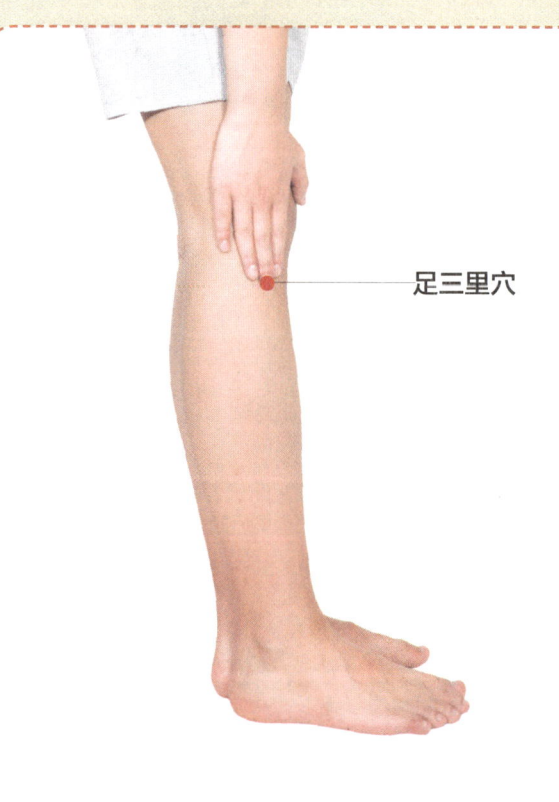

足三里穴

**快速取穴** 站位弯腰，同侧手虎口围住髌骨上外缘，其余四指向下，中指指尖处即是此穴。

# 三阴交穴

**标准定位**　位于小腿内侧，当足内踝尖上3寸，胫骨内侧缘后方。

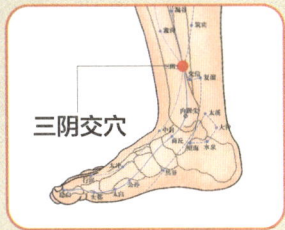
三阴交穴

**快速取穴**　一手四指并拢，小指置于足内踝上缘，食指上缘、内踝尖正上方的凹陷处即是此穴。

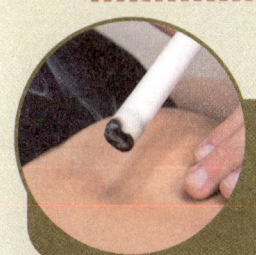

### 艾条回旋灸

每次灸15分钟左右，以皮肤潮红湿润为度。

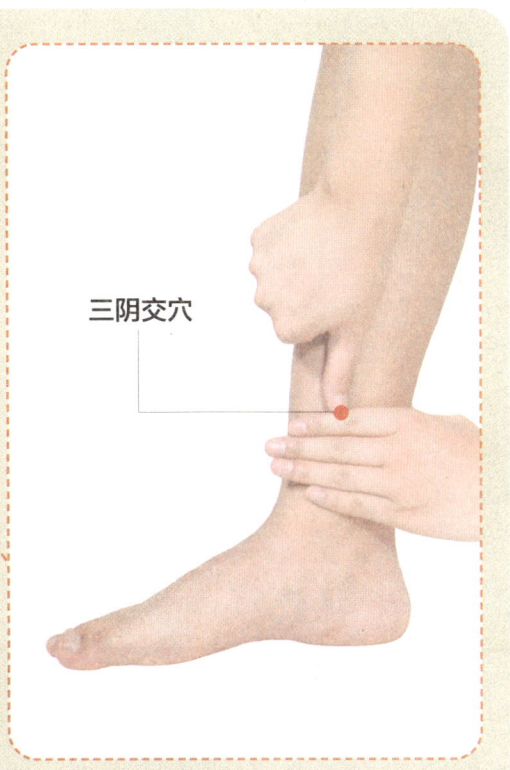
三阴交穴

# 关元穴

**标准定位**　位于下腹部，当前正中线上，脐中下3寸处。

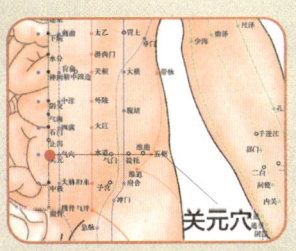
关元穴

**快速取穴**　肚脐直下4横指处即是此穴。

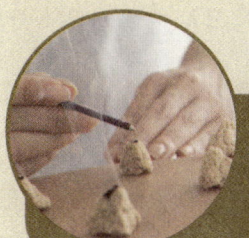

### 艾炷直接灸

每次灸3~5壮，以皮肤有温热舒适感为度。

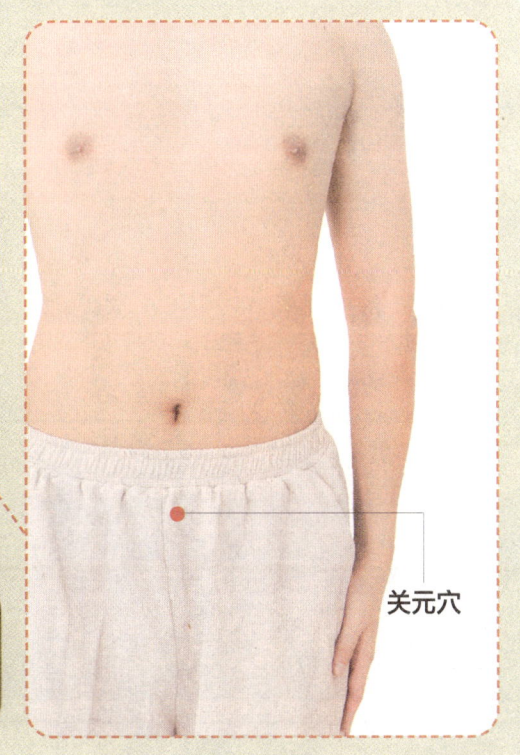
关元穴

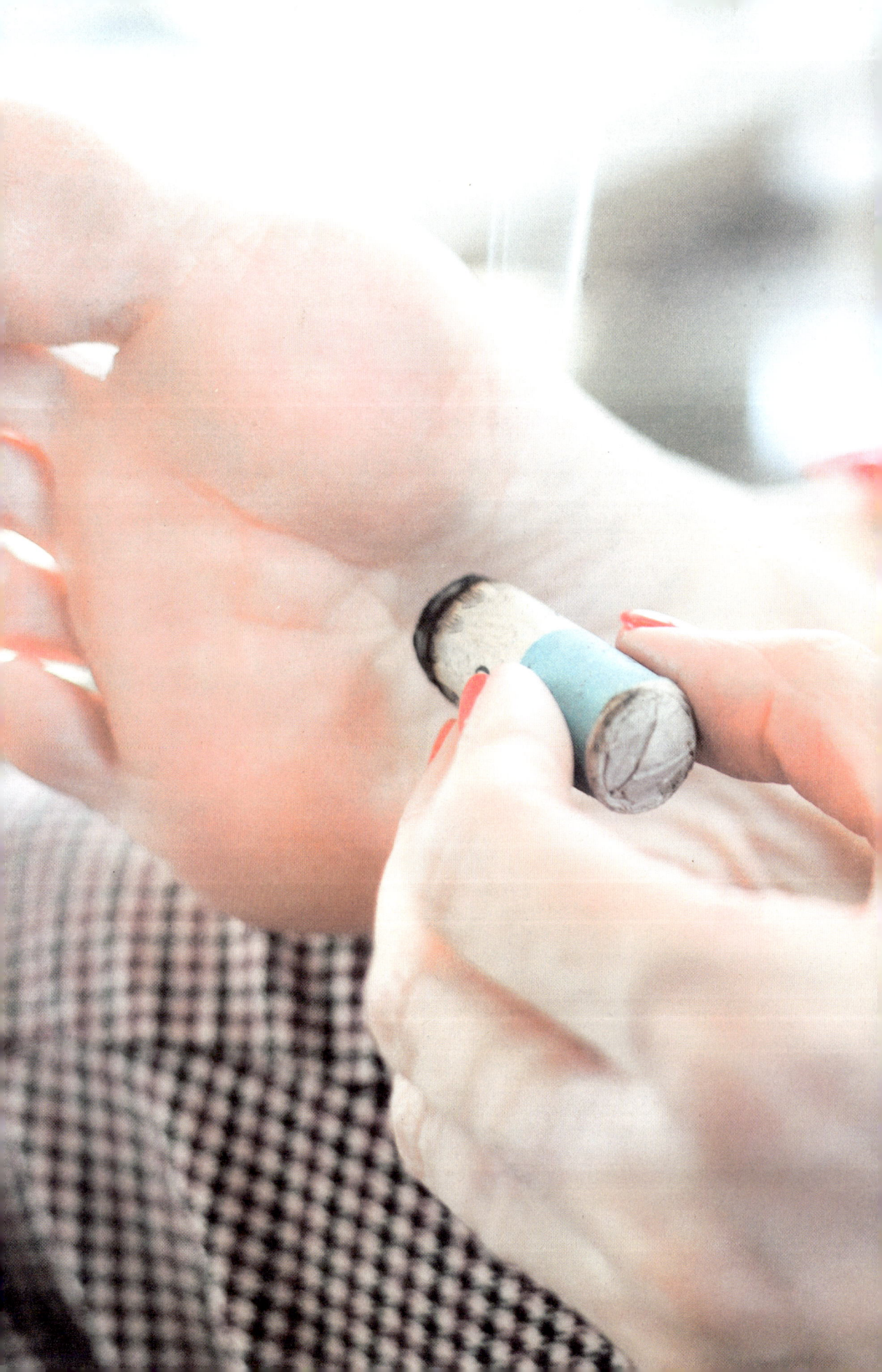

# 第六章

# 常见病症艾灸疗法

《本草纲目》中说艾灸可以"透诸经而治百病",现代医学研究也已证明艾灸对各科疾病都具有治疗效果。因此,无论是头痛、咳嗽、腹胀、呕吐等身体不适,还是鼻炎、湿疹、痔疮、肩周炎等常见疾病,用艾灸的方法进行治疗,都可以取得较好的疗效。

# 感冒

感冒一年四季均可发病，尤以冬春两季和季节交替时较为常见，一般分为风寒感冒和风热感冒两种。风寒感冒恶寒重、发热轻，常有鼻塞、流清涕、咳嗽、头痛、身痛等症状。风热感冒发热重、恶寒轻，常有咽痛、身热、口渴、心烦、流脓涕等症状。

## 对症施灸

**主穴** 风池穴、合谷穴、大椎穴。
**辅穴** 曲池穴、风府穴、肺俞穴、列缺穴、外关穴。
**方法** 艾条温和灸，艾炷隔姜灸。

## 风池穴

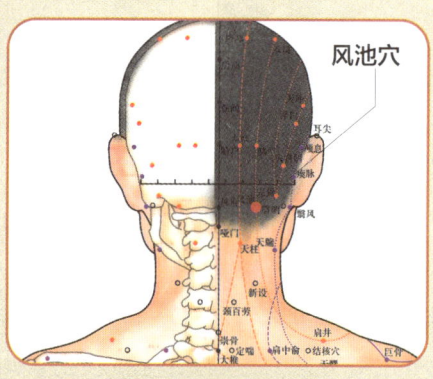

**标准定位**

位于项部，当枕骨之下，胸锁乳突肌上端与斜方肌上端之间的凹陷中。

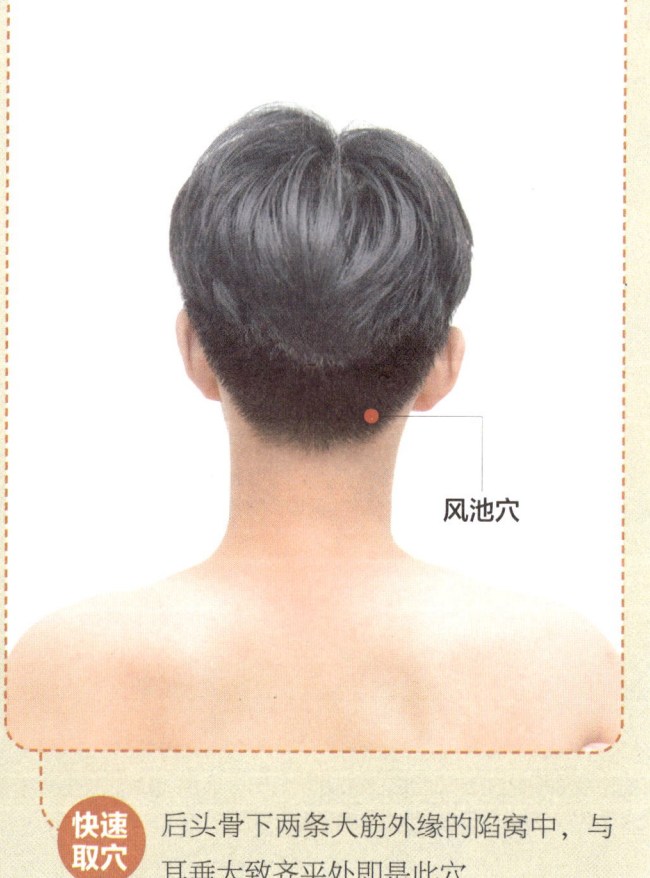

风池穴

**艾条温和灸**

每次灸10分钟左右，以感到轻微灼热感为度。

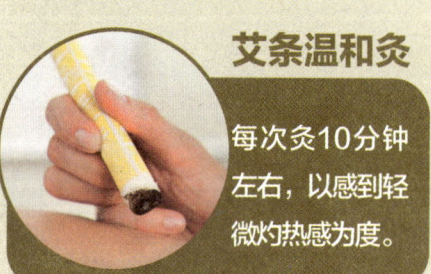

**快速取穴** 后头骨下两条大筋外缘的陷窝中，与耳垂大致齐平处即是此穴。

# 合谷穴

**标准定位**
位于手背，当第2掌骨桡侧的中点处。

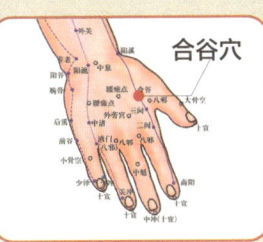

**快速取穴**
一手拇指指间关节横纹压在另一手虎口上，则拇指指尖处即是此穴。

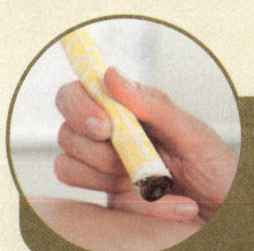

### 艾条温和灸
每次灸10~15分钟，以皮肤潮红湿润为度。

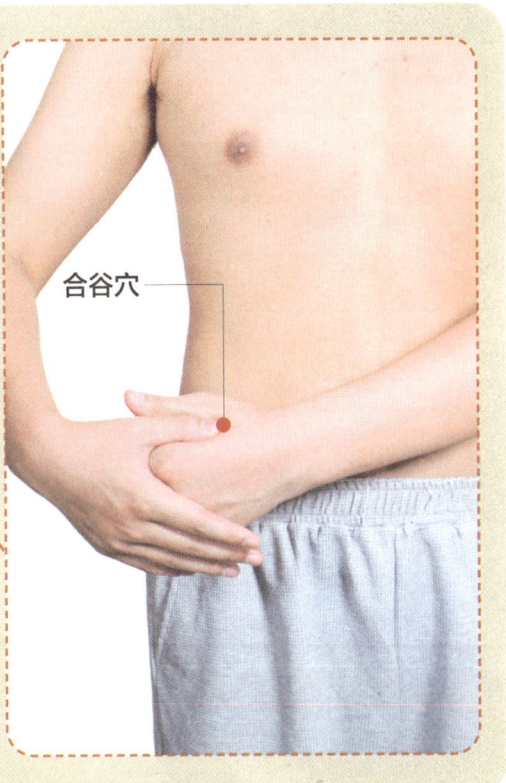

---

# 大椎穴

**标准定位**
位于颈后部，当后正中线上，第7颈椎棘突下凹陷中。

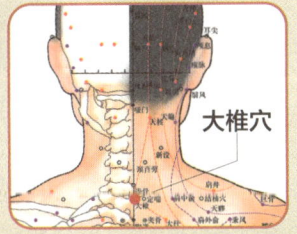

**快速取穴**
颈部最突起椎体为第7颈椎，其棘突下凹陷处即是此穴。

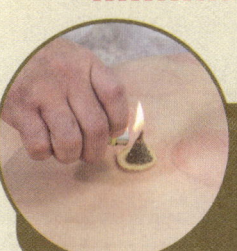

### 艾炷隔姜灸
每次灸3~5壮，以皮肤有轻微灼热感为度。

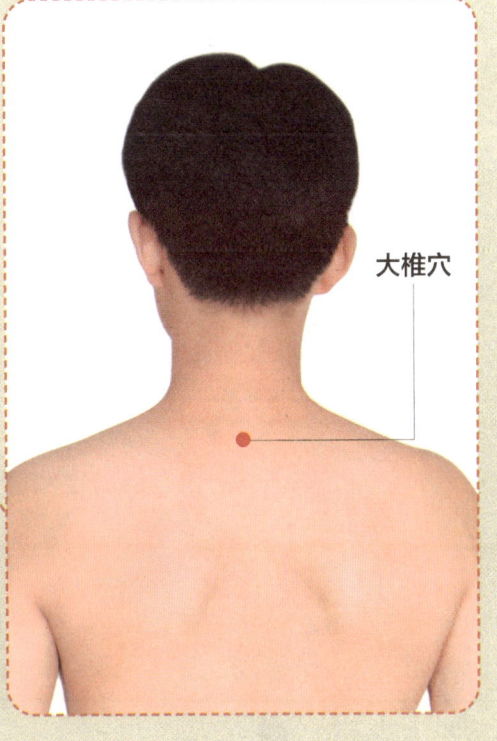

# 咳嗽

咳嗽是一种呼吸道常见症状，多由气管、支气管黏膜或胸膜受异物、刺激性气味、炎症等刺激引起，常见于呼吸道疾病及胸膜疾病，如感冒、急性支气管炎、肺炎、肺结核、肺脓肿、肺癌、胸膜炎等。

## 对症施灸

**主穴** 列缺穴、肺俞穴、合谷穴。

**辅穴** 曲池穴、风府穴、风池穴、外关穴、大椎穴。

**方法** 艾条温和灸，艾炷隔姜灸。

## 列缺穴

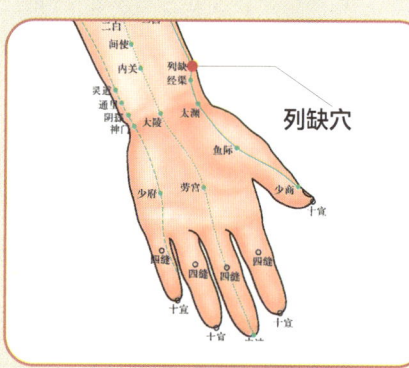

**标准定位**

位于前臂，当腕掌侧远端横纹上1.5寸，拇短伸肌腱和拇长展肌腱之间，拇长展肌腱沟的凹陷中。

### 艾条温和灸

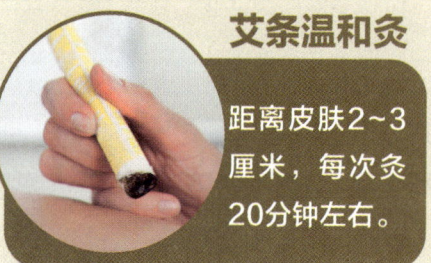

距离皮肤2~3厘米，每次灸20分钟左右。

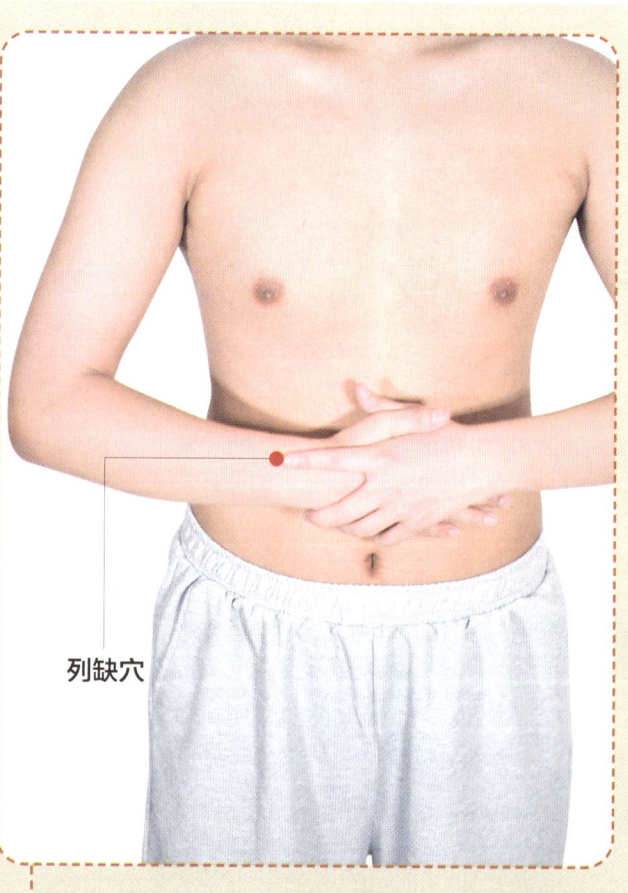

列缺穴

**快速取穴** 以左右两手虎口交叉，一手食指压在另一手的桡骨茎突上，食指尖到达之凹陷处即是此穴。

## 肺俞穴

**标准定位** 位于背部,当第3胸椎棘突下,后正中线旁开1.5寸处。

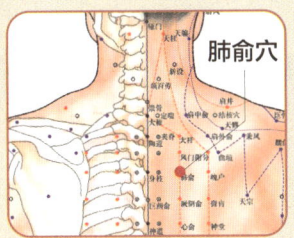

**快速取穴** 颈背交界处最高椎骨突起向下推3个椎体,该椎体棘突下旁开2横指处即是此穴。

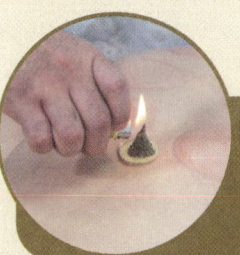

### 艾炷隔姜灸
每次灸3~5壮,以微微出汗、皮肤有红晕为度。

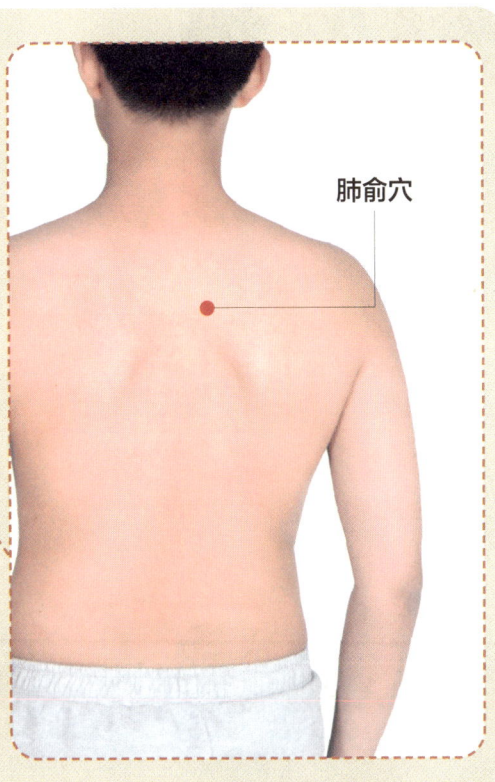

肺俞穴

## 合谷穴

**标准定位** 位于手背,当第2掌骨桡侧的中点处。

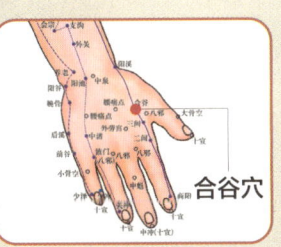

**快速取穴** 一手拇指指间关节横纹压在另一手虎口上,则拇指指尖处即是此穴。

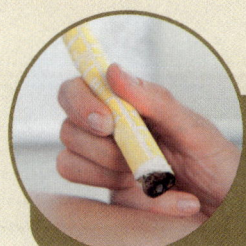

### 艾条温和灸
距离皮肤2~3厘米,每次灸10~15分钟。

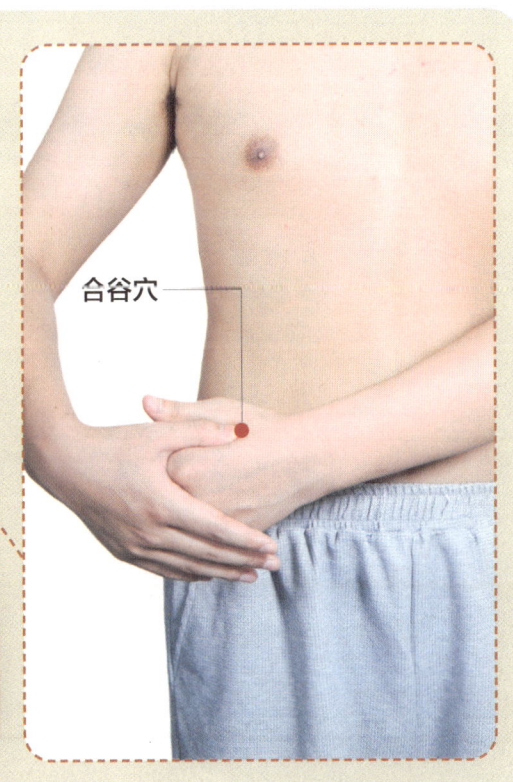

合谷穴

# 发热

发热是指体温超过37℃的现象。导致发热的原因主要有两种，一是感染性发热，即病毒、细菌、真菌侵入引起的发热；二是非感染性发热，如白血病、痛风、脑出血等疾病引起的发热，以及中暑、内出血、骨折等物理、化学损伤引起的发热。

## 对症施灸

**主穴** 大椎穴、尺泽穴、关冲穴。

**辅穴** 风池穴、合谷穴、外关穴、夹脊穴、支沟穴。

**方法** 艾炷隔姜灸，艾条温和灸。

## 大椎穴

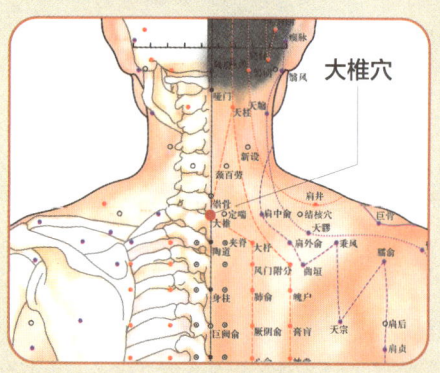

**标准定位** 位于颈后部，当后正中线上，第7颈椎棘突下凹陷中。

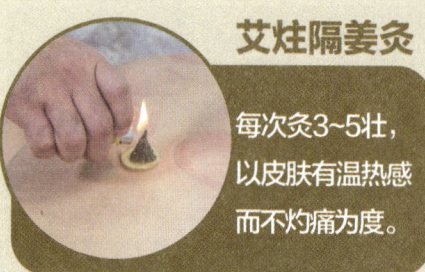

**艾炷隔姜灸** 每次灸3~5壮，以皮肤有温热感而不灼痛为度。

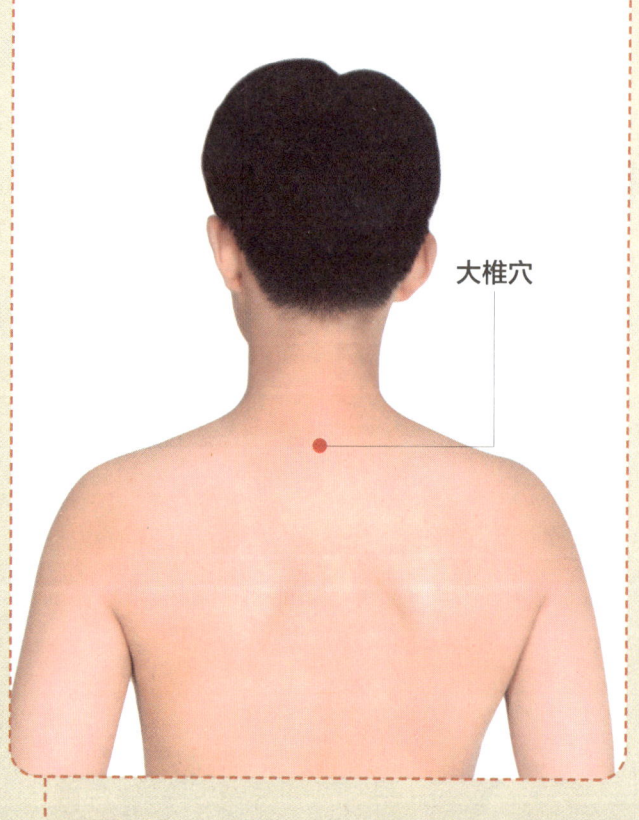

**快速取穴** 正坐低头，颈部最突起椎体为第7颈椎，其棘突下凹陷处即是此穴。

# 尺泽穴

**标准定位** 位于肘前侧,当肘横纹上,肱二头肌腱桡侧凹陷中。

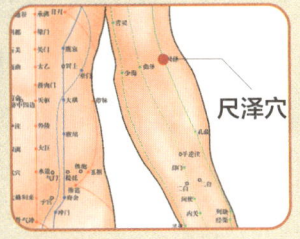

尺泽穴

**快速取穴** 伸臂,微屈肘,肘横纹上,肱二头肌腱桡侧缘的凹陷处即是此穴。

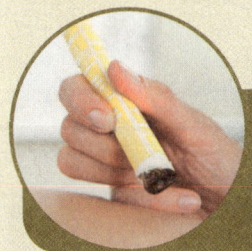

### 艾条温和灸

每次灸10~15分钟,以皮肤出现红晕为度。

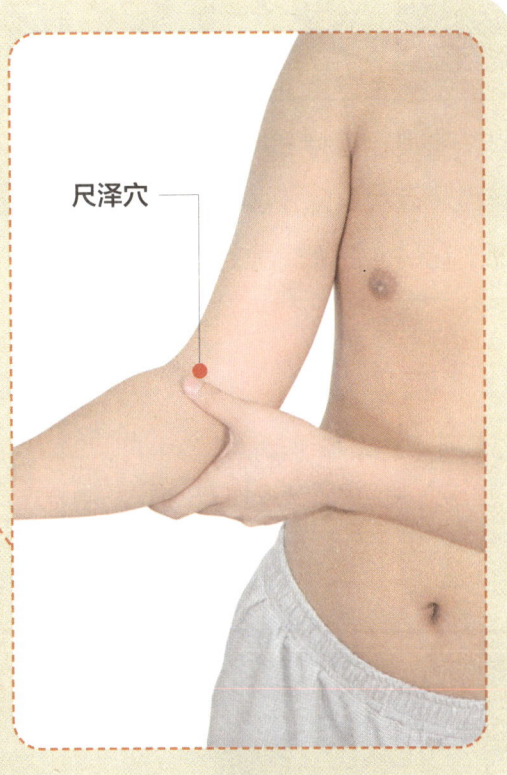

尺泽穴

# 关冲穴

**标准定位** 位于手指,当第4指末节尺侧,指甲根角侧上方0.1寸处。

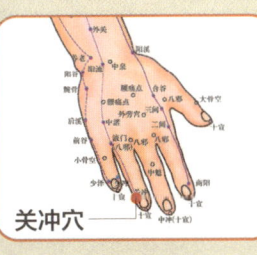

关冲穴

**快速取穴** 沿无名指尺侧缘和基底部各作一条切线,两条切线的交点处即是此穴。

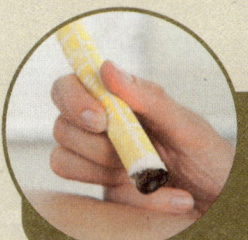

### 艾条温和灸

每次灸10~15分钟,以皮肤有轻微灼热感为度。

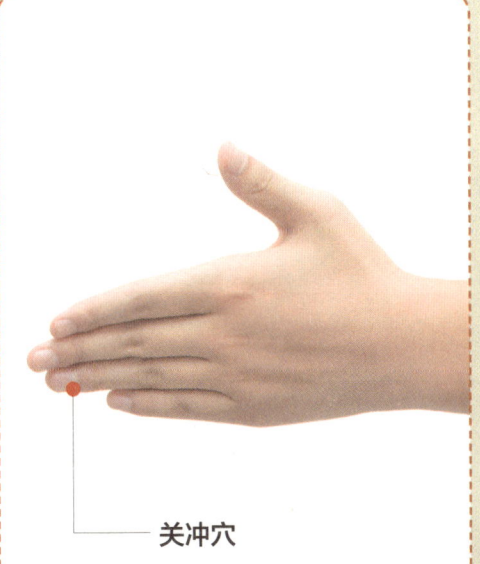

关冲穴

# 支气管哮喘

中医视频课

支气管哮喘是一种慢性气道疾病，主要表现为反复发作的气急、喘息、胸闷、咳嗽等症状，常在凌晨或夜间发作，较难根治。其病因包括遗传因素，以及宠物、蟑螂、花粉、油漆、鱼虾、牛奶、药物、吸烟、肥胖等环境因素。

### 对症施灸

**主穴** 定喘穴、肺俞穴、膻中穴。
**辅穴** 风门穴、大椎穴、天突穴、中府穴、曲池穴。
**方法** 艾炷隔姜灸，艾条温和灸。

## 定喘穴

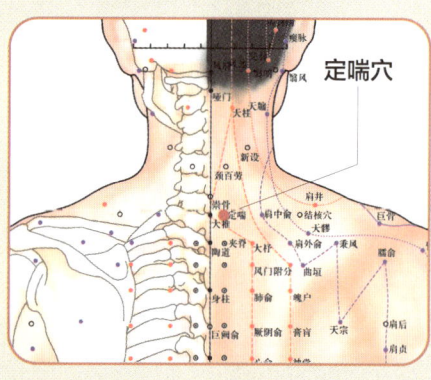

**标准定位**
位于背部，当第7颈椎棘突下，后正中线旁开0.5寸处。

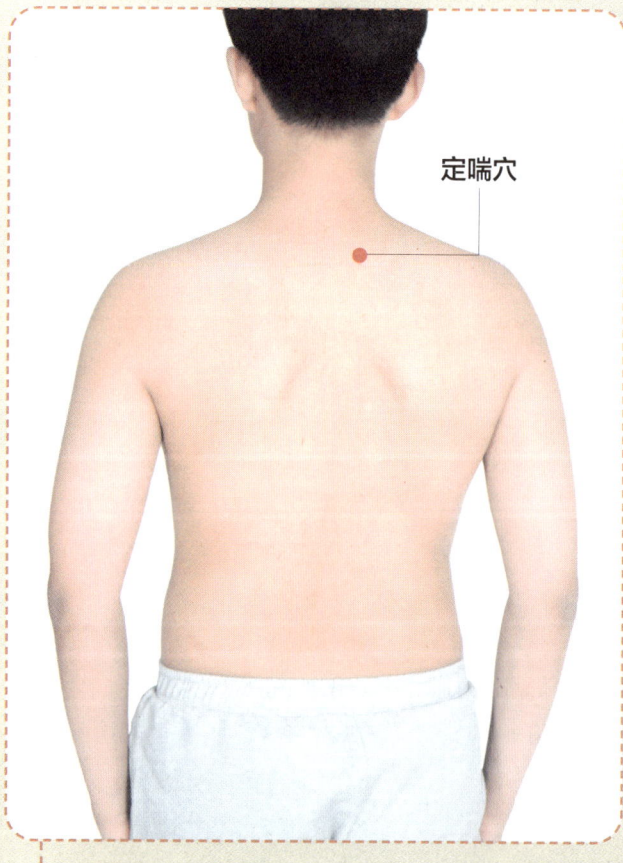

**艾炷隔姜灸**
每次灸3~5壮，以皮肤有轻微灼热感为度。

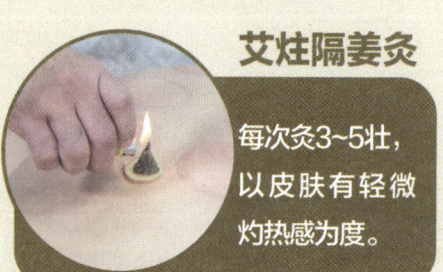

**快速取穴** 颈背交界处最高隆起椎体棘突下为大椎穴，大椎穴旁开半横指处即是此穴。

# 肺俞穴

**标准定位** 位于背部,当第3胸椎棘突下,后正中线旁开1.5寸处。

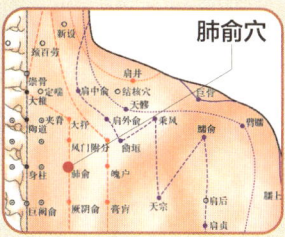

**快速取穴** 颈背交界处最高椎骨突起向下推3个椎体,该椎体棘突下旁开2横指处即是此穴。

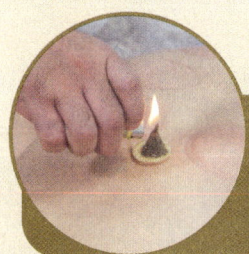

### 艾炷隔姜灸

每次灸3~5壮,以皮肤有轻微灼热感为度。

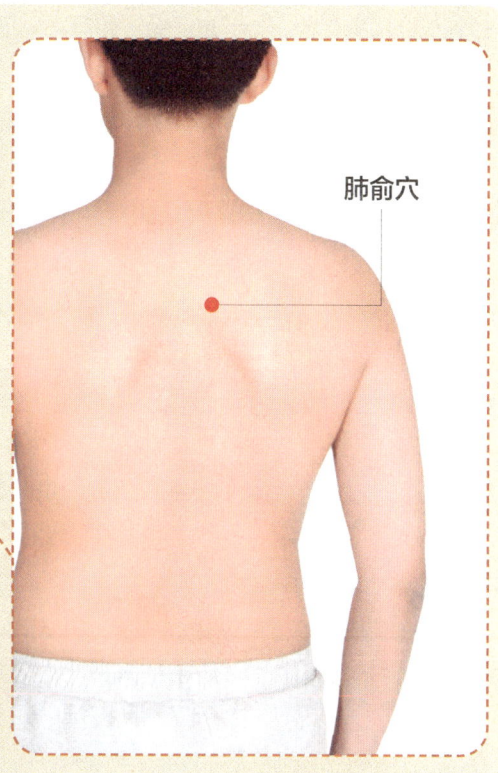

# 膻中穴

**标准定位** 位于胸部,当前正中线上,平第4肋间隙处。

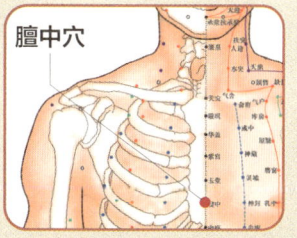

**快速取穴** 前正中线上,两乳头连线的中点处即是此穴。

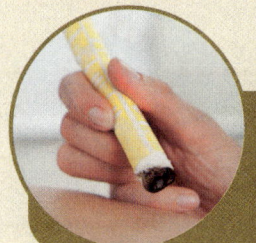

### 艾条温和灸

每次灸10~15分钟,以皮肤潮红湿润为度。

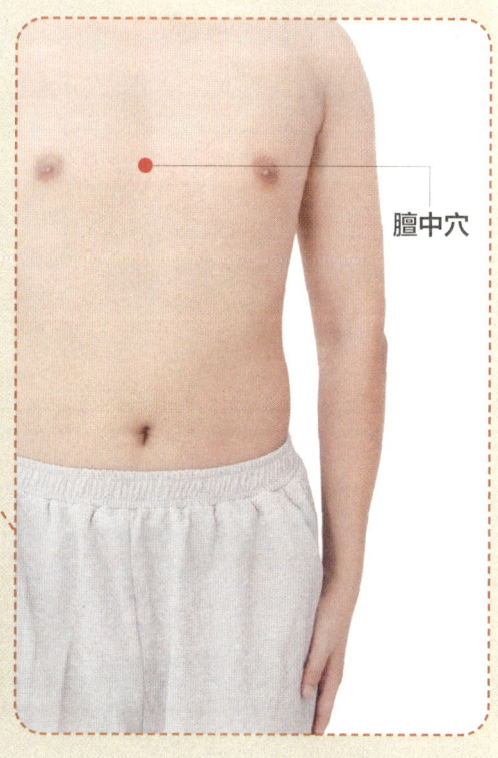

# 支气管炎

支气管炎是指由微生物感染或物理、化学刺激导致的急性或慢性支气管黏膜及其周围组织的炎症，主要表现为咳嗽、咳痰等症状。该病常发生于寒冷季节或气温突然变化时，多发人群为年幼、年老及体弱者。

## 对症施灸

**主穴** 肺俞穴、膏肓穴、定喘穴。

**辅穴** 风门穴、曲池穴、脾俞穴、膻中穴、太渊穴。

**方法** 艾炷隔姜灸。

## 肺俞穴

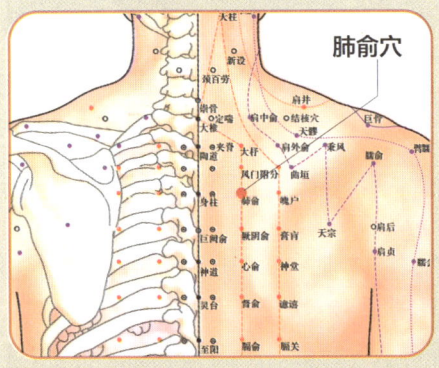

**标准定位** 位于背部，当第3胸椎棘突下，后正中线旁开1.5寸处。

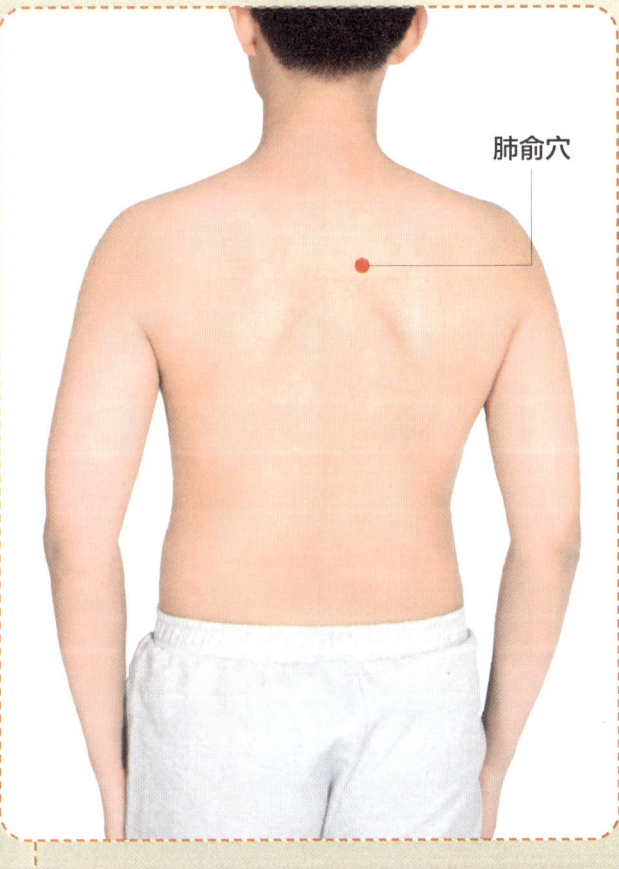

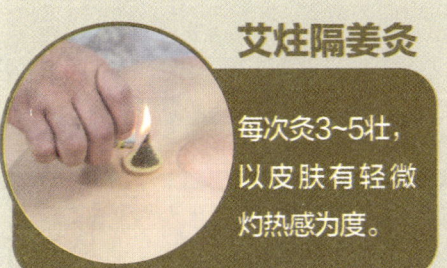

**艾炷隔姜灸** 每次灸3~5壮，以皮肤有轻微灼热感为度。

**快速取穴** 颈背交界处最高椎骨突起向下推3个椎体，该椎体棘突下旁开2横指处即是此穴。

# 膏肓穴

**标准定位**　位于背部,当第4胸椎棘突下,后正中线旁开3寸处。

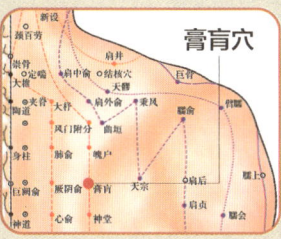

**快速取穴**　颈背交界处最高椎骨突起向下推4个椎体,该椎体棘突下旁开4横指处即是此穴。

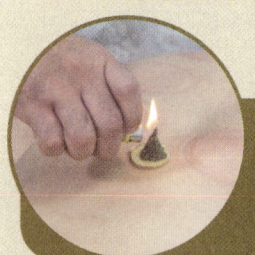

### 艾炷隔姜灸

每次灸3~5壮,以皮肤有轻微灼热感为度。

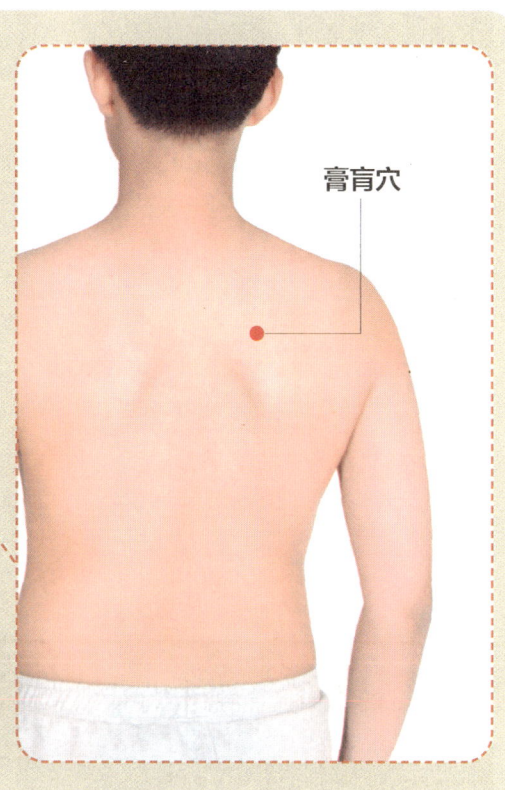

# 定喘穴

**标准定位**　位于背部,当第7颈椎棘突下,后正中线旁开0.5寸处。

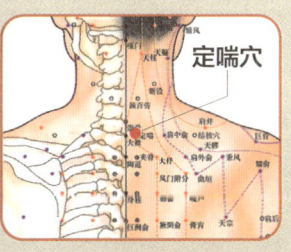

**快速取穴**　颈背交界处最高隆起椎体棘突下为大椎穴,大椎穴旁开半横指处即是此穴。

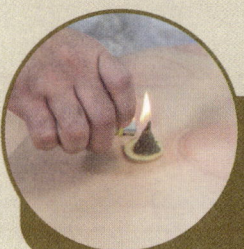

### 艾炷隔姜灸

每次灸3~5壮,以皮肤有轻微灼热感为度。

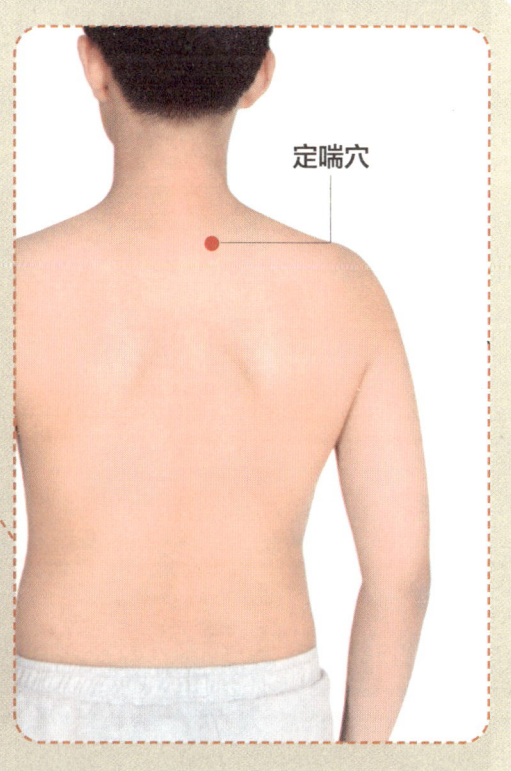

# 黄疸

黄疸是指由于血清内胆红素浓度升高，导致巩膜、黏膜、皮肤及体液等发生黄染的现象。黄疸不是一种独立的疾病，而是一种体征，可见于多种疾病，如珠蛋白生成障碍性贫血、新生儿溶血病、病毒性肝炎、肝硬化及某些寄生虫病等。

### 对症施灸

**主穴** 肝俞穴、至阳穴、中脘穴。

**辅穴** 足三里穴、三阴交穴、期门穴、脾俞穴。

**方法** 艾炷隔姜灸，艾条温和灸。

## 肝俞穴

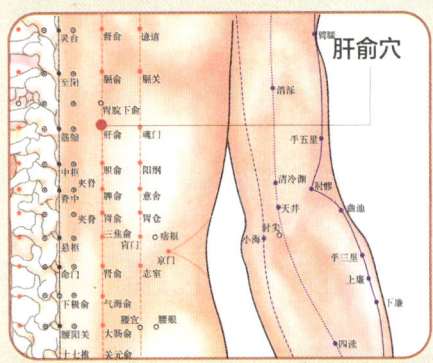

**标准定位**

位于背部，当第9胸椎棘突下，后正中线旁开1.5寸处。

**艾炷隔姜灸**

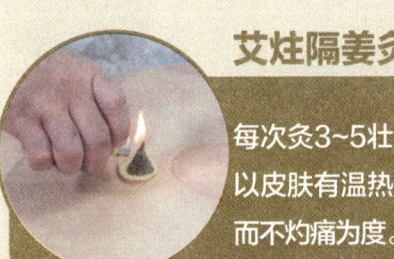

每次灸3~5壮，以皮肤有温热感而不灼痛为度。

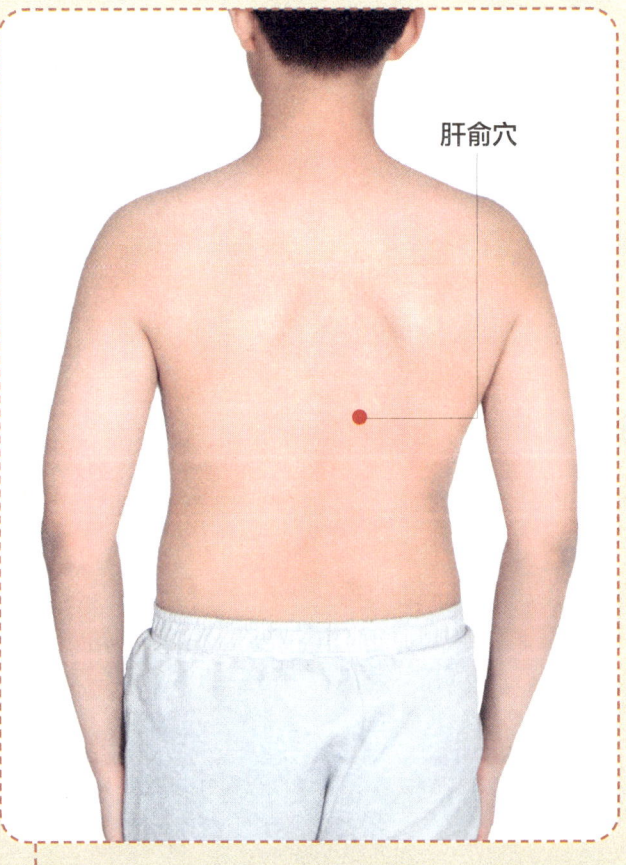

**快速取穴** 从两肩胛下角连线与脊柱相交椎体向下推2个椎体，该椎体棘突下旁开2横指处即是此穴。

# 至阳穴

**标准定位**　位于背部，当后正中线上，第7胸椎棘突下凹陷中。

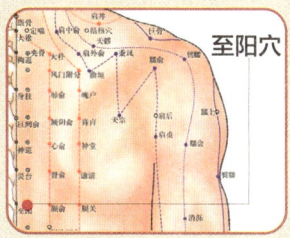

**快速取穴**　两肩胛下角连线与后正中线交点处为第7胸椎，其棘突下凹陷处即是此穴。

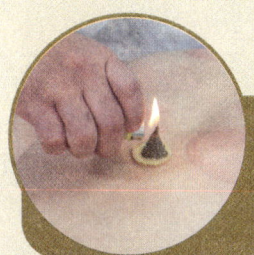

### 艾炷隔姜灸

每次灸3~5壮，以皮肤有温热感而不灼痛为度。

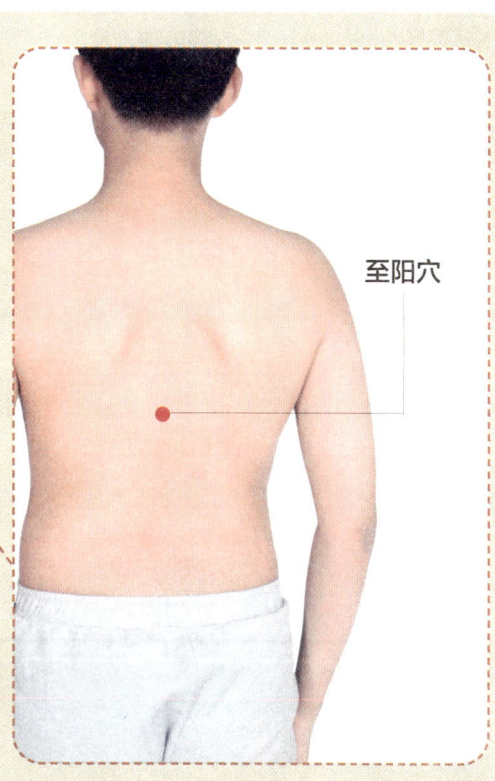

至阳穴

# 中脘穴

**标准定位**　位于上腹部，当前正中线上，脐中上4寸处。

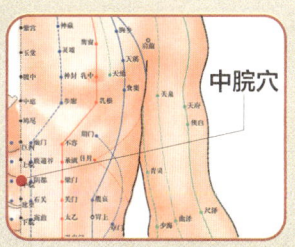

**快速取穴**　肚脐直上，先量4横指，再量1横指处即是此穴。

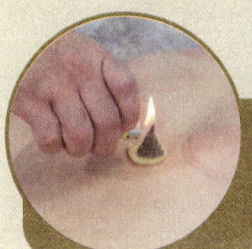

### 艾炷隔姜灸

每次灸10~15分钟，以皮肤潮红湿润为度。

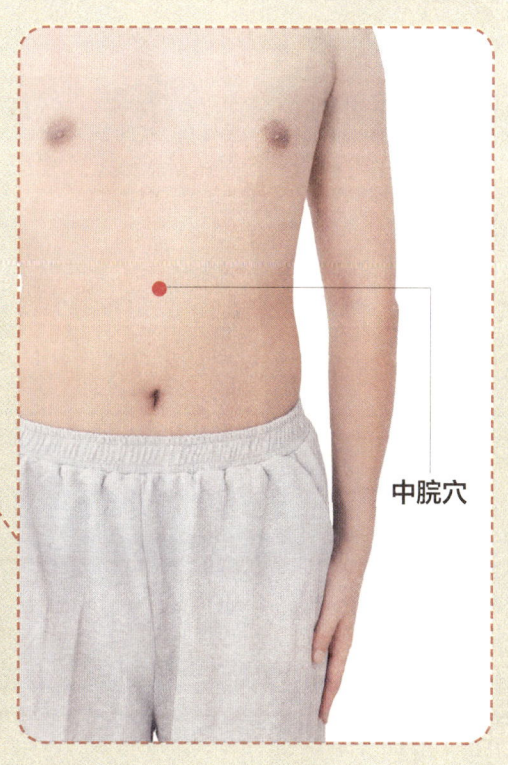

中脘穴

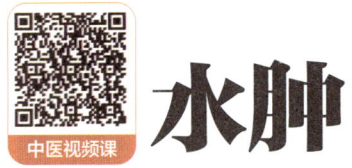

# 水肿

水肿是指因体液在人体组织间隙过多积聚，而使面部、四肢或全身肿胀的现象，包括肾源性水肿、心源性水肿、营养不良性水肿、变态反应性水肿、妊娠性水肿、内分泌代谢疾病所致水肿及药物所致水肿等。

### 对症施灸

**主穴** 水分穴、脾俞穴、足三里穴。

**辅穴** 肺俞穴、三焦俞穴、复溜穴、阴陵泉穴、肾俞穴。

**方法** 艾炷隔姜灸，艾条温和灸。

## 水分穴

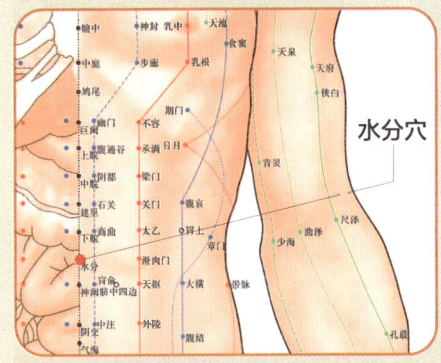

**标准定位** 位于上腹部，当前正中线上，脐中上1寸处。

**艾炷隔姜灸** 每次灸5~7壮，以皮肤有微微灼热感为度。

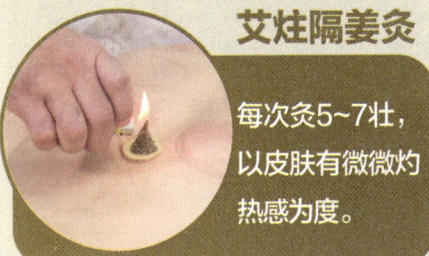

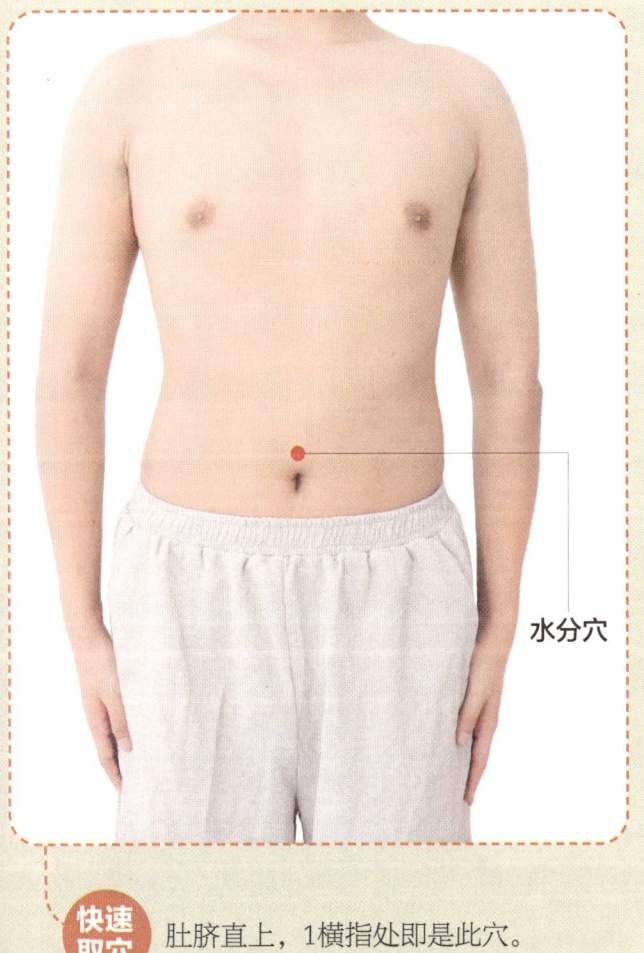

水分穴

**快速取穴** 肚脐直上，1横指处即是此穴。

# 脾俞穴

**标准定位**
位于背部,当第11胸椎棘突下,后正中线旁开1.5寸处。

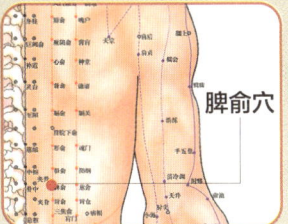

**快速取穴**
从两肩胛下角连线与脊柱相交椎体向下推4个椎体,该椎体棘突下旁开2横指处即是此穴。

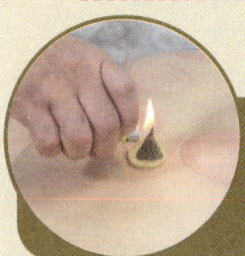

### 艾炷隔姜灸
每次灸5~7壮,以皮肤有微微灼热感为度。

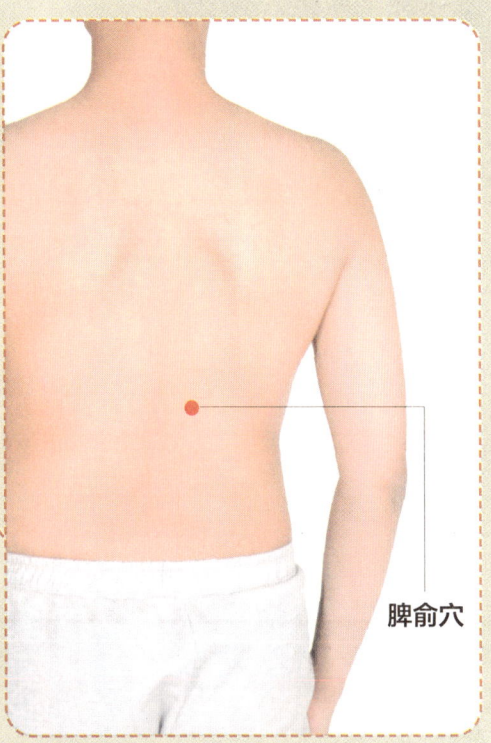

# 足三里穴

**标准定位**
位于小腿外侧,当犊鼻穴下3寸,犊鼻穴与解溪穴连线上。

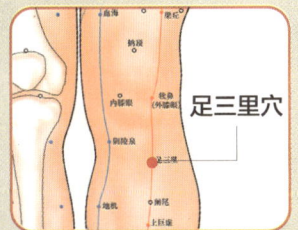

**快速取穴**

站位弯腰,同侧手虎口围住髌骨上外缘,其余四指向下,中指指尖处即是此穴。

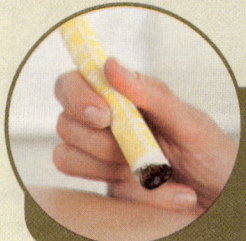

### 艾条温和灸
每次灸15~20分钟,以皮肤潮红湿润为度。

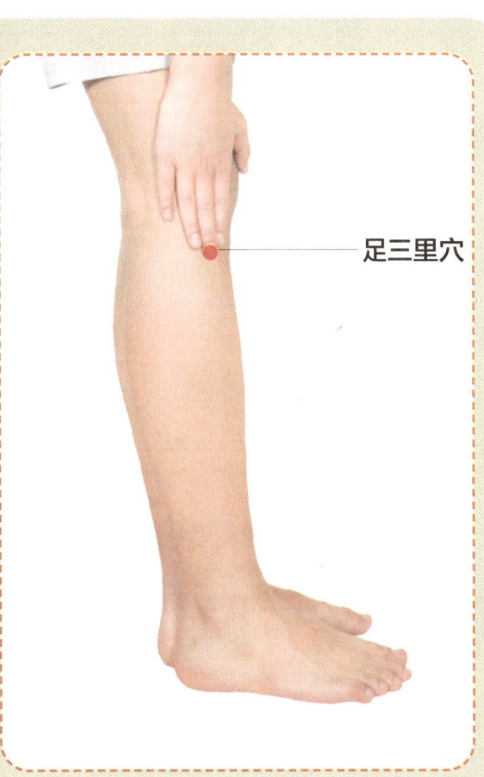

# 头痛

头痛是指发生于头颅上部的疼痛,其引发原因较多,如颅内感染、肿瘤、牙痛、鼻窦炎、颈椎病等。贫血、高血压、电解质紊乱也可以引起头痛。另外,还有一些找不到具体病因的头痛,被称作"神经性头痛",包括偏头痛、丛集性头痛等。

### 对症施灸

**主穴** 百会穴、头维穴、太阳穴。

**辅穴** 上星穴、曲鬓穴、四神聪穴、风池穴、阳白穴。

**方法** 艾条温和灸。

## 百会穴

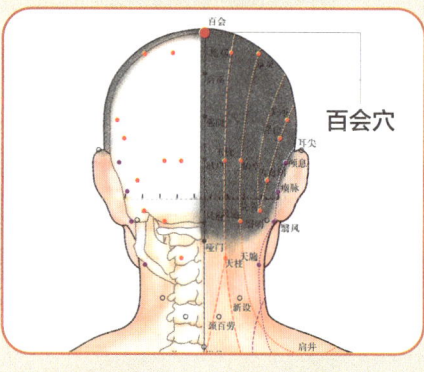

**标准定位**
位于头部,前发际正中直上5寸处。

**艾条温和灸**
每次灸15分钟左右,以感到温热舒适为度。

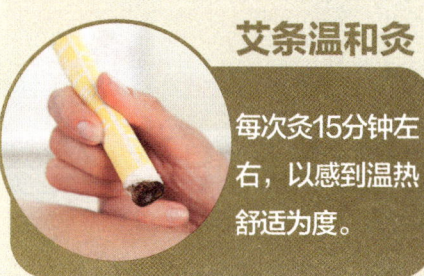

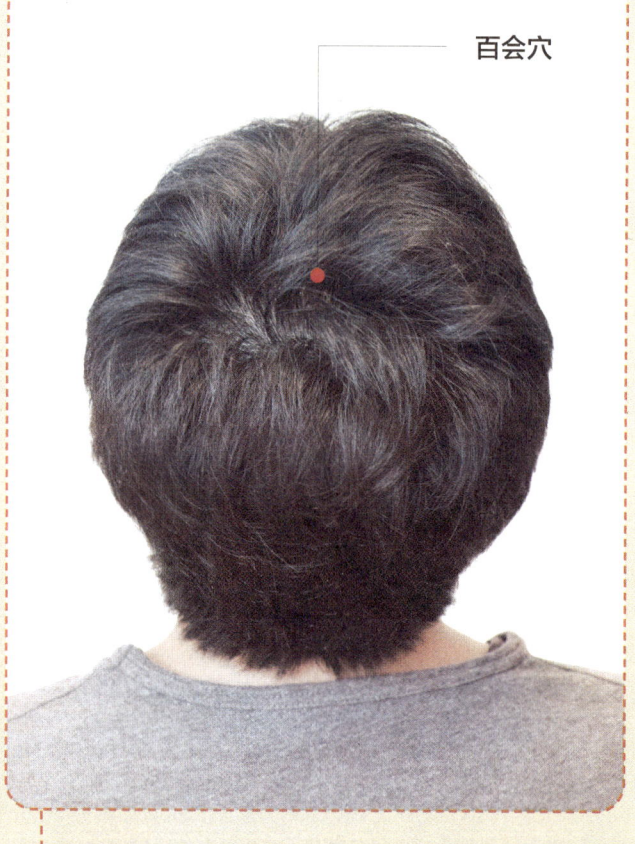

**快速取穴** 两耳尖连线与头顶正中线的交点处即是此穴。

# 头维穴

**标准定位** 位于头侧部,当额角发际上0.5寸,头正中线旁开4.5寸处。

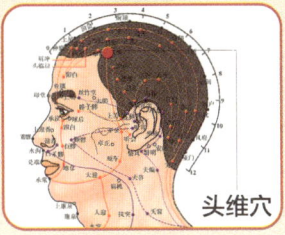

**快速取穴** 食指、中指并拢,中指指腹位于头侧部发际点处,食指指腹处即是此穴。

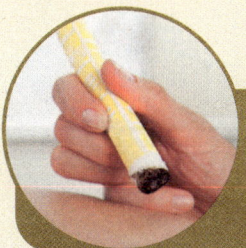

### 艾条温和灸
每次灸15分钟左右,以感到温热舒适为度。

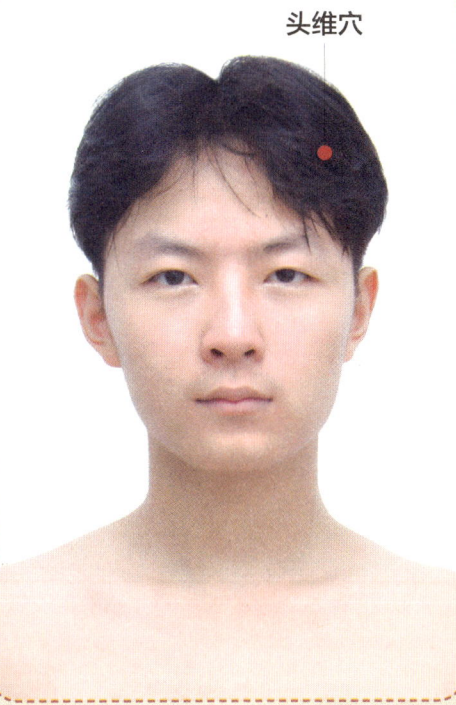

---

# 太阳穴

**标准定位** 位于头部,当眉梢与目外眦之间,向外约1横指的凹陷中。

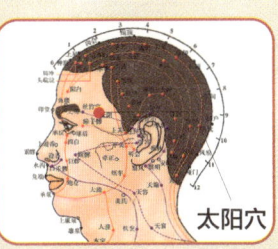

**快速取穴** 用手触摸外眼角后上方,一明显凹陷处即是此穴。

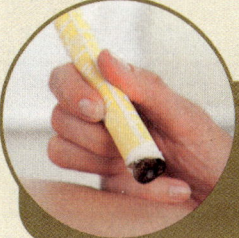

### 艾条温和灸
每次灸15分钟左右,以感到温热舒适为度。

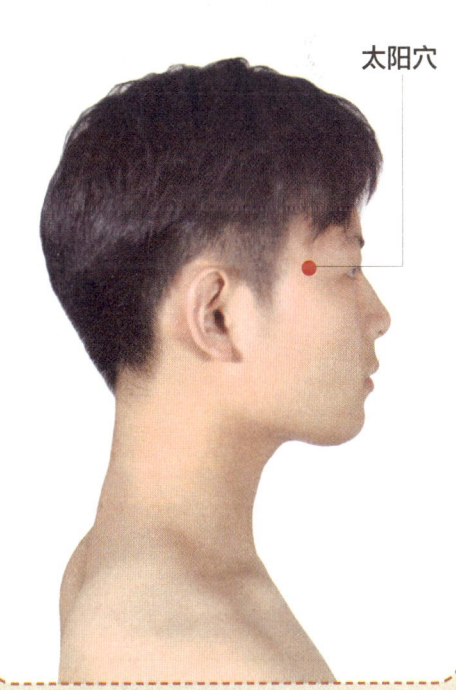

# 神经衰弱

神经衰弱是指由于长期的精神压力和情绪紧张，而产生的以精神易兴奋、大脑易疲劳、记忆力减退、睡眠障碍、头痛、耳鸣、眩晕、食欲不佳、心悸气短、四肢无力、身体易疲惫等为主要症状的疾病。

### 对症施灸

**主穴** 神门穴、百会穴、心俞穴。
**辅穴** 内关穴、太溪穴、脾俞穴、涌泉穴。
**方法** 艾条温和灸。

## 神门穴

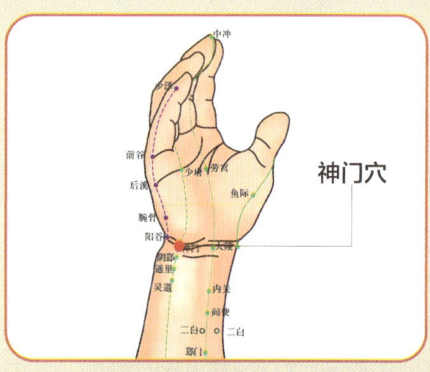

**标准定位** 位于腕部，当腕掌侧横纹尺侧端，尺侧腕屈肌腱的桡侧凹陷中。

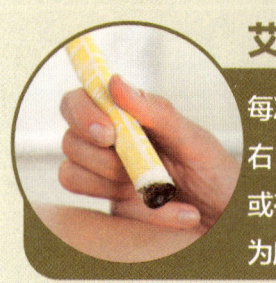

**艾条温和灸** 每次灸10分钟左右，以皮肤潮红或有轻微灼热感为度。

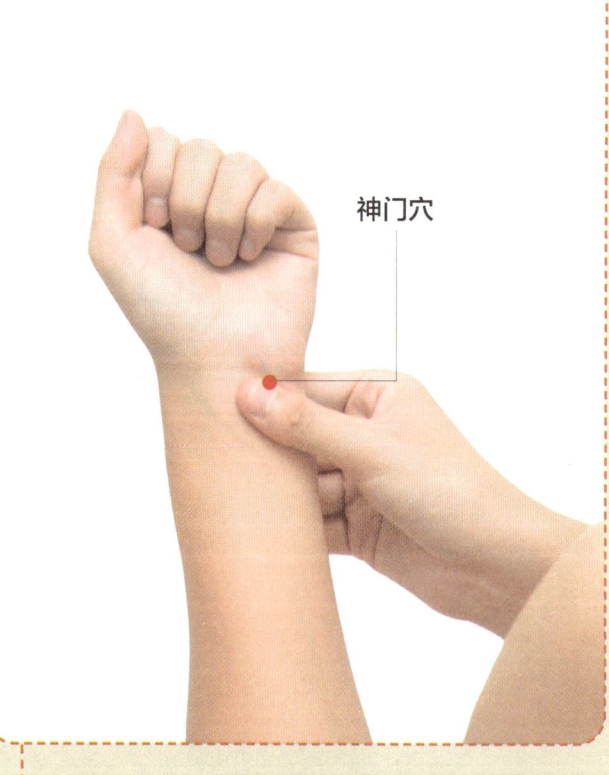

**快速取穴** 仰掌，手腕横纹处，从小指延伸下来，到手掌根部末端的凹陷处即是此穴。

## 百会穴

**标准定位**
位于头部，前发际正中直上5寸处。

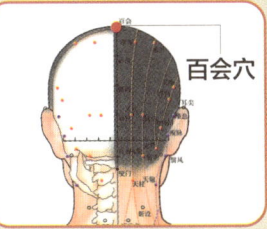
百会穴

**快速取穴**　两耳尖连线与头顶正中线的交点处即是此穴。

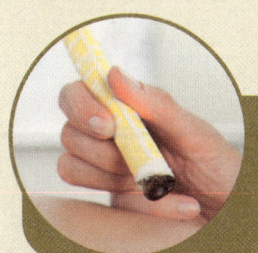

### 艾条温和灸
每次灸10分钟左右，以皮肤有轻微灼热感为度。

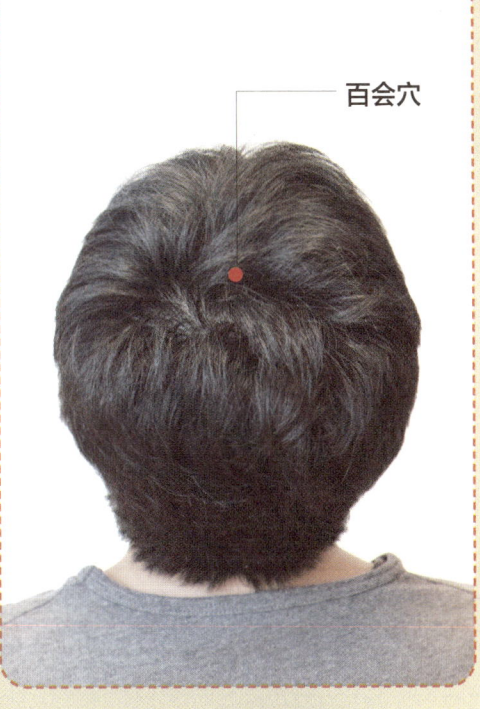
百会穴

---

## 心俞穴

**标准定位**
位于背部，当第5胸椎棘突下，后正中线旁开1.5寸处。

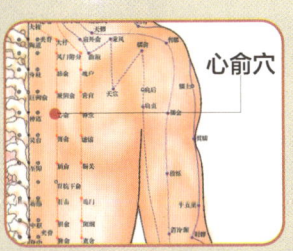
心俞穴

**快速取穴**　颈背交界处最高椎骨突起向下推5个椎体，该椎体棘突下旁开2横指处即是此穴。

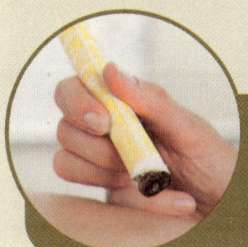

### 艾条温和灸
每次灸15分钟左右，以感到温热舒适为度。

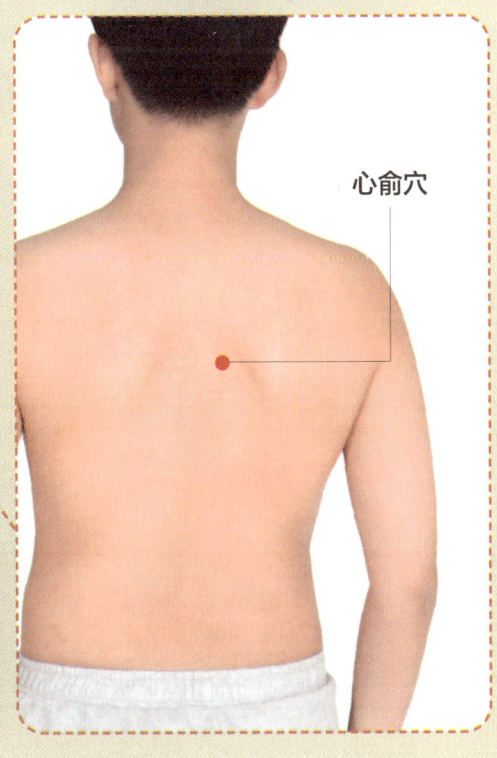
心俞穴

# 三叉神经痛

三叉神经痛是指三叉神经分布区域内发生阵发性电击样、撕裂样剧痛，是常见的脑神经疾病之一，发病人群主要为40岁以上者。该病的病因尚未完全明了，可能与感染、受寒及三叉神经损伤或其他脑神经损伤有关。

## 对症施灸

**主穴** 下关穴、颊车穴、合谷穴。

**辅穴** 太阳穴、丝竹空穴、迎香穴、听会穴、地仓穴。

**方法** 艾条温和灸。

## 下关穴

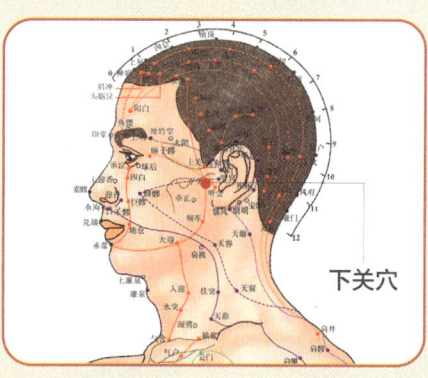

**标准定位** 位于面部，耳前方，当颧弓与下颌切迹之间的凹陷中。

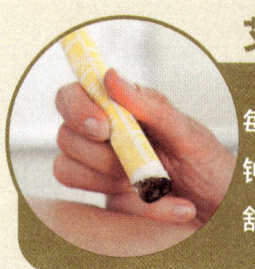

**艾条温和灸** 每次灸10~15分钟，以感到温热舒适为度。

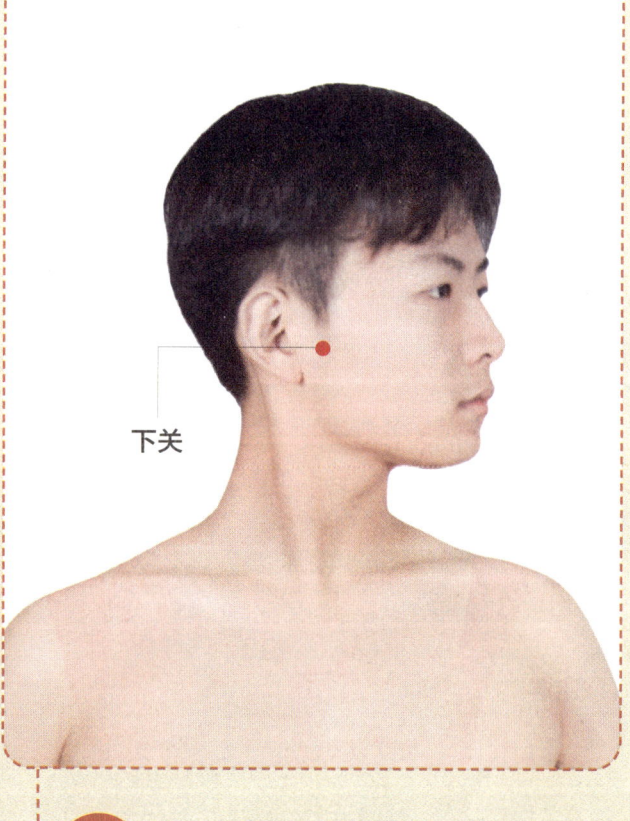

下关

**快速取穴** 闭口，食指、中指并拢，食指贴于耳垂旁，中指指腹处即是此穴。

## 颊车穴

**标准定位** 位于面部,当下颌角前上方1横指处。

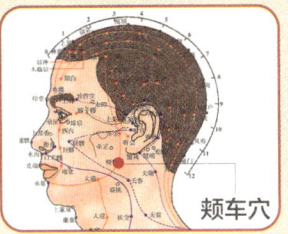

**快速取穴** 上下牙关咬紧时,隆起的咬肌高点处,按之凹陷处即是此穴。

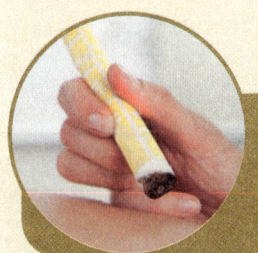

### 艾条温和灸

每次灸10~15分钟,以感到温热舒适为度。

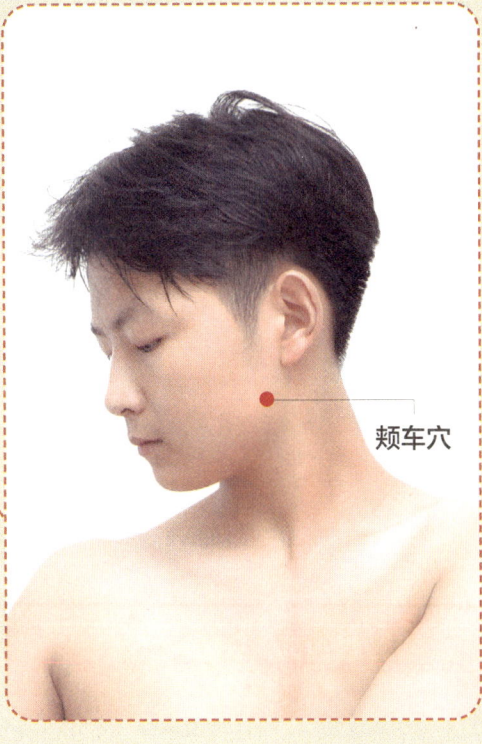

## 合谷穴

**标准定位** 位于手背,当第2掌骨桡侧的中点处。

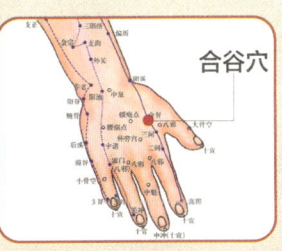

**快速取穴** 一手拇指指间关节横纹压在另一手虎口上,则拇指指尖处即是此穴。

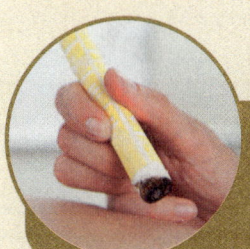

### 艾条温和灸

每次灸10~15分钟,以感到温热舒适为度。

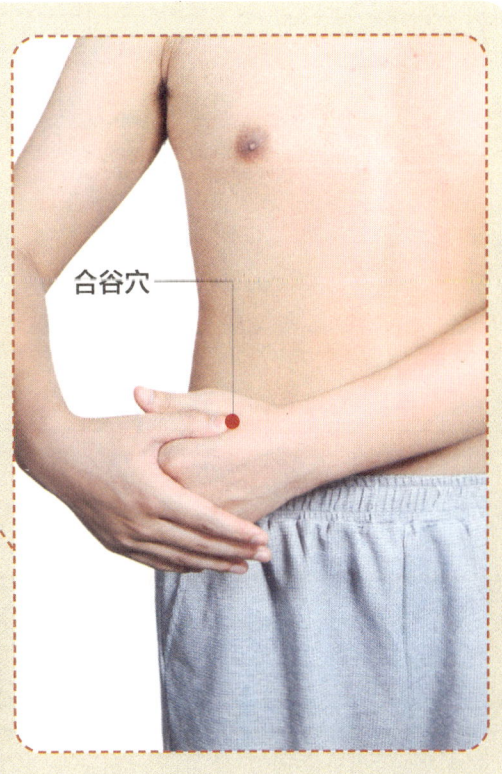

# 坐骨神经痛

坐骨神经痛是指坐骨神经通路及其分布区域持续性或阵发性疼痛，主要表现为臀部、大腿后方、小腿后外侧及足部麻木或烧灼样、刀割样疼痛，疼痛一般为单侧。有些患者夜间疼痛较明显，严重时稍用力疼痛就会加剧。

## 对症施灸

**主穴** 环跳穴、阳陵泉穴、委中穴。

**辅穴** 承扶穴、秩边穴、居髎穴、风市穴、昆仑穴。

**方法** 艾炷直接灸，艾条温和灸。

## 环跳穴

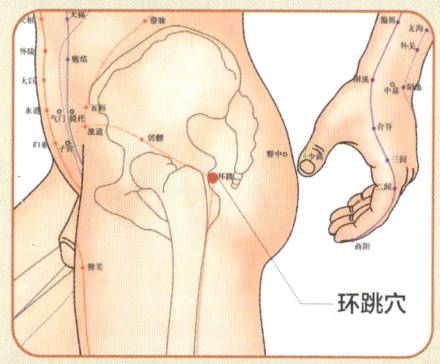

环跳穴

**标准定位** 位于臀部，当股骨大转子最凸点与骶管裂孔连线的外1/3与内2/3交点处。

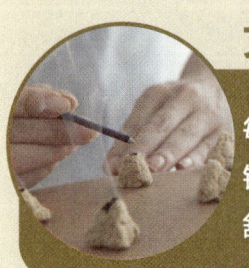

**艾炷直接灸** 每次灸10~15分钟，以感到温热舒适为度。

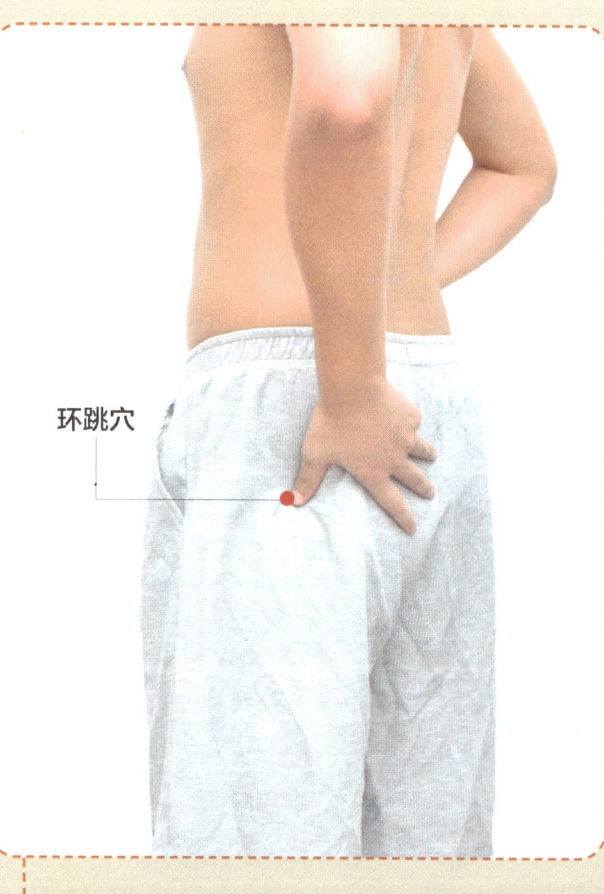

环跳穴

**快速取穴** 拇指指向脊柱，拇指关节横纹按在股骨大转子最高点，拇指指尖处即是此穴。

# 阳陵泉穴

**标准定位**
位于小腿外侧,当腓骨头前下方凹陷中。

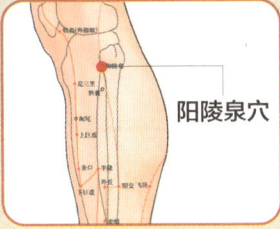

**快速取穴**
正坐屈膝,膝盖斜下方,腓骨头稍前的凹陷处即是此穴。

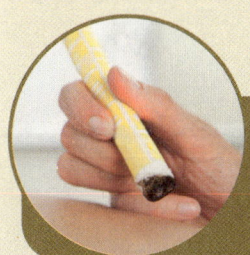

### 艾条温和灸
每次灸10~15分钟,以皮肤有温热感而不灼痛为度。

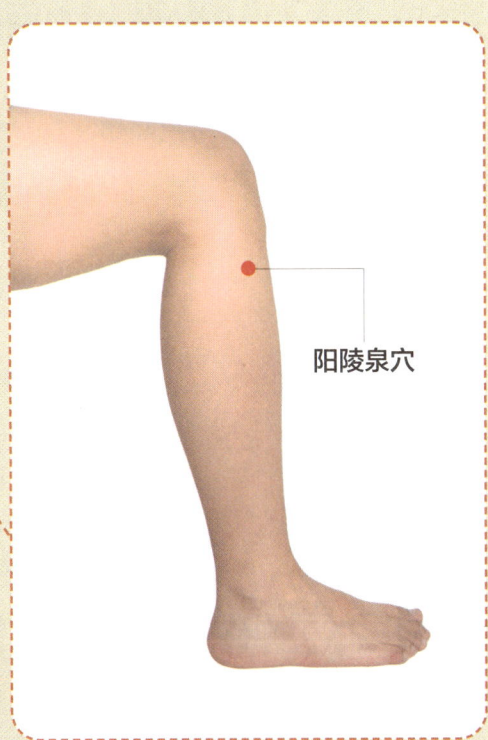

---

# 委中穴

**标准定位**
位于膝后区,当腘横纹的中点处。

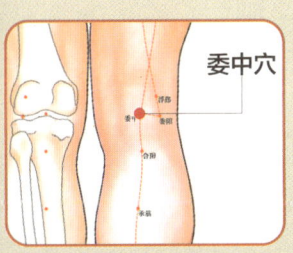

**快速取穴**
膝盖后方凹陷中央的腘横纹中点处即是此穴。

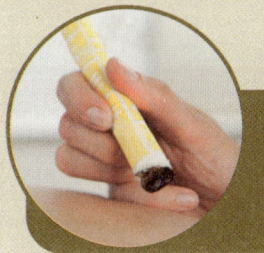

### 艾条温和灸
每次灸10~15分钟,以皮肤有温热感而不灼痛为度。

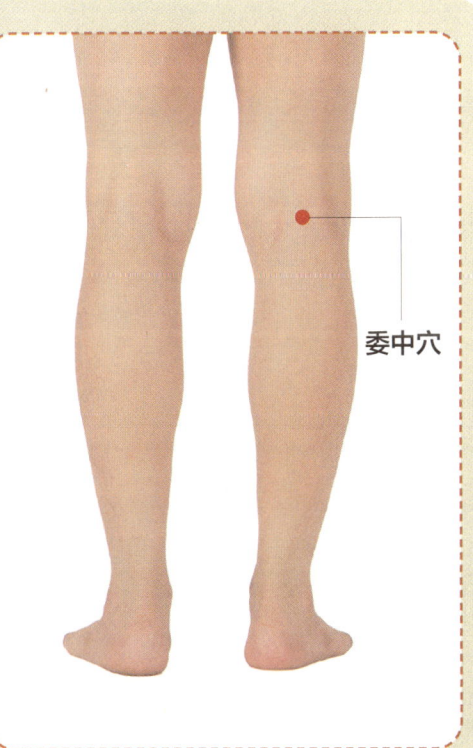

# 中风偏瘫

中风偏瘫是中风最为常见的一种后遗症,又叫半身不遂,主要表现为身体一侧肌肉无力,不受支配,手指、脚趾、面部麻木,活动因此受限或完全无法活动,严重者可伴有语言功能障碍、口眼歪斜等。

### 对症施灸

**主穴** 曲池穴、外丘穴、足三里穴。

**辅穴** 肩井穴、三阴交穴、廉泉穴、外关穴、阳陵泉穴。

**方法** 艾条温和灸。

## 曲池穴

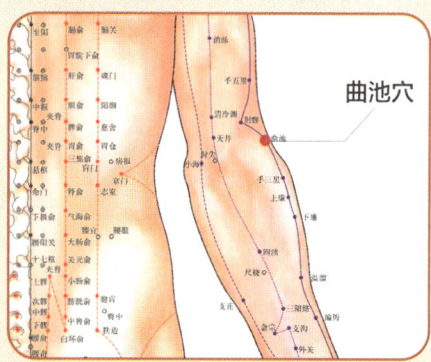

**标准定位**

位于肘部,当尺泽穴与肱骨外上髁连线中点处。

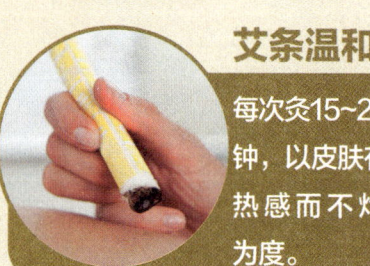

**艾条温和灸**

每次灸15~20分钟,以皮肤有温热感而不灼痛为度。

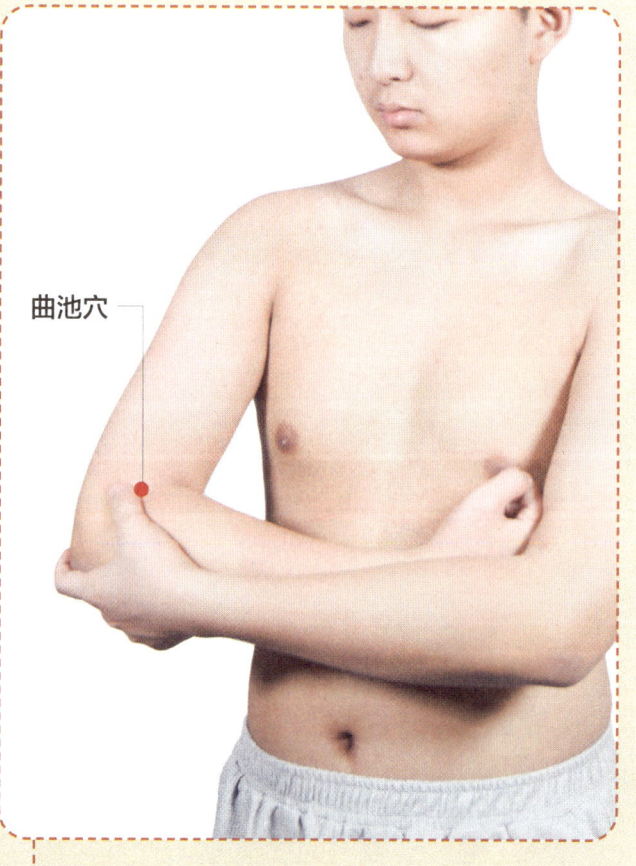

**快速取穴** 轻抬手臂,屈肘90°,肘横纹外侧端凹陷处即是此穴。

## 外丘穴

**标准定位**
位于小腿外侧,当外踝尖上7寸,腓骨前缘处。

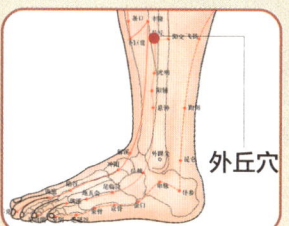

**快速取穴**
正坐垂足,腘横纹头与外踝尖连线的中点,向下量1横指,平阳交穴处即是此穴。

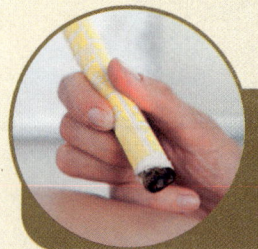

### 艾条温和灸
每次灸15~20分钟,以皮肤有温热感而不灼痛为度。

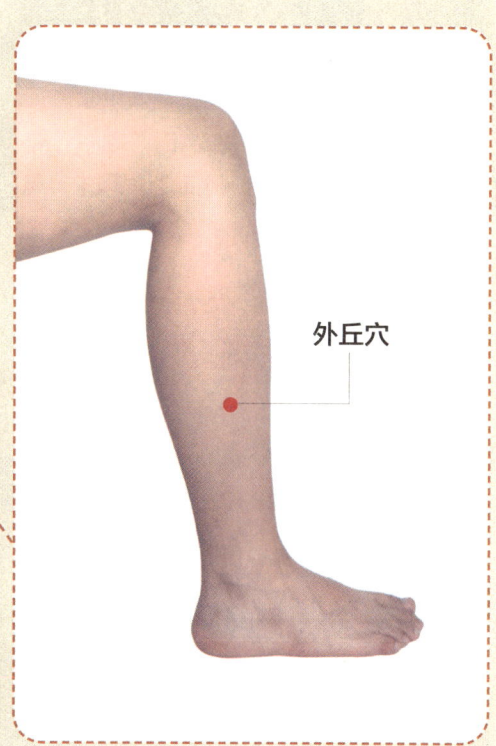

---

## 足三里穴

**标准定位**
位于小腿外侧,当犊鼻穴下3寸,犊鼻穴与解溪穴连线上。

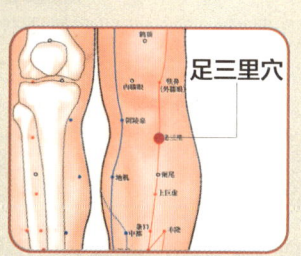

**快速取穴**
站位弯腰,同侧手虎口围住髌骨上外缘,其余四指向下,中指指尖处即是此穴。

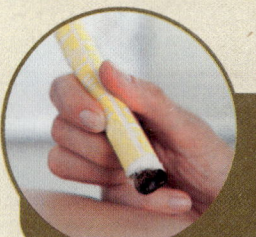

### 艾条温和灸
每次灸15~20分钟,以皮肤有温热感而不灼痛为度。

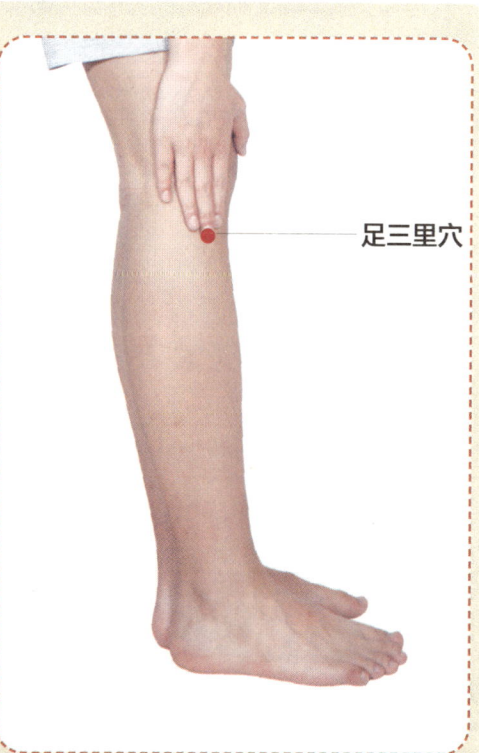

# 风湿性关节炎

　　风湿性关节炎多发生于冬季和春季的阴雨期，寒冷和潮湿是其主要诱发原因，发病时，患者的膝、腕、肘、肩、踝关节出现游走性红肿、酸楚、灼热、疼痛等症状，严重者可累及心脏，因此有些患者也伴有心肌炎、心包炎等。

## 对症施灸

**主穴** 曲池穴、风门穴、足三里穴。
**辅穴** 阿是穴、血海穴、阳陵泉穴、肩髃穴、鹤顶穴。
**方法** 艾炷隔姜灸，艾条回旋灸。

## 曲池穴

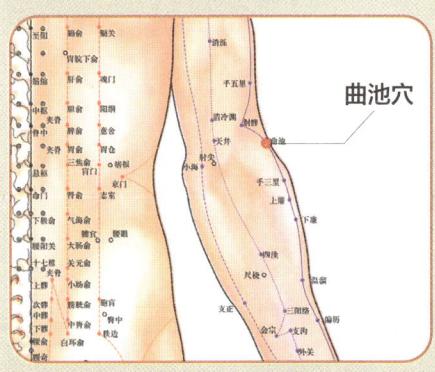

**标准定位** 位于肘部，当尺泽穴与肱骨外上髁连线中点处。

**艾炷隔姜灸** 每次灸3~5壮，以皮肤潮红湿润为度。

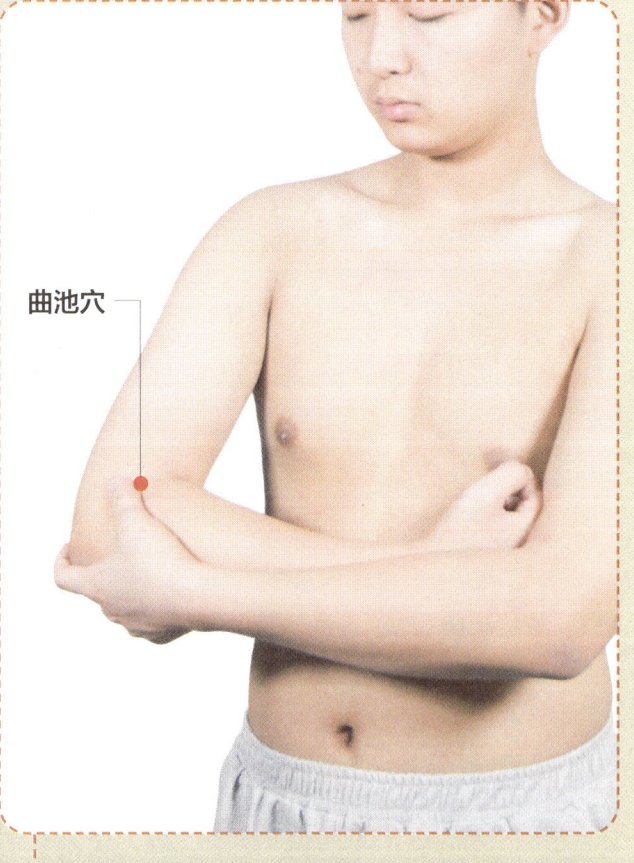

**快速取穴** 轻抬手臂，屈肘90°，肘横纹外侧端凹陷处即是此穴。

## 风门穴

**标准定位** 位于背部,当第2胸椎棘突下,后正中线旁开1.5寸处。

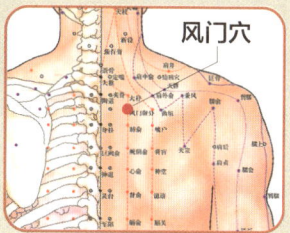

**快速取穴** 颈背交界处椎骨最高突起向下推2个椎体,该椎体棘突下旁开2横指处即是此穴。

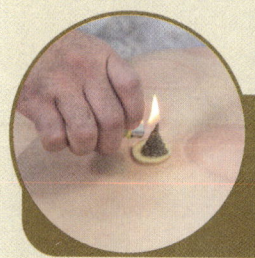

### 艾炷隔姜灸
每次灸3~5壮,以皮肤潮红湿润为度。

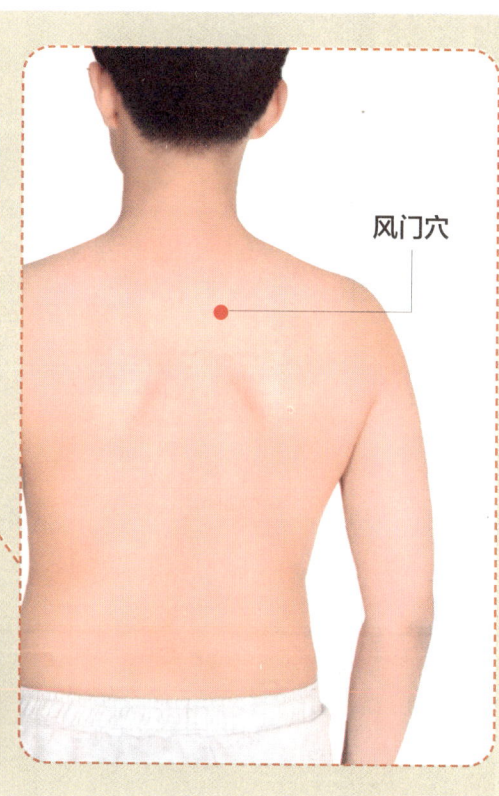

风门穴

---

## 足三里穴

**标准定位** 位于小腿外侧,当犊鼻穴下3寸,犊鼻穴与解溪穴连线上。

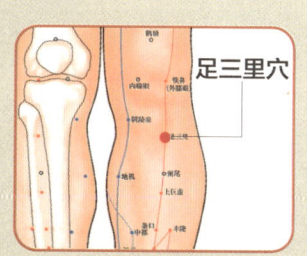

**快速取穴** 站位弯腰,同侧手虎口围住髌骨上外缘,其余四指向下,中指指尖处即是此穴。

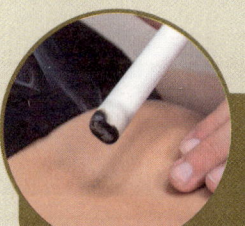

### 艾条回旋灸
每次灸20分钟左右,以皮肤有微微灼热感为度。

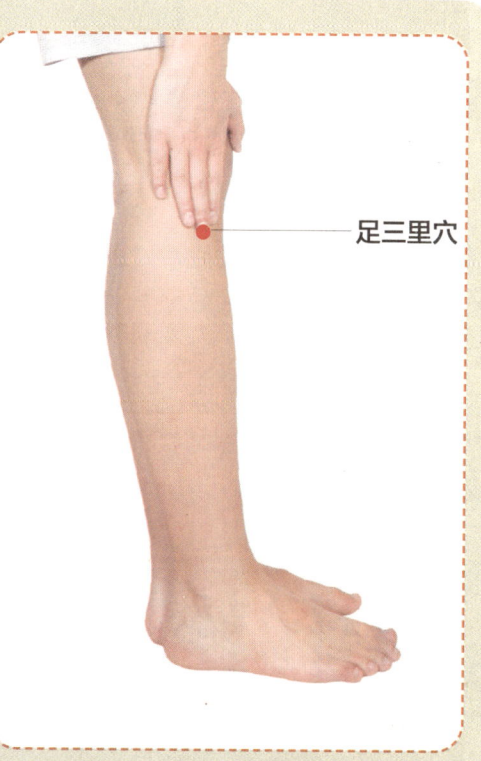

足三里穴

169

# 呕吐

呕吐是一种常见的消化道症状,指胃内容物经食管由口腔排出体外。频繁而剧烈的呕吐会给身体造成一定的伤害。引起呕吐的原因除了神经系统疾病、消化系统疾病、晕动病等外,还包括服用了某些药物及食物中毒。

## 对症施灸

**主穴** 天枢穴、内关穴、中脘穴。
**辅穴** 公孙穴、脾俞穴、足三里穴、间使穴、合谷穴。
**方法** 艾炷隔姜灸,艾条温和灸。

## 天枢穴

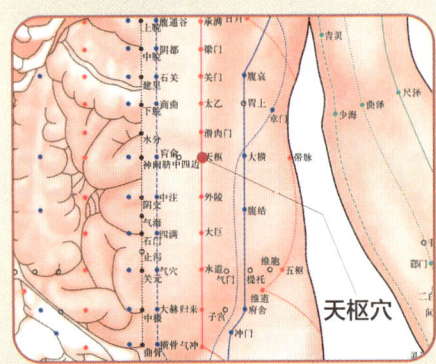

**标准定位** 位于腹部,横平脐中,当前正中线旁开2寸处。

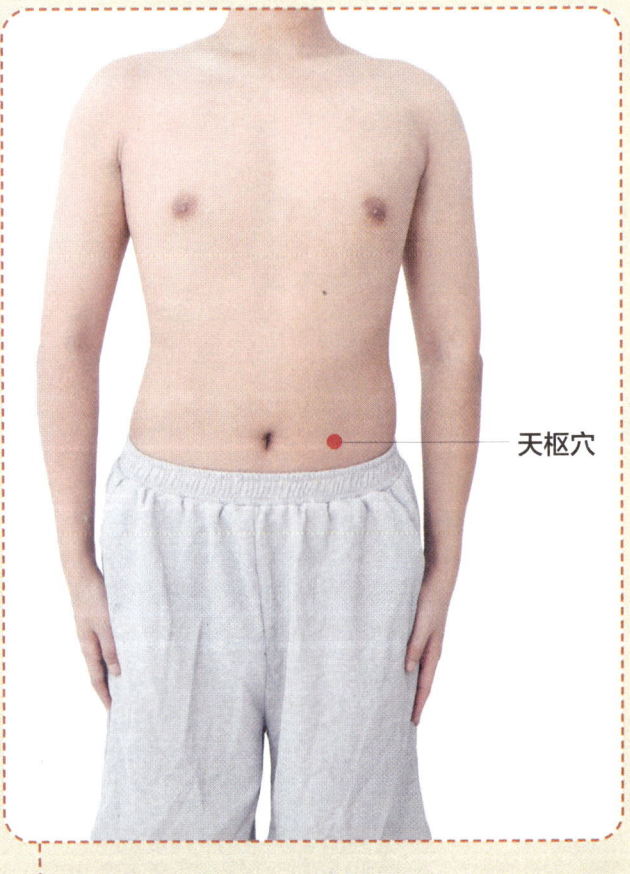

天枢穴

**艾炷隔姜灸** 每次灸5~7壮,以皮肤潮红湿润为度。

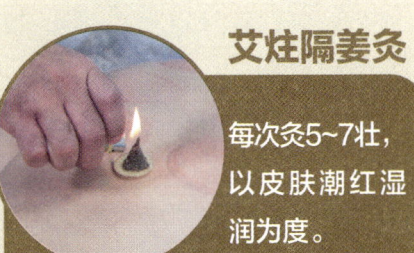

**快速取穴** 肚脐旁开3横指,按压有酸胀感处即是此穴。

# 内关穴

**标准定位**
位于前臂前区,当腕掌侧远端横纹上2寸,掌长肌腱与桡侧腕屈肌腱之间。

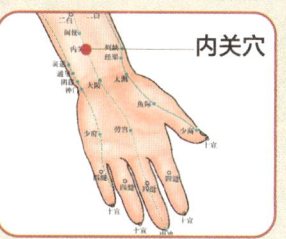

**快速取穴**
微握拳,从腕横纹向上量3横指,两条索状大筋之间即是此穴。

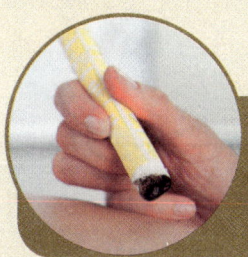

### 艾条温和灸
每次灸10~20分钟,以感到温热舒适为度。

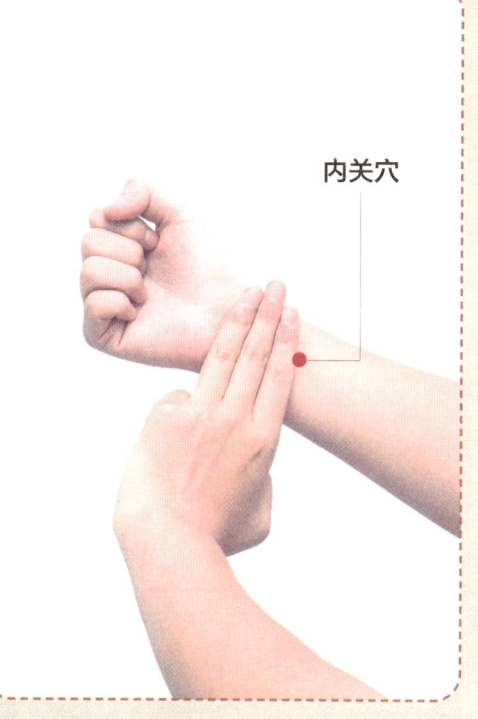

# 中脘穴

**标准定位**
位于上腹部,当前正中线上,脐中上4寸处。

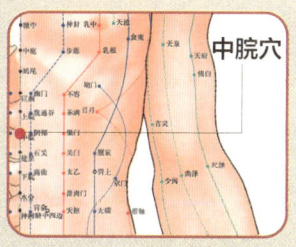

**快速取穴**
肚脐直上,先量4横指,再量1横指处即是此穴。

### 艾炷隔姜灸
每次灸5~7壮,以皮肤潮红湿润为度。

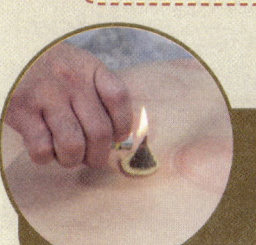

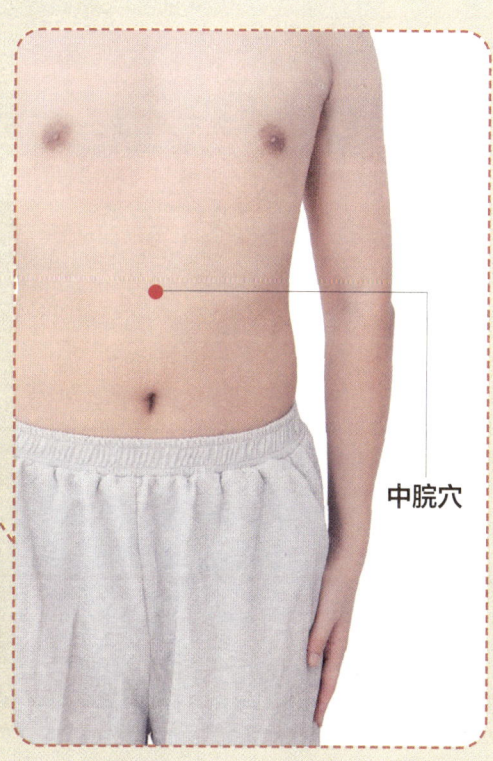

# 腹胀

腹胀在中医中被称作脘腹胀满，大多是由肠道内气体积聚过多引起的，常见于胃肠疾病，也可由药物因素、环境因素及不良的饮食习惯和生活方式引起，常伴有腹痛、恶心、呕吐、打嗝、便秘、排气增多等症。

## 对症施灸

**主穴** 天枢穴、中脘穴、脾俞穴。

**辅穴** 足三里穴、建里穴、关元穴、上巨虚穴。

**方法** 艾条温和灸，艾炷直接灸。

## 天枢穴

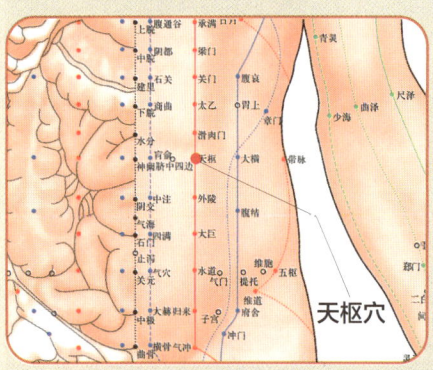

**标准定位** 位于腹部，横平脐中，当前正中线旁开2寸处。

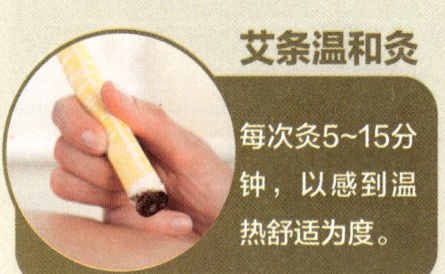

**艾条温和灸** 每次灸5~15分钟，以感到温热舒适为度。

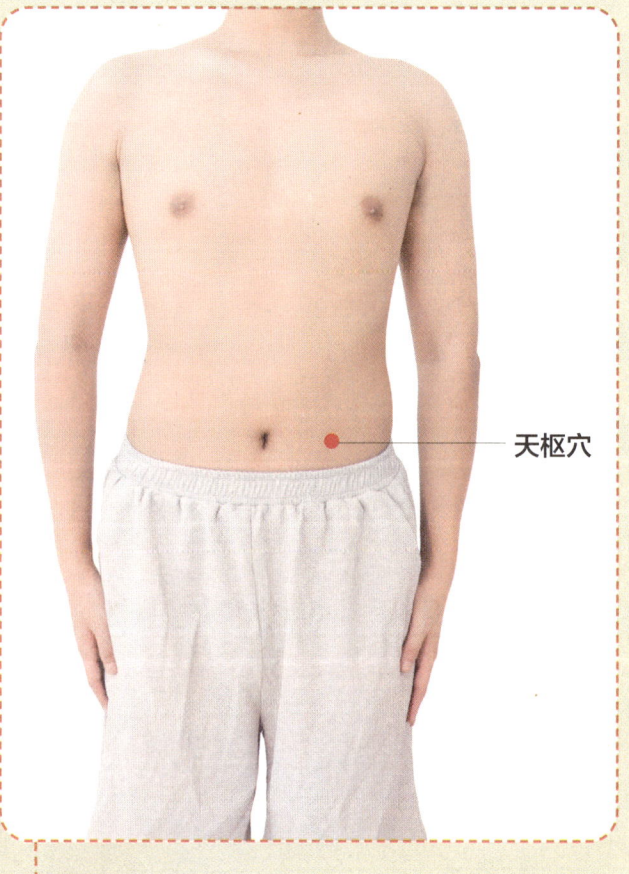

天枢穴

**快速取穴** 肚脐旁开3横指，按压有酸胀感处即是此穴。

## 中脘穴

**标准定位**　位于上腹部,当前正中线上,脐中上4寸处。

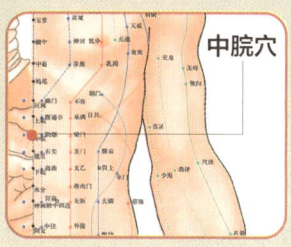

**快速取穴**　肚脐直上,先量4横指,再量1横指处即是此穴。

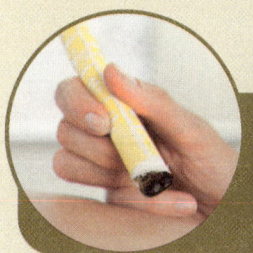

### 艾条温和灸

每次灸5~15分钟,以感到温热舒适为度。

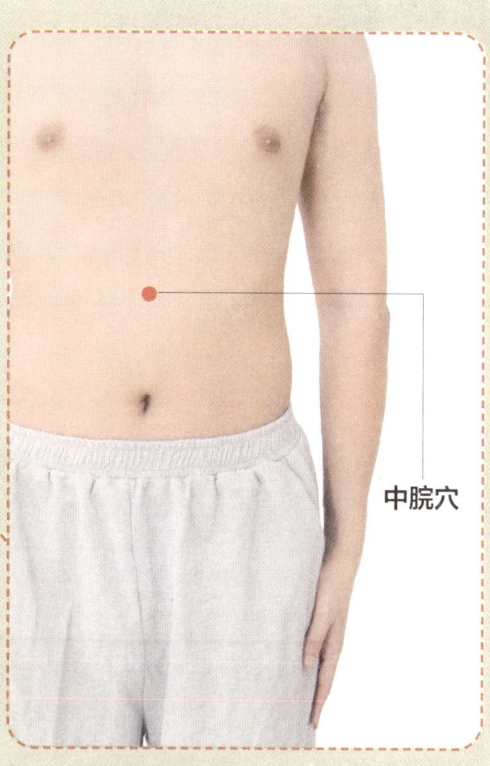

## 脾俞穴

**标准定位**　位于背部,当第11胸椎棘突下,后正中线旁开1.5寸处。

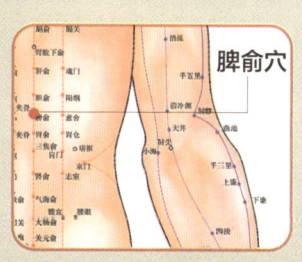

**快速取穴**　从两肩胛下角连线与脊柱相交椎体向下推4个椎体,该椎体棘突下旁开2横指处即是此穴。

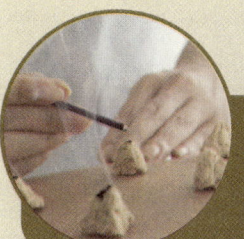

### 艾炷直接灸

每次灸5~7壮,以有轻微灼热感为度。

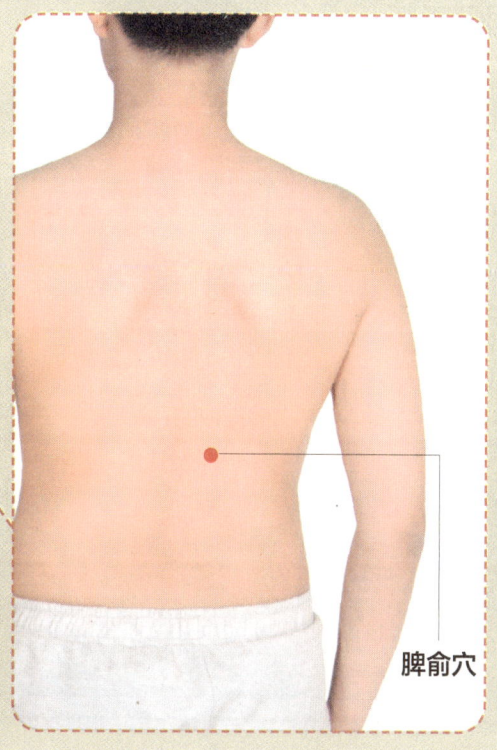

# 腹泻

腹泻是指排便次数增多，粪便质地稀薄或夹杂未消化食物，甚至泻下如水，通常伴有肠鸣、腹痛、乏力、面色萎黄、消瘦等。腹泻好发于夏季，其病因较多，如食物中毒、肠道感染、肠道肿瘤、吸收不良综合征等。

### 对症施灸

**主穴** 大肠俞穴、中脘穴、天枢穴。

**辅穴** 脾俞穴、关元穴、足三里穴、肾俞穴、神阙穴。

**方法** 艾炷隔姜灸，艾条温和灸。

## 大肠俞穴

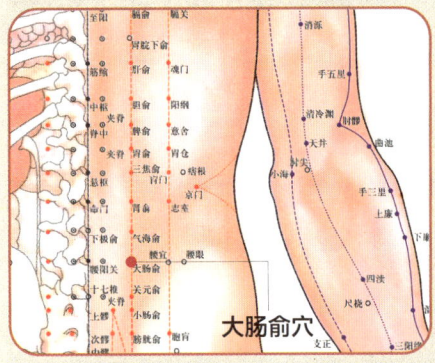

**标准定位**

位于腰部，当第4腰椎棘突下，后正中线旁开1.5寸处。

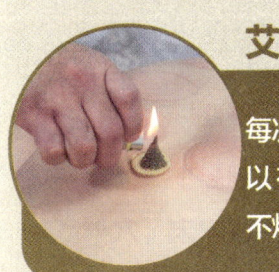

**艾炷隔姜灸**

每次灸3~5壮，以有温热感而不灼痛为度。

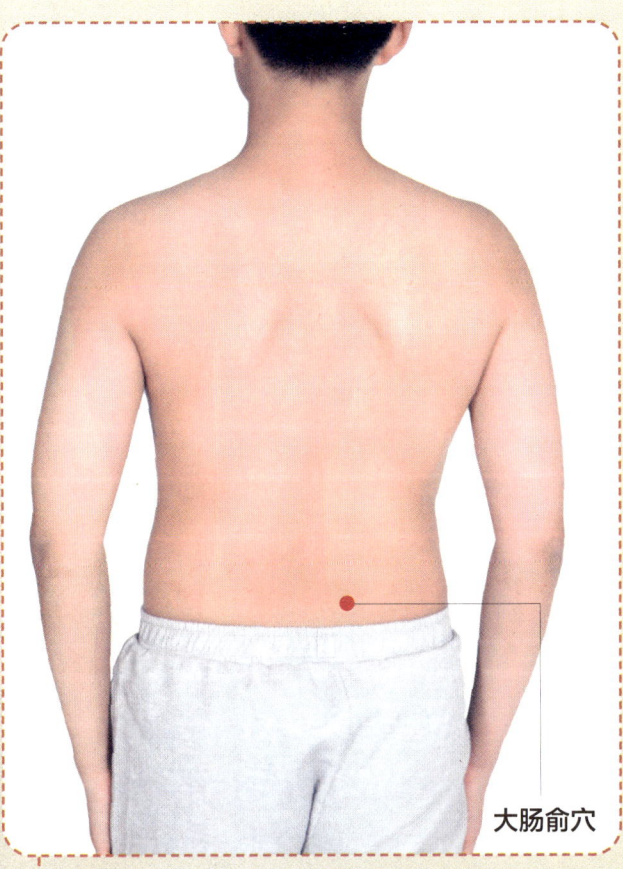

大肠俞穴

**快速取穴** 俯卧，肚脐对应位置为第2腰椎，由此向下推2个椎体，该椎体棘突下旁开2横指处即是此穴。

## 中脘穴

**标准定位**
位于上腹部,当前正中线上,脐中上4寸处。

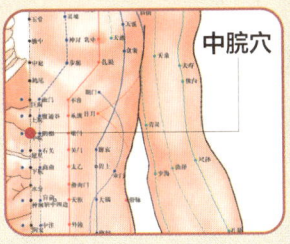

**快速取穴**
肚脐直上,先量4横指,再量1横指处即是此穴。

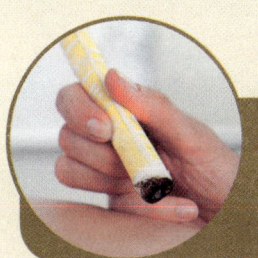

### 艾条温和灸
每次灸15~20分钟,以感到温热舒适为度。

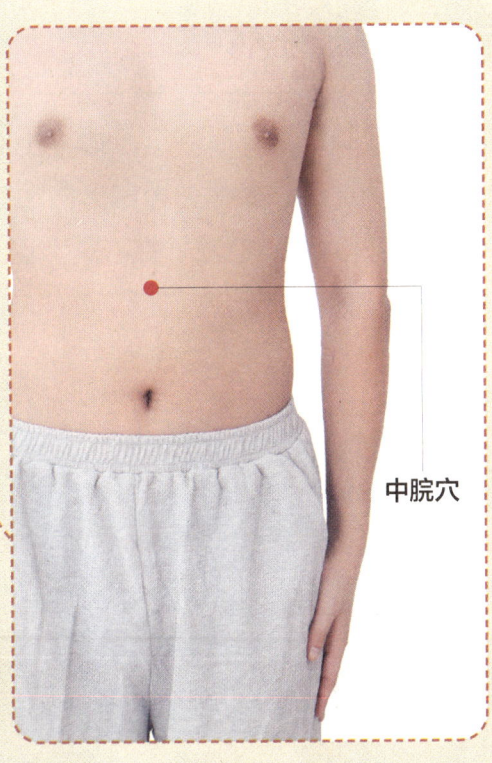

## 天枢穴

**标准定位**
位于腹部,横平脐中,当前正中线旁开2寸处。

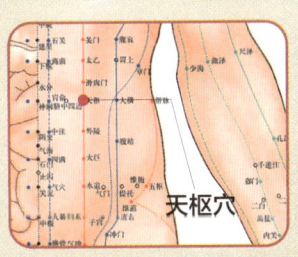

**快速取穴**
肚脐旁开3横指,按压有酸胀感处即是此穴。

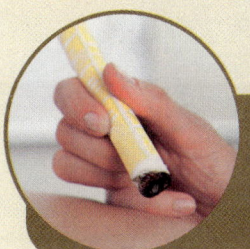

### 艾条温和灸
每次灸15~20分钟,以感到温热舒适为度。

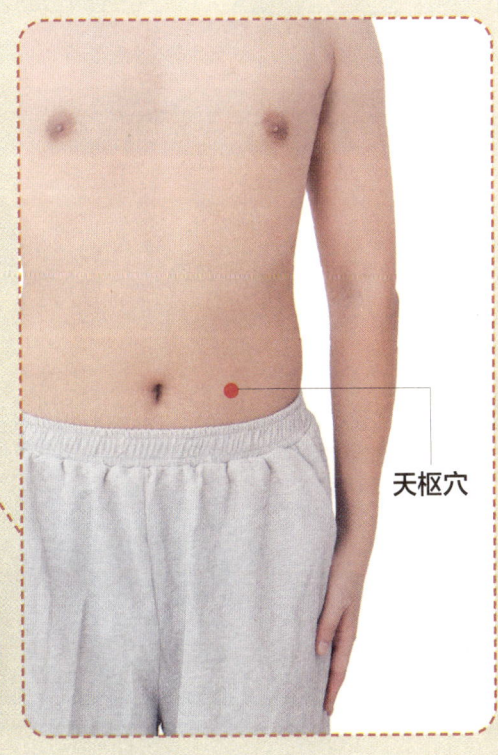

# 腹痛

腹痛即腹部出现胀痛、绞痛等不同性质、不同程度的疼痛，有时伴有呕吐、腹泻、便血、发热等症状，可由腹内组织或器官病变、损伤、受刺激引起，也可以由身体其他部位疾病或全身性疾病引起。

## 对症施灸

**主穴** 神阙穴、天枢穴、中脘穴。

**辅穴** 足三里穴、关元穴、肾俞穴、命门穴。

**方法** 艾条温和灸。

## 神阙穴

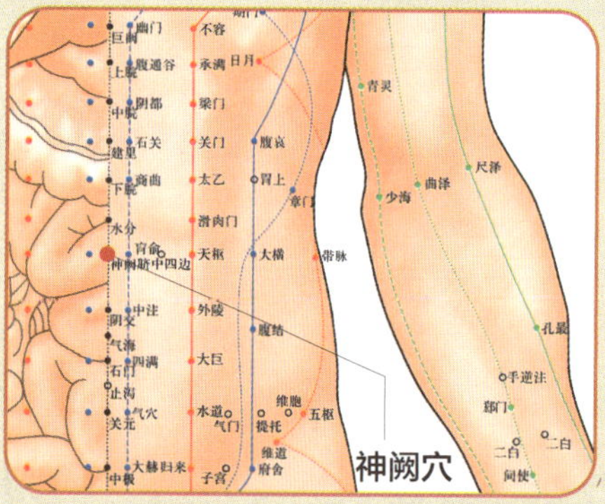

**标准定位** 位于腹中部，当脐中央处。

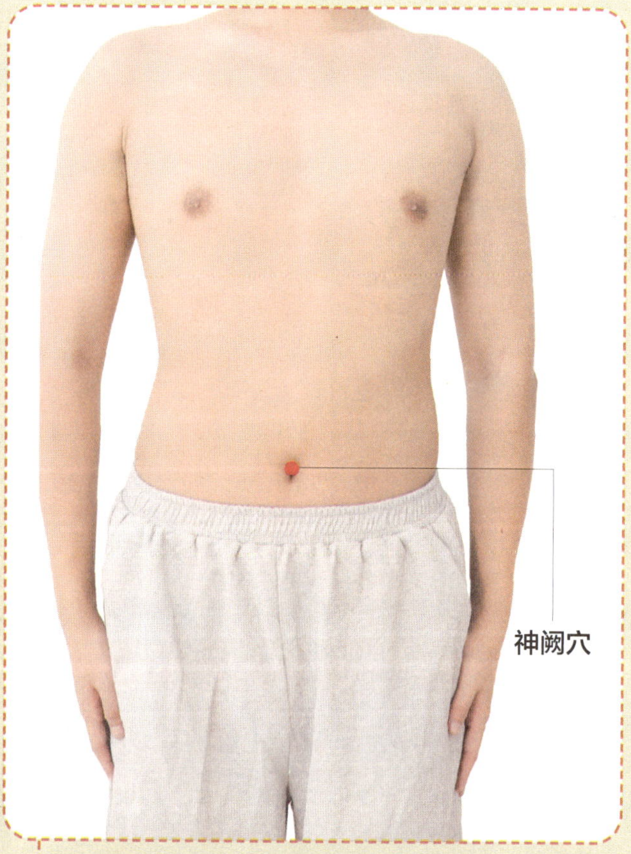

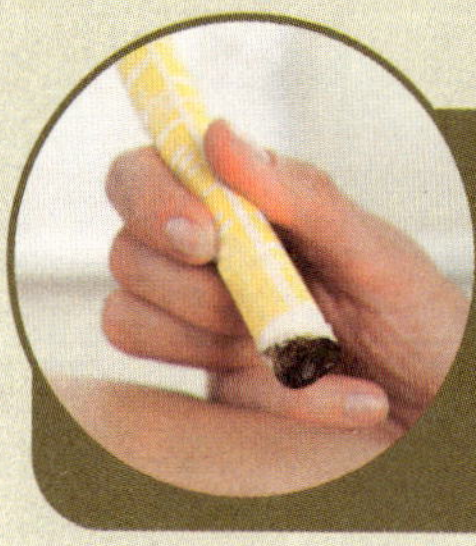

**艾条温和灸** 距离皮肤2~3厘米，每次灸10~15分钟。

**快速取穴** 腹中部，脐窝中点处即是此穴。

## 天枢穴

**标准定位**
位于腹部，横平脐中，当前正中线旁开2寸处。

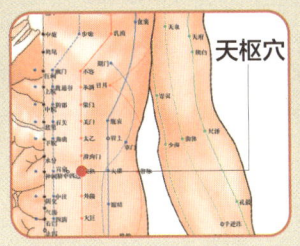

**快速取穴**
肚脐旁开3横指，按压有酸胀感处即是此穴。

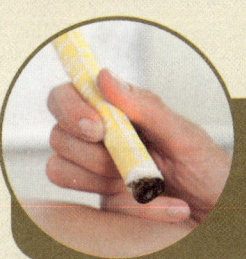

### 艾条温和灸
距离皮肤2~3厘米，每次灸10~15分钟。

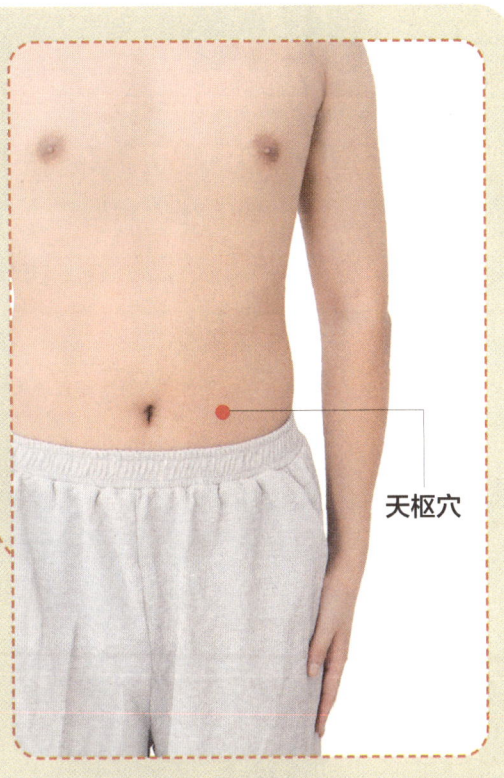

---

## 中脘穴

**标准定位**
位于上腹部，当前正中线上，脐中上4寸处。

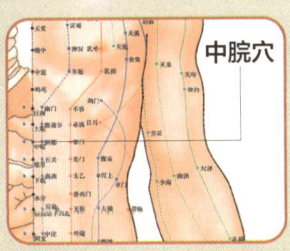

**快速取穴**
肚脐直上，先量4横指，再量1横指处即是此穴。

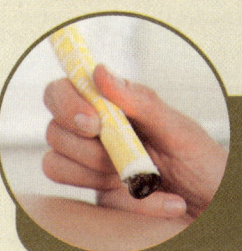

### 艾条温和灸
距离皮肤2~3厘米，每次灸10~15分钟。

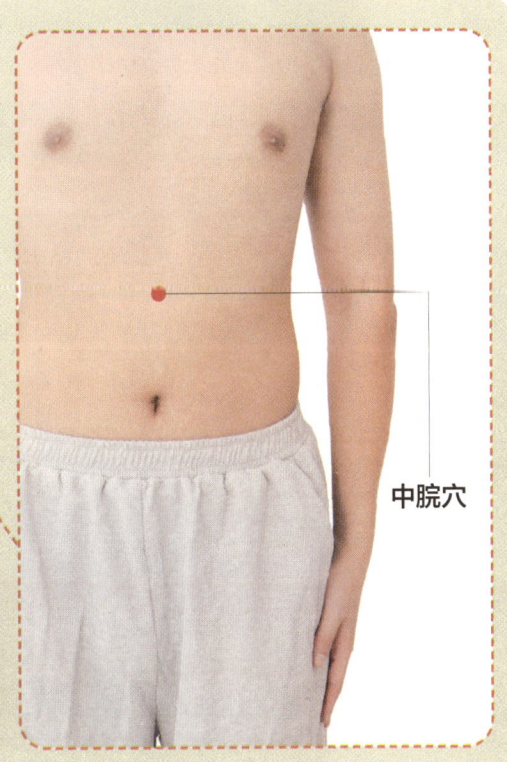

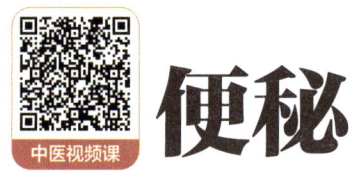
# 便秘

便秘是指每周排便少于3次，且排便困难、粪便干硬的病症。有些患者是因为患有肠道疾病而出现便秘，有些患者是因为不良的生活习惯导致便秘，还有一些患者是服用了导致便秘的药物引起了便秘。

## 对症施灸

**主穴** 天枢穴、大横穴、大肠俞穴。

**辅穴** 支沟穴、曲池穴、上巨虚穴、太溪穴、气海穴。

**方法** 艾炷直接灸。

## 天枢穴

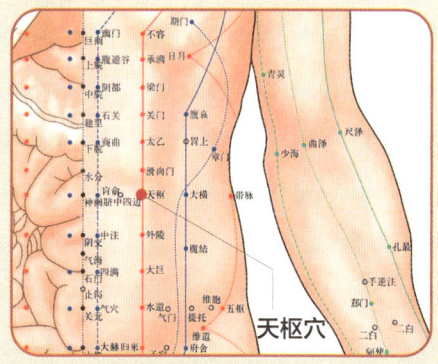

**标准定位**
位于腹部，横平脐中，当前正中线旁开2寸处。

### 艾炷直接灸

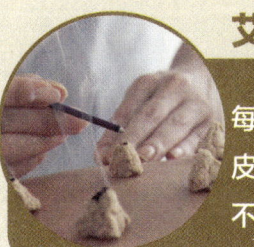

每次灸3壮，以皮肤有温热感而不灼痛为度。

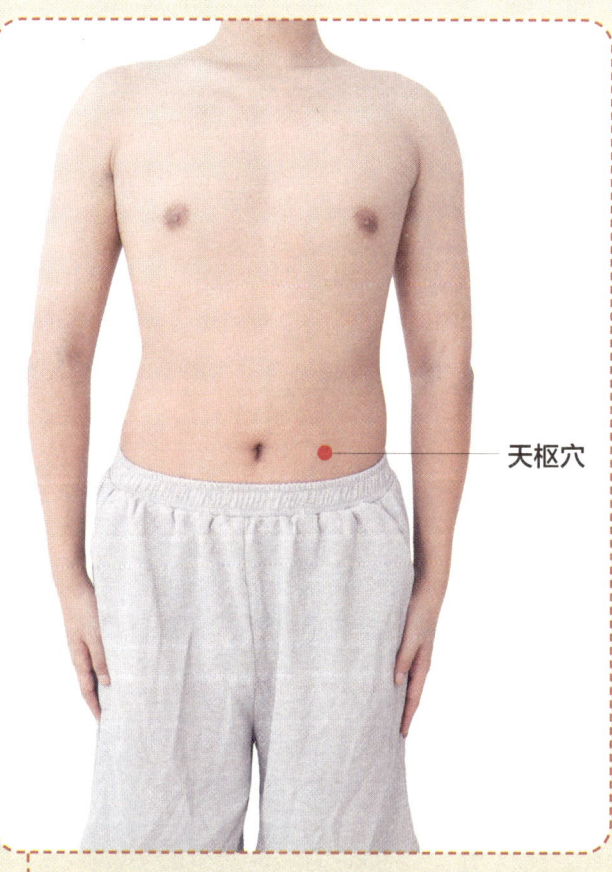

天枢穴

**快速取穴** 肚脐旁开3横指，按压有酸胀感处即是此穴。

# 大横穴

**标准定位**
位于腹中部,脐中旁开4寸处。

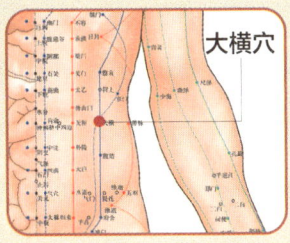

 **快速取穴** 肚脐水平线与乳头垂直线的交会处即是此穴。

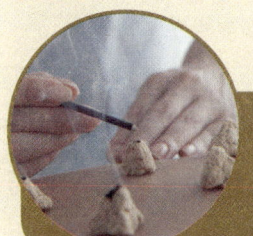

**艾炷直接灸**
每次灸3壮,以皮肤有温热感而不灼痛为度。

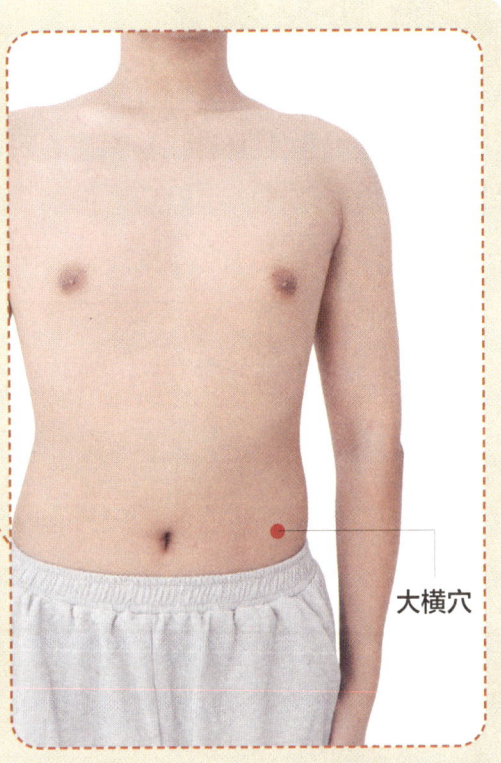

大横穴

# 大肠俞穴

**标准定位**
位于腰部,当第4腰椎棘突下,后正中线旁开1.5寸处。

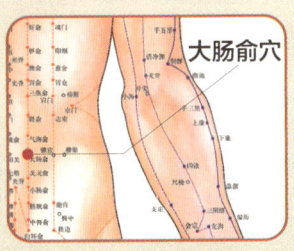

 **快速取穴** 俯卧,肚脐对应位置为第2腰椎,由此向下推2个椎体,该椎体棘突下旁开2横指处即是此穴。

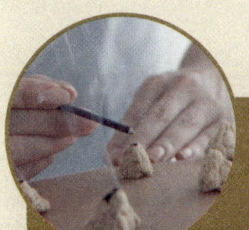

**艾炷直接灸**
每次灸3壮,以皮肤有温热感而不灼痛为度。

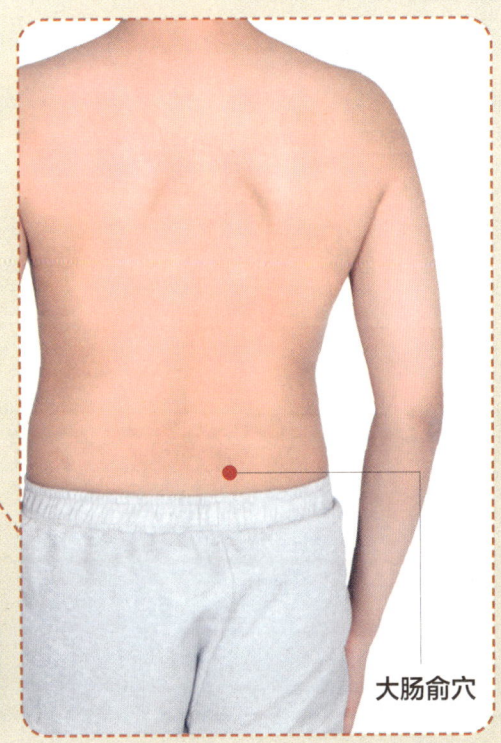

大肠俞穴

# 痔疮

痔疮是最为常见的肛肠疾病，可以分为内痔、外痔和混合痔三种，主要表现为排便时出血、痔赘脱垂以及肛周瘙痒、有胀满感、疼痛等症状。不良的排便习惯、长时间腹泻或便秘、肥胖及妊娠都可能引起痔疮。

## 对症施灸

**主穴** 长强穴、二白穴、承山穴。

**辅穴** 大肠俞穴、上巨虚穴、秩边穴、神阙穴。

**方法** 艾炷直接灸，艾条温和灸。

## 长强穴

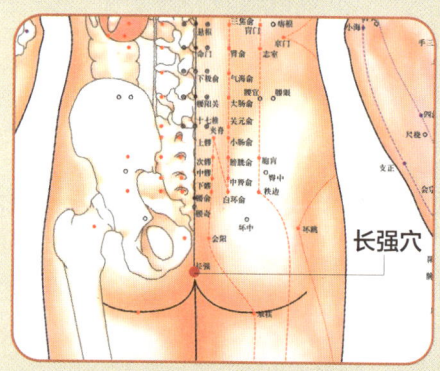

**标准定位**
位于尾骨端下，当尾骨端与肛门连线的中点处。

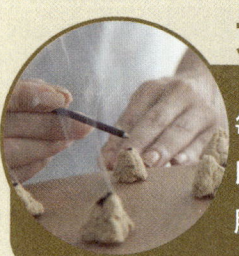

**艾炷直接灸**
每次灸3~5壮，以微微出汗、皮肤有红晕为度。

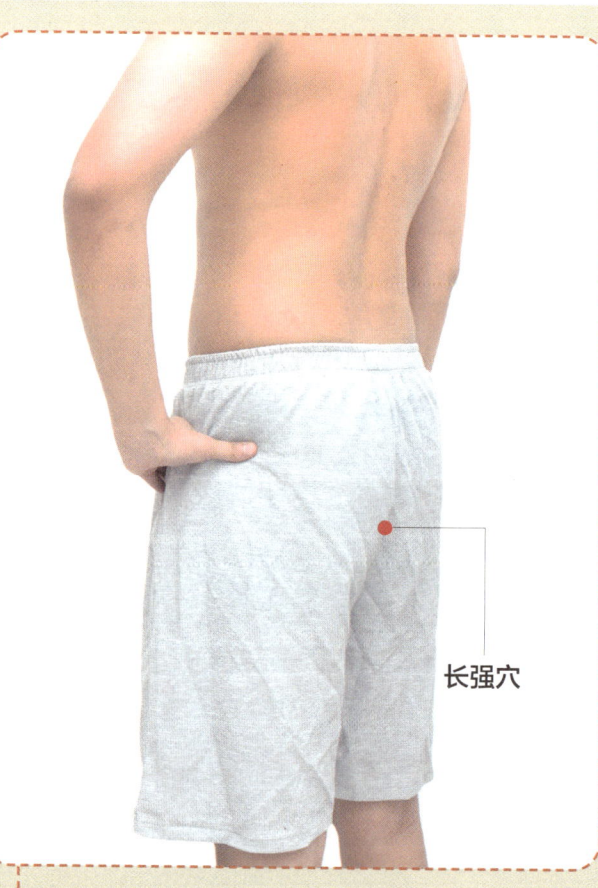

**快速取穴** 尾骨尖端下方的凹陷中，尾骨端与肛门连线的中点处即是此穴。

# 二白穴

**标准定位** 位于前臂前区，一臂两穴，当腕横纹上4寸，桡侧腕屈肌腱的两侧。

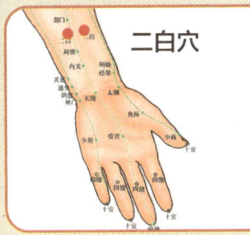

**快速取穴** 伸臂握拳，前臂拇指侧可见一筋突起，将腕横纹至肘横纹距离三等分，近掌侧1/3交点处，突起筋两侧即是此穴。

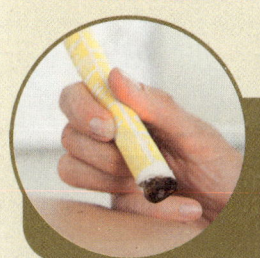

### 艾条温和灸
每次灸15分钟左右，以皮肤潮红湿润为度。

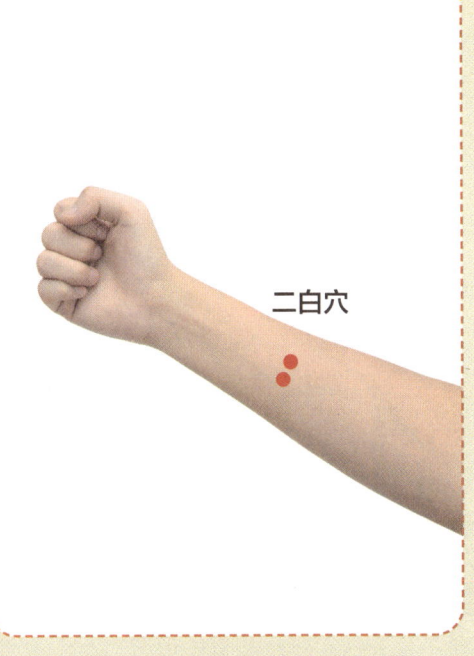

# 承山穴

**标准定位** 位于小腿后区，当腓肠肌两肌腹与肌腱交角处。

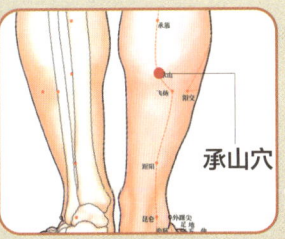

**快速取穴** 下肢伸直，足跟上提，腓肠肌部出现人字纹，其尖角处的凹陷中即是此穴。

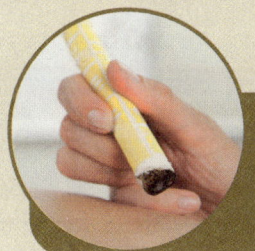

### 艾条温和灸
每次灸10分钟左右，以皮肤感到温热舒适为度。

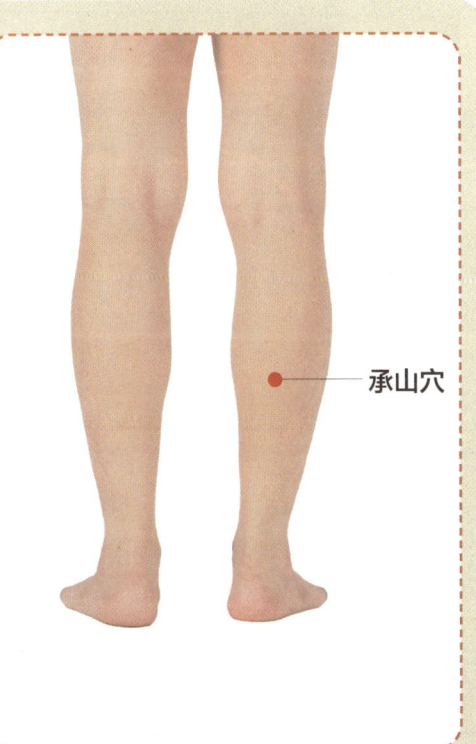

# 胃痛

胃痛是指上腹胃脘部发生疼痛，常伴有恶心、呕吐、腹胀、嗳气、食欲不振、烧灼感等症状。胃肠疾病，如胃溃疡、十二指肠溃疡等可导致胃痛；胰腺炎、胆囊炎导致的疼痛也常被认为是胃痛；药物、食物刺激胃部也会引起胃痛。

### 对症施灸

**主穴** 中脘穴、胃俞穴、内关穴。

**辅穴** 脾俞穴、梁丘穴、梁门穴、公孙穴、足三里穴。

**方法** 艾炷隔姜灸，艾条回旋灸。

## 中脘穴

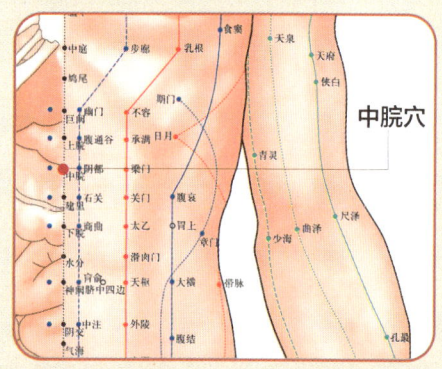

**标准定位**
位于上腹部，当前正中线上，脐中上4寸处。

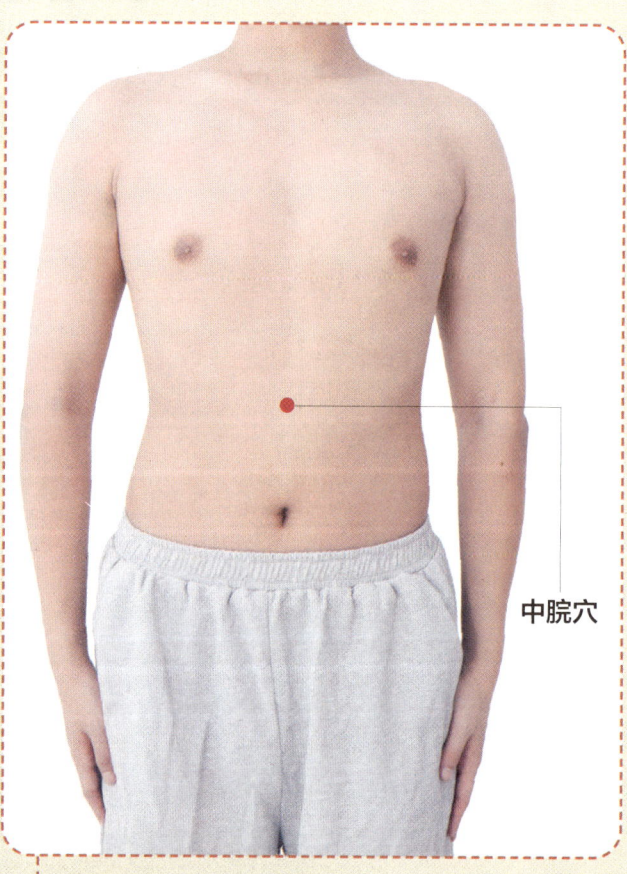

中脘穴

**艾炷隔姜灸**
每次灸5~7壮，以皮肤有轻微灼热感为度。

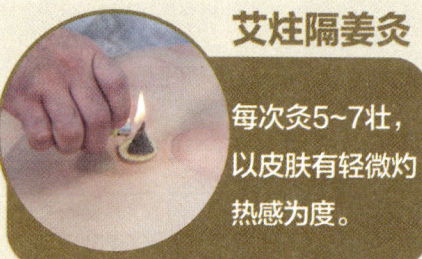

**快速取穴** 肚脐直上，先量4横指，再量1横指处即是此穴。

## 胃俞穴

**标准定位**
位于背部,当第12胸椎棘突下,后正中线旁开1.5寸处。

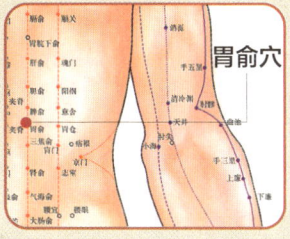

**快速取穴**
从两肩胛下角连线与脊柱相交椎体向下推5个椎体,该椎体棘突下旁开2横指处即是此穴。

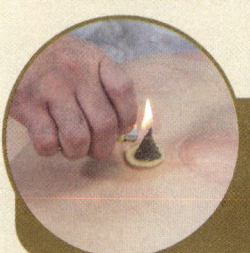

### 艾炷隔姜灸

每次灸5~7壮,以皮肤有轻微灼热感为度。

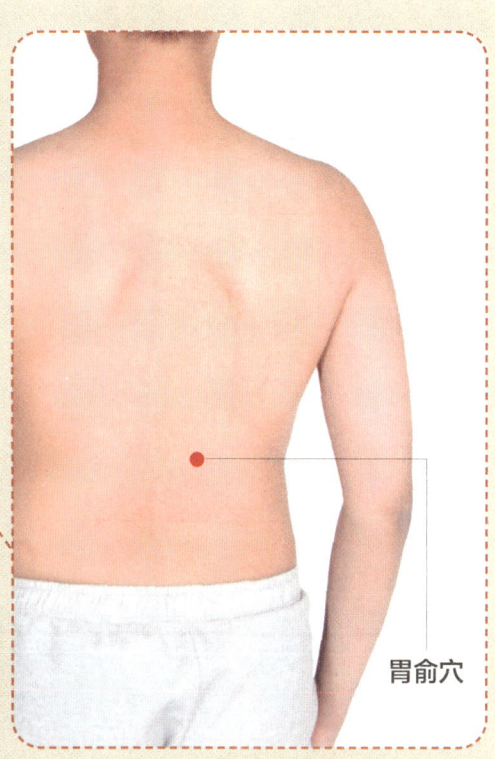

## 内关穴

**标准定位**
位于前臂前区,当腕掌侧远端横纹上2寸,掌长肌腱与桡侧腕屈肌腱之间。

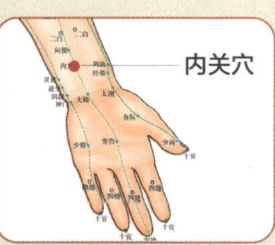

**快速取穴**
微握拳,从腕横纹向上量3横指,两条索状大筋之间即是此穴。

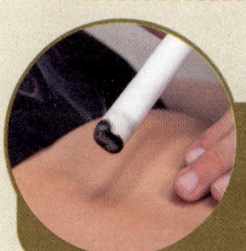

### 艾条回旋灸

每次灸15分钟左右,以皮肤潮红湿润为度。

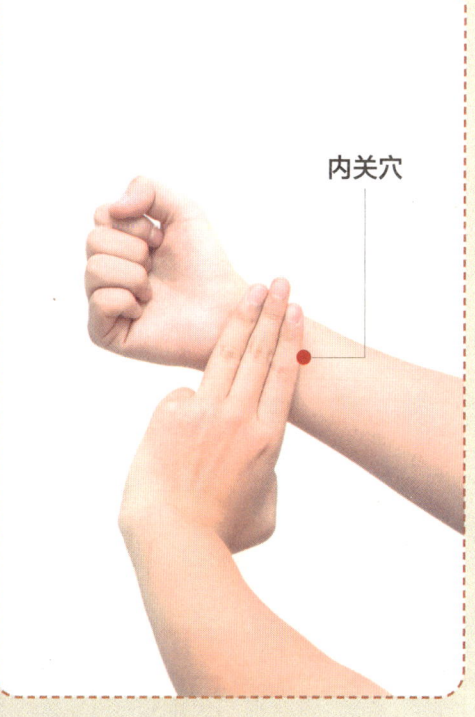

# 胃下垂

胃下垂是指站立时，胃下缘下降至盆腔，下垂较轻者一般没有症状，明显下垂者主要表现为上腹不适、腹胀、腹部隐痛、恶心、嗳气、呕吐、不思饮食、消化不良、便秘等症状，有些患者还伴有失眠、头痛、消瘦、乏力等。

## 对症施灸

**主穴** 百会穴、关元穴、梁门穴。
**辅穴** 中脘穴、脾俞穴、胃俞穴、足三里穴、太白穴。
**方法** 艾条温和灸，艾炷直接灸。

## 百会穴

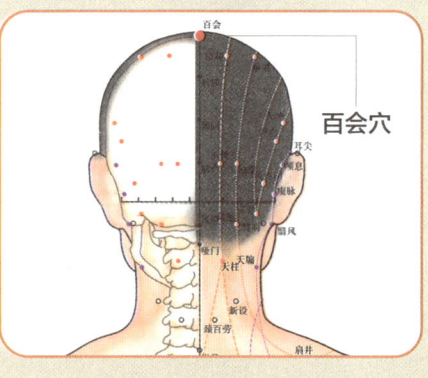

**标准定位** 位于头部，前发际正中直上5寸处。

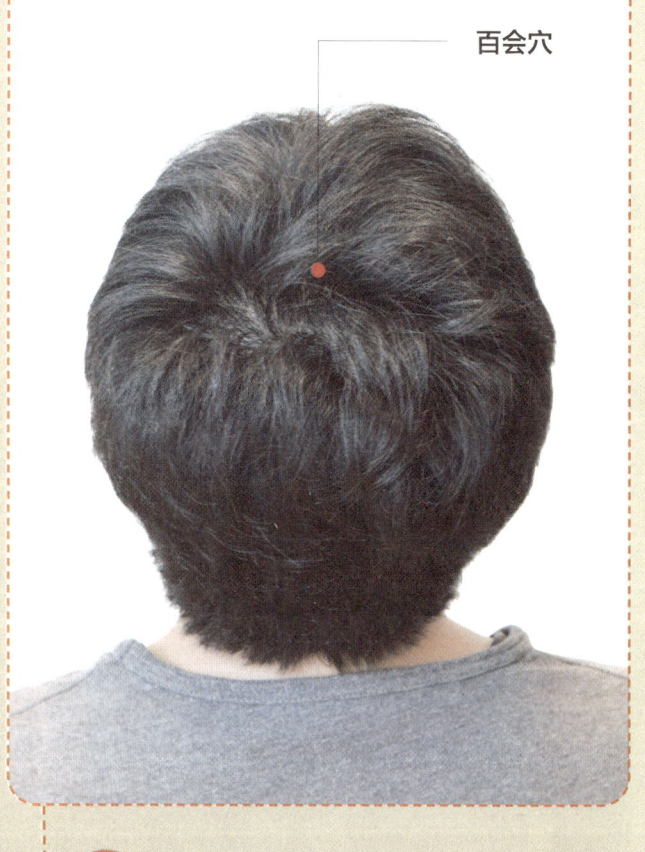
百会穴

**快速取穴** 两耳尖连线与头顶正中线的交点处即是此穴。

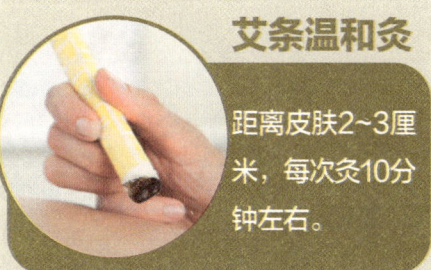

**艾条温和灸** 距离皮肤2~3厘米，每次灸10分钟左右。

# 关元穴

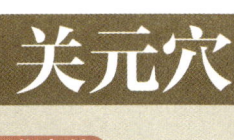

**标准定位**　位于下腹部,当前正中线上,脐中下3寸处。

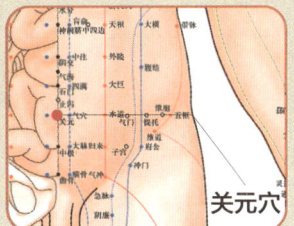

**快速取穴**　肚脐直下4横指处即是此穴。

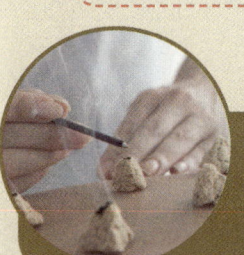

**艾炷直接灸**　每次灸5~7壮,以皮肤有温热感而不灼痛为度。

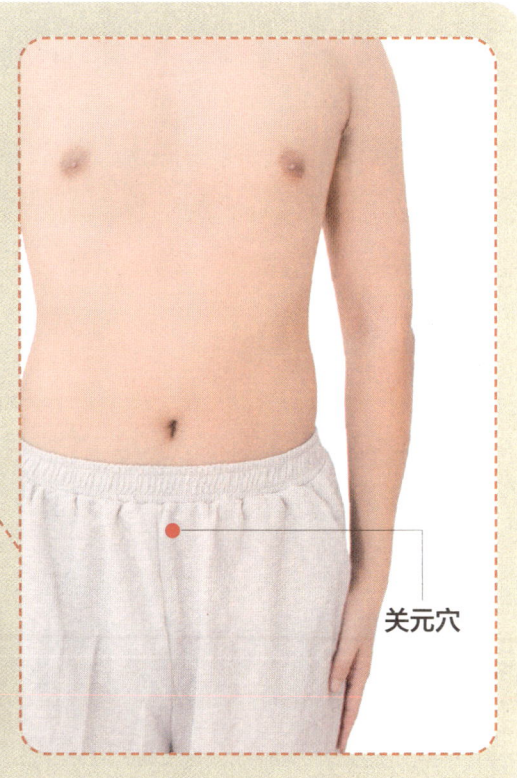

关元穴

---

# 梁门穴

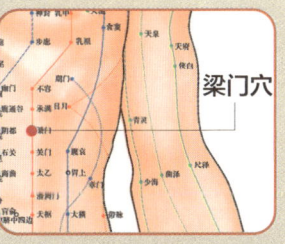

**标准定位**　位于上腹部,当脐中上4寸,前正中线旁开2寸处。

**快速取穴**　取肚脐与剑胸联合连线的中点,再水平旁开3横指处即是此穴。

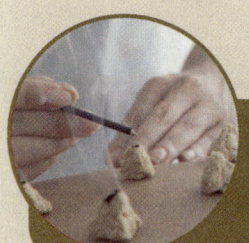

**艾炷直接灸**　每次灸5~7壮,以皮肤有温热感而不灼痛为度。

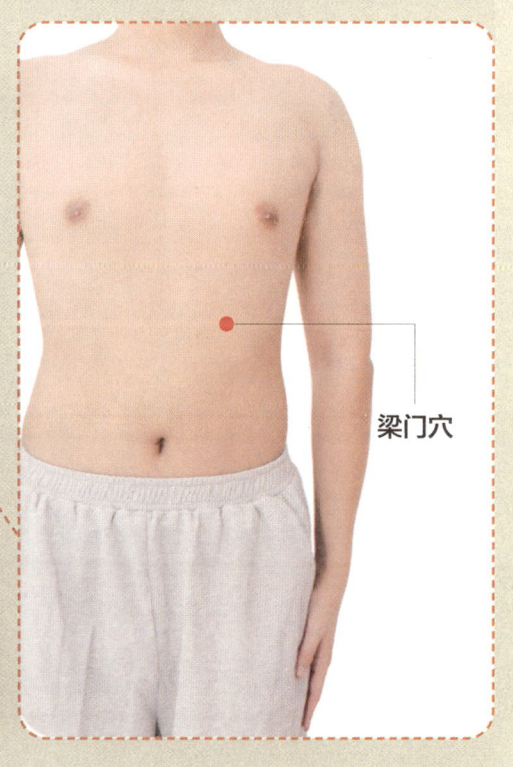

梁门穴

# 慢性胃炎

慢性胃炎是指一种慢性胃黏膜炎症，发病率在各种胃部疾病中居于首位，病因包括幽门螺杆菌感染、胆汁反流、药物刺激、饮食不当等，患者可出现上腹不适、饱胀、隐痛，以及食欲减退、反酸、恶心、嗳气等症状。

## 对症施灸

**主穴** 中脘穴、胃俞穴、足三里穴。

**辅穴** 脾俞穴、膈俞穴、行间穴、期门穴、内关穴。

**方法** 艾炷直接灸，艾条温和灸。

## 中脘穴

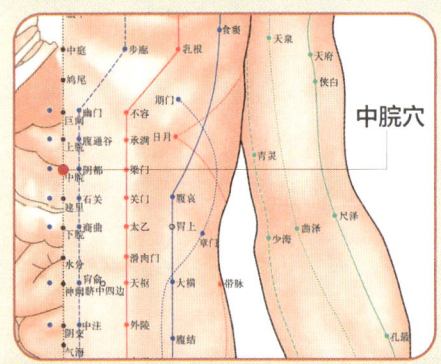

**标准定位**

位于上腹部，当前正中线上，脐中上4寸处。

**艾炷直接灸**

每次灸5壮左右，以皮肤感到温热舒适为度。

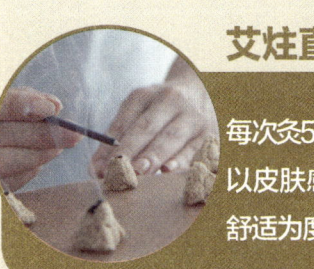

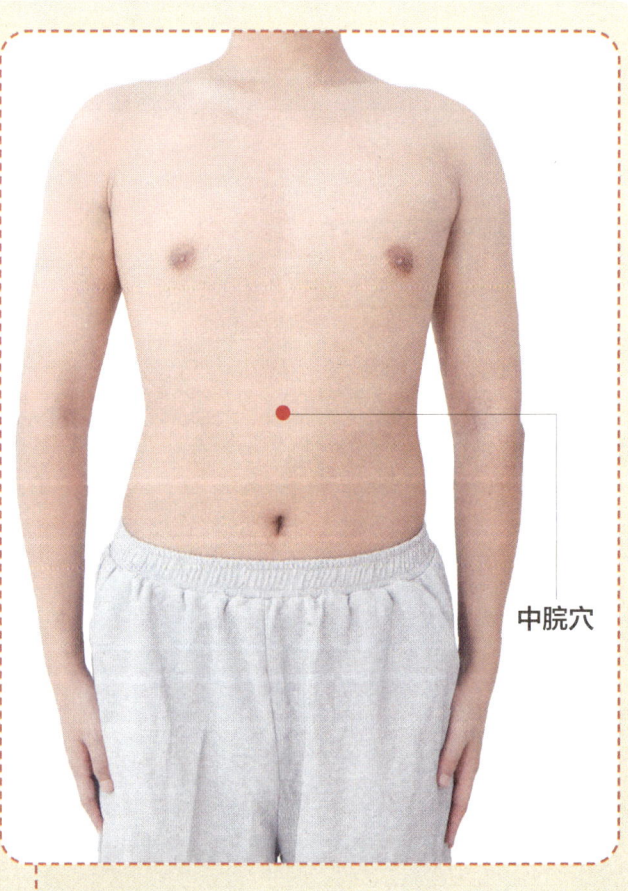

中脘穴

**快速取穴** 肚脐直上，先量4横指，再量1横指处即是此穴。

## 胃俞穴

**标准定位** 位于背部,当第12胸椎棘突下,后正中线旁开1.5寸处。

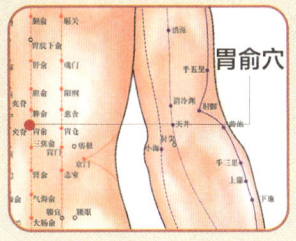

**快速取穴** 从两肩胛下角连线与脊柱相交椎体向下推5个椎体,该椎体棘突下旁开2横指处即是此穴。

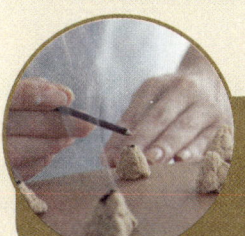

### 艾炷直接灸
每次灸5~10壮,以皮肤有温热感而不灼痛为度。

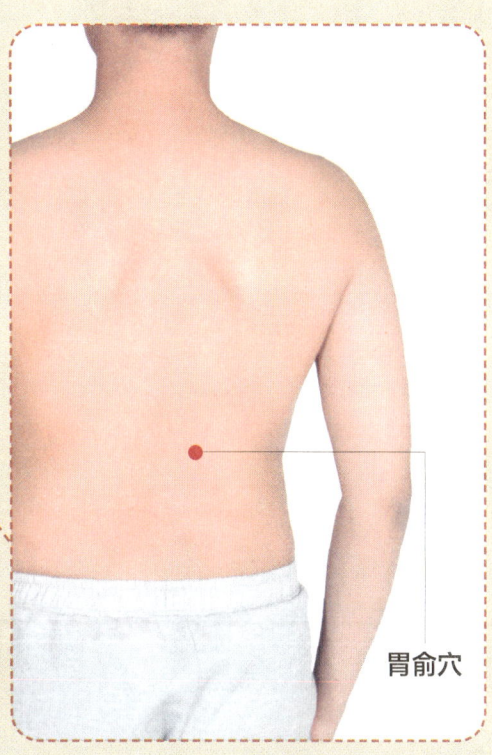

胃俞穴

## 足三里穴

**标准定位** 位于小腿外侧,当犊鼻穴下3寸,犊鼻穴与解溪穴连线上。

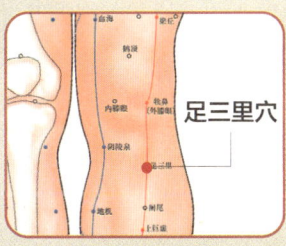

**快速取穴** 站位弯腰,同侧手虎口围住髌骨上外缘,其余四指向下,中指指尖处即是此穴。

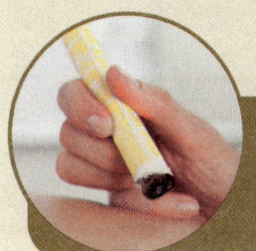

### 艾条温和灸
每次灸15分钟左右,以皮肤潮红湿润为度。

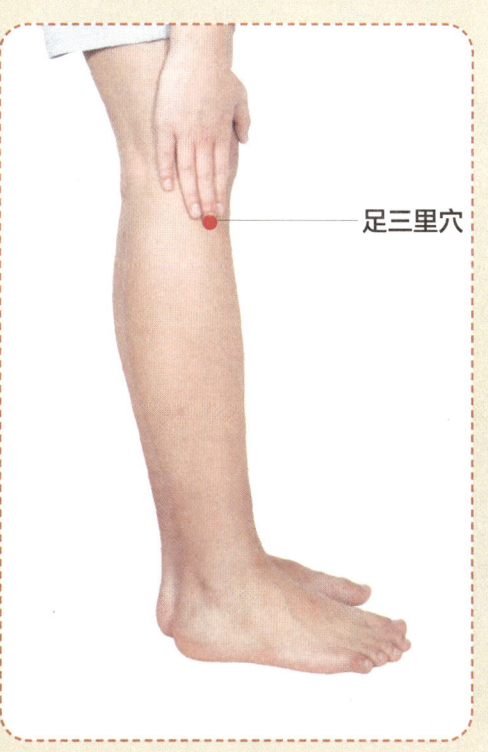

足三里穴

# 肩周炎

肩周炎又叫肩关节周围炎，因好发于50岁左右的人而俗称五十肩。该病是一种退行性、炎症性疾病，主要表现为肩部疼痛和活动受限，病因多为气血衰退、风寒湿邪入侵或长期慢性劳损等。

### 对症施灸

**主穴** 肩髎穴、肩髃穴、肩贞穴。

**辅穴** 天宗穴、臂臑穴、曲池穴、手三里穴、外关穴。

**方法** 艾条雀啄灸。

## 肩髎穴

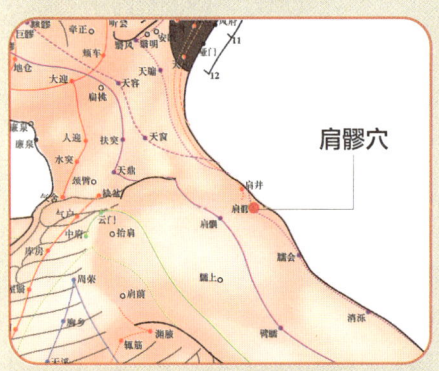

**标准定位**

位于肩部，当肩峰角与肱骨大结节两骨间的凹陷中。

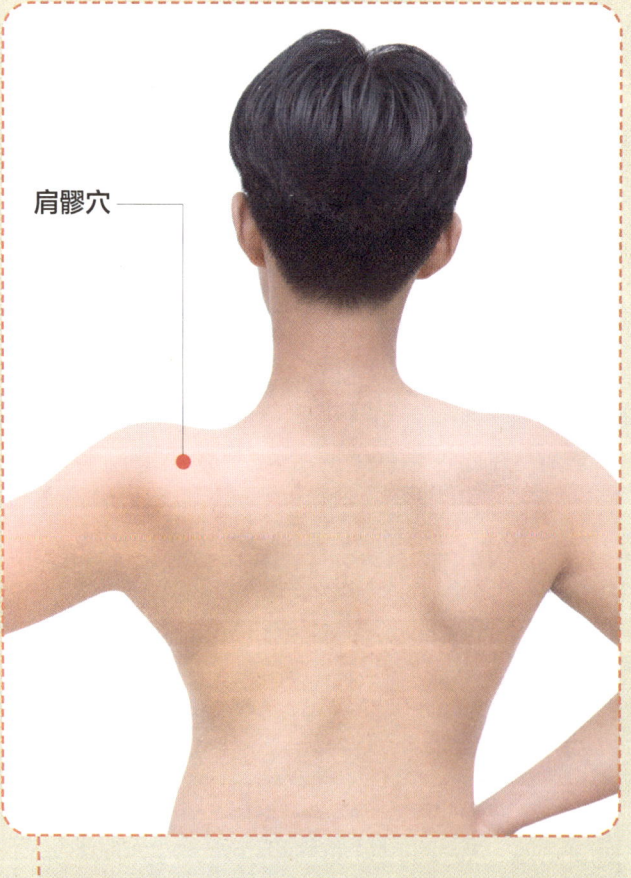

**艾条雀啄灸**

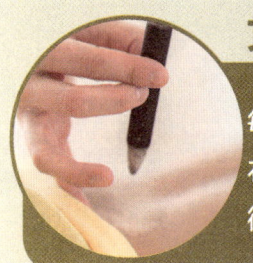

每次灸15分钟左右，以皮肤有轻微灼热感为度。

**快速取穴** 上臂外展，肩关节部即可出现两个凹陷窝，后面一个凹陷窝即是此穴。

# 肩髃穴

**标准定位**　位于肩部三角肌上，当肩峰外侧缘前端与肱骨大结节两骨间凹陷处。

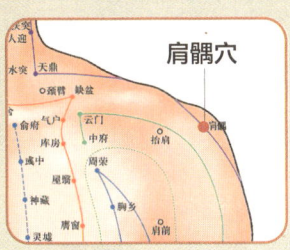

**快速取穴**　屈肘抬臂与肩同高，肩峰外侧缘出现两个凹陷，前方较深的凹陷处即是此穴。

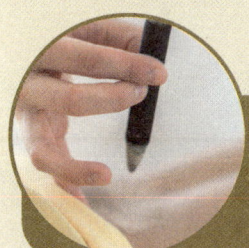

### 艾条雀啄灸

每次灸15分钟左右，以皮肤有轻微灼热感为度。

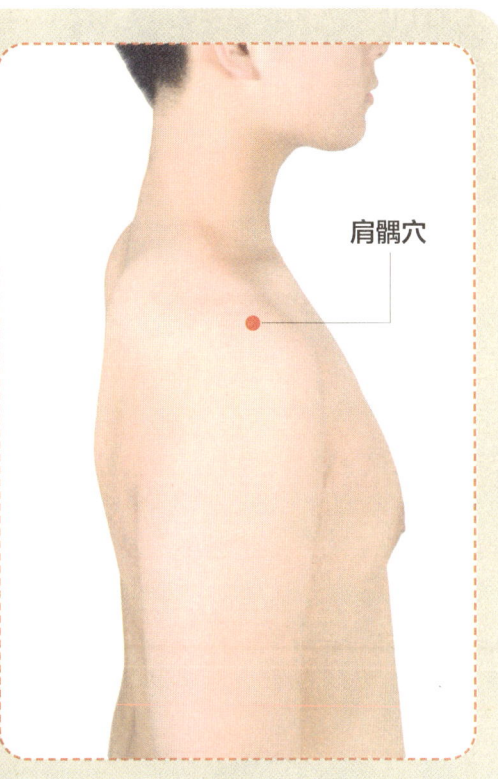

---

# 肩贞穴

**标准定位**　位于肩胛区，肩关节后下方，当腋后纹头上1寸处。

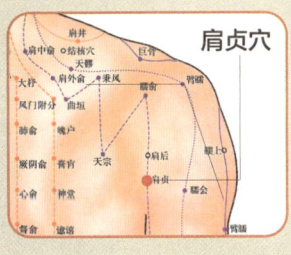

**快速取穴**　正坐垂肩，上臂内收，腋后纹头上1寸，三角肌后缘处即是此穴。

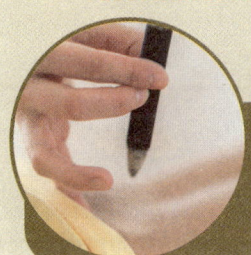

### 艾条雀啄灸

每次灸15分钟左右，以皮肤有轻微灼热感为度。

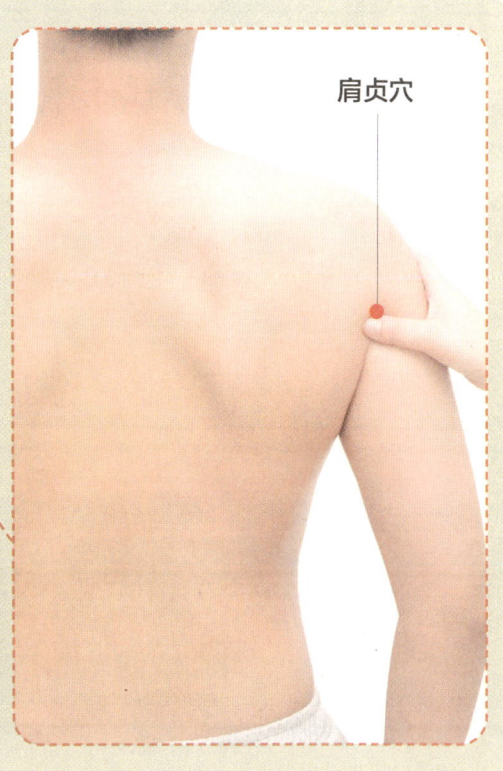

# 颈椎病

颈椎病是指由颈椎骨关节病变引起的疾病，主要表现为上肢放射性疼痛、头颈肩背僵硬疼痛、手指麻木、下肢酸沉无力等症状，有些患者还伴有头晕、恶心、呕吐、视力模糊、心动过速、行走困难等。

**对症施灸**

**主穴** 风池穴、肩井穴、天柱穴。

**辅穴** 天宗穴、阿是穴、大椎穴、风府穴、风门穴。

**方法** 艾条温和灸。

## 风池穴

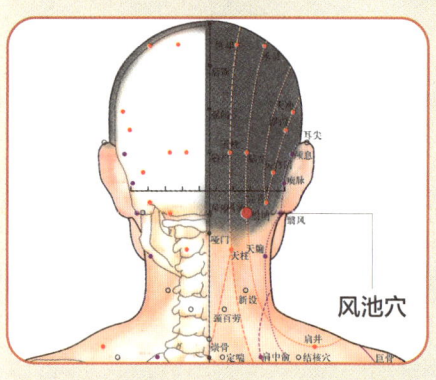

**标准定位**
位于项部，当枕骨之下，胸锁乳突肌上端与斜方肌上端之间的凹陷中。

**艾条温和灸**

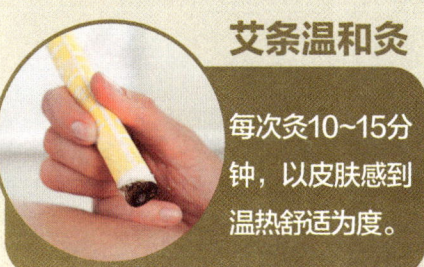

每次灸10~15分钟，以皮肤感到温热舒适为度。

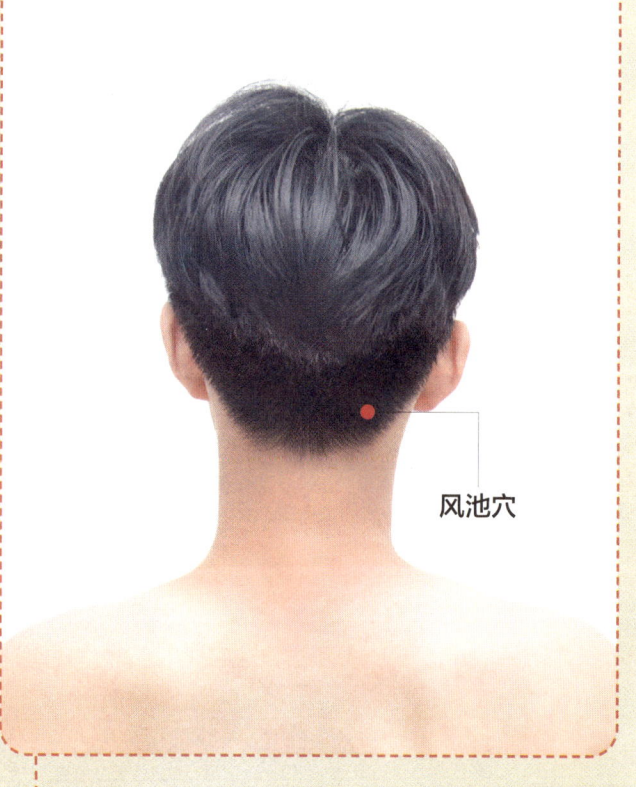

风池穴

**快速取穴** 后头骨下两条大筋外缘的陷窝中，与耳垂大致齐平处即是此穴。

## 肩井穴

**标准定位**
位于肩部，当第7颈椎棘突与肩峰最外侧点连线的中点处。

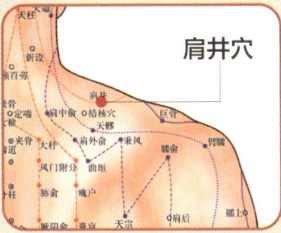

**快速取穴** 乳头正上方，大椎穴与肩峰端连线的中点处即是此穴。

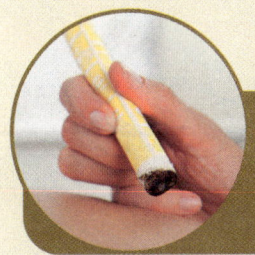

### 艾条温和灸
每次灸10~15分钟，以皮肤感到温热舒适为度。

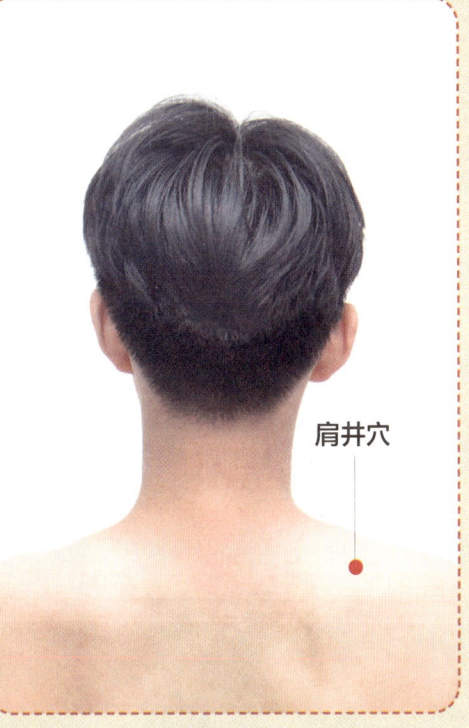

## 天柱穴

**标准定位**
位于颈部，横平第2颈椎棘突上方，当斜方肌外缘凹陷中。

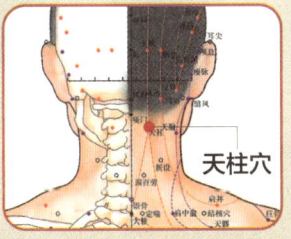

**快速取穴** 颈部，大筋（斜方肌）外缘的后发际凹陷中，后发际正中旁开1.3寸处即是此穴。

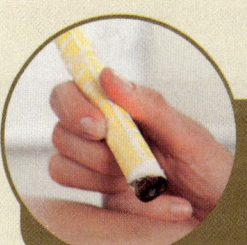

### 艾条温和灸
每次灸10~15分钟，以皮肤感到温热舒适为度。

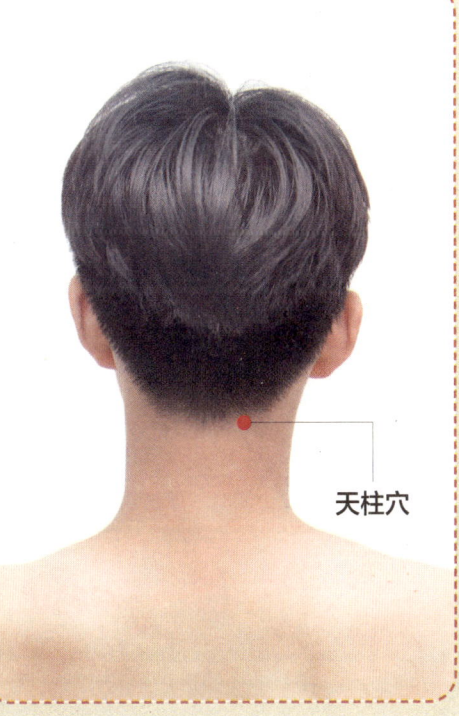

# 落枕

落枕一般是由颈肩部肌肉长时间处于紧张状态所致，主要表现为颈肩部剧烈疼痛、头歪向一侧、颈部不能自由活动或旋转等。颈肩部感受风寒、不良的睡眠姿势及不合适的枕头等都可导致落枕。

## 对症施灸

**主穴** 大椎穴、肩井穴、悬钟穴。
**辅穴** 后溪穴、外劳宫穴、肩中俞穴、肩外俞穴。
**方法** 艾炷隔姜灸，艾条回旋灸。

## 大椎穴

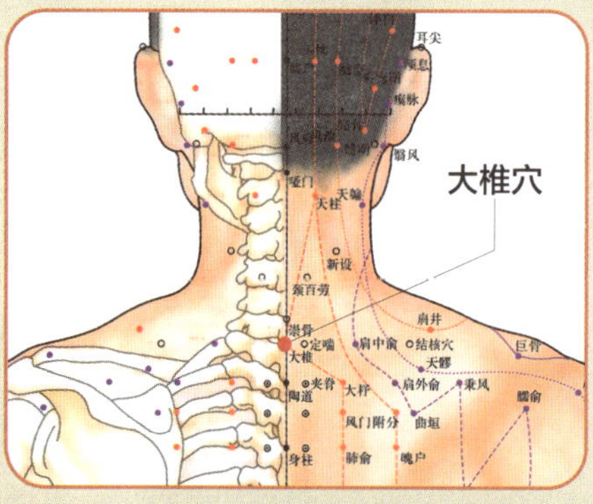

**标准定位** 位于颈后部，当后正中线上，第7颈椎棘突下凹陷中。

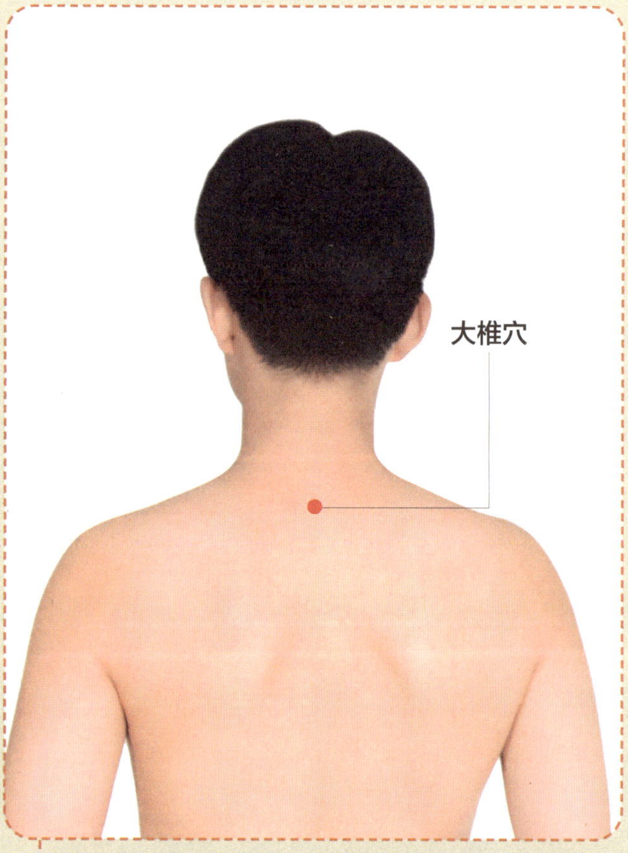

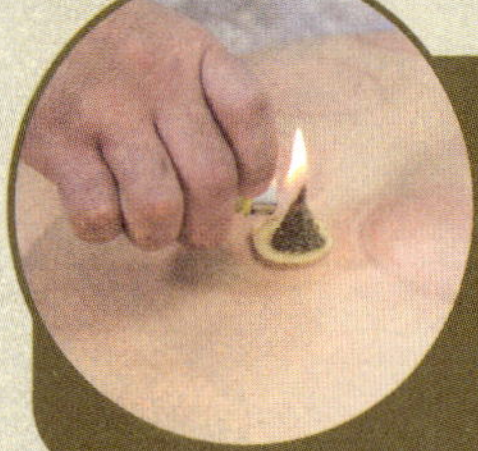

**艾炷隔姜灸** 每次灸5~7壮，以皮肤有轻微灼热感为度。

**快速取穴** 颈部最突起椎体为第7颈椎，其棘突下凹陷处即是此穴。

# 肩井穴

**标准定位**　位于肩部，当第7颈椎棘突与肩峰最外侧点连线的中点处。

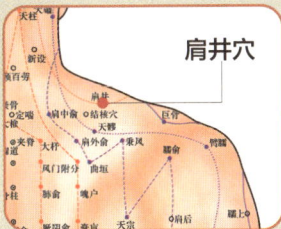

**快速取穴**　乳头正上方，大椎穴与肩峰端连线的中点处即是此穴。

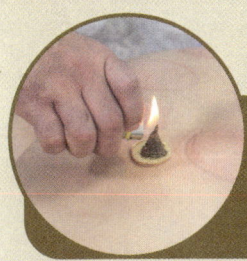

### 艾炷隔姜灸

每次灸5~7壮，以皮肤有轻微灼热感为度。

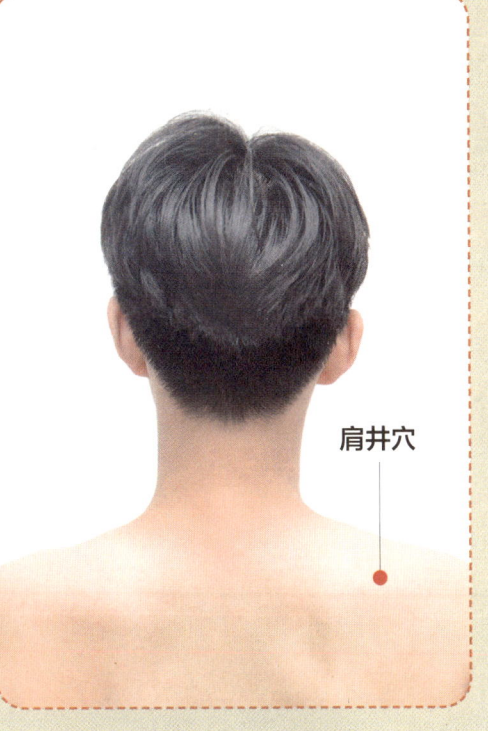

---

# 悬钟穴

**标准定位**　位于小腿外侧，当外踝尖上3寸，腓骨前缘处。

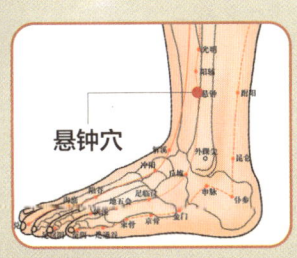

**快速取穴**　正坐垂足，从外踝尖向上量4横指，腓骨前缘处即是此穴。

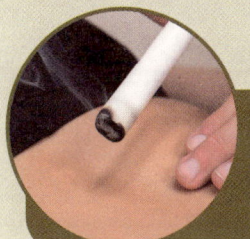

### 艾条回旋灸

每次灸10~15分钟，以感到温热舒适为度。

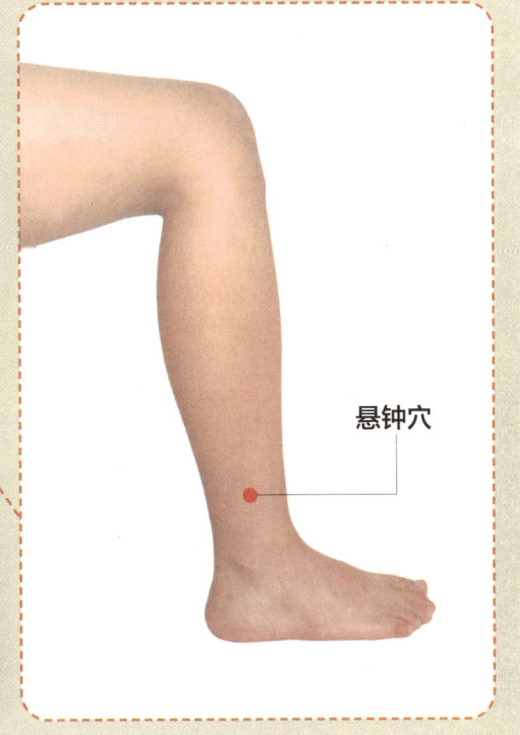

# 腰痛

腰痛是一种常见的临床症状，主要表现为背部下缘至臀部上端之间肌肉紧张、僵硬、疼痛，患者活动受限，严重者影响日常生活。外伤、炎症、骨关节疾病、腰背组织病变、转移的肿瘤等都可能引起腰痛。

### 对症施灸

**主穴** 肾俞穴、腰阳关穴、髀关穴。

**辅穴** 委中穴、命门穴、阿是穴、关元俞穴、大肠俞穴。

**方法** 艾炷隔姜灸，艾条温和灸。

## 肾俞穴

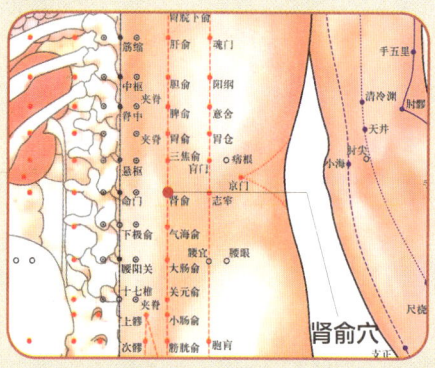

**标准定位**

位于腰部，当第2腰椎棘突下，后正中线旁开1.5寸处。

**艾炷隔姜灸**

每次灸3~5壮，以皮肤潮红湿润为度。

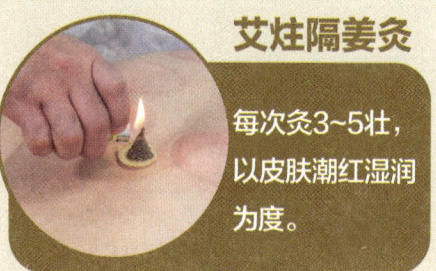

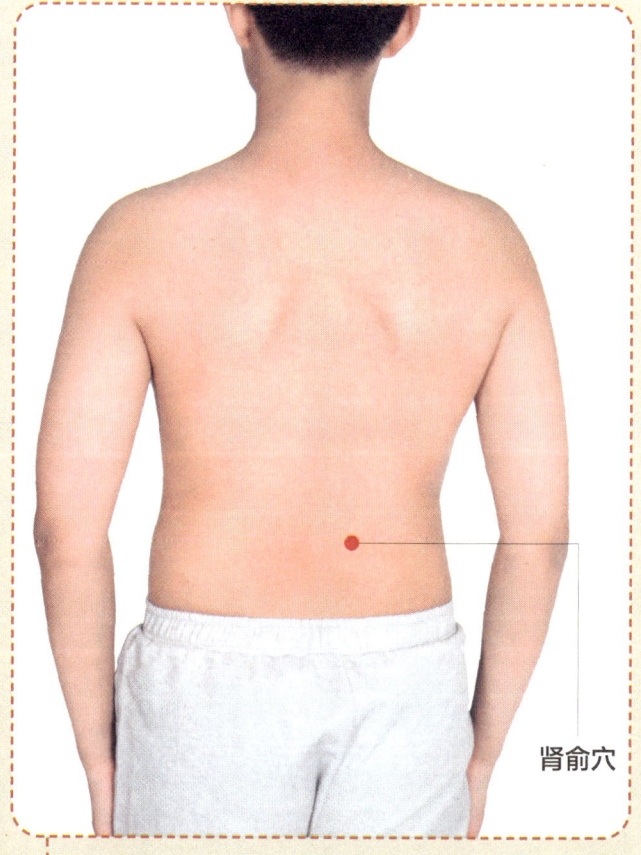

肾俞穴

**快速取穴** 俯卧，肚脐对应椎体棘突下旁开2横指处即是此穴。

## 腰阳关穴

**标准定位** 位于腰部，当后正中线上，第4腰椎棘突下凹陷中。

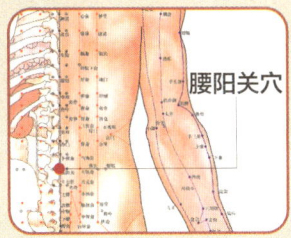

 **快速取穴** 两侧髂嵴最高点的连线与后正中线的交点，按压有酸胀感处即是此穴。

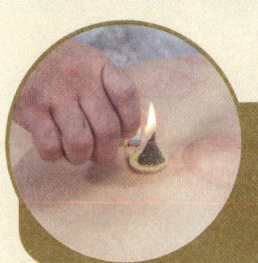 **艾炷隔姜灸** 每次灸3~5壮，以皮肤潮红湿润为度。

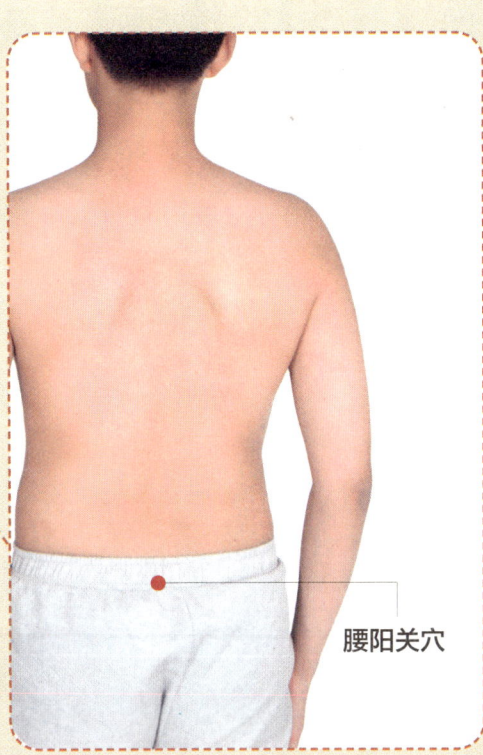

## 髀关穴

**标准定位** 位于大腿前面，当骨直肌近端、缝匠肌与阔筋膜张肌3条肌肉之间的凹陷中。

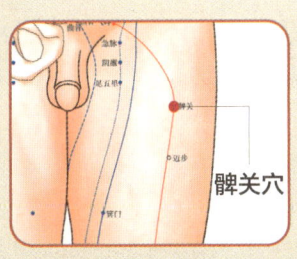

 **快速取穴** 大腿髂前上棘与髌底外侧端的连线上，屈股时，平会阴水平线交点处即是此穴。

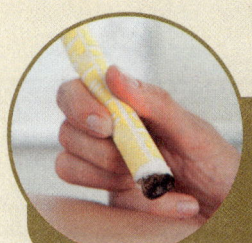 **艾条温和灸** 距离皮肤3厘米左右，每次灸10~15分钟。

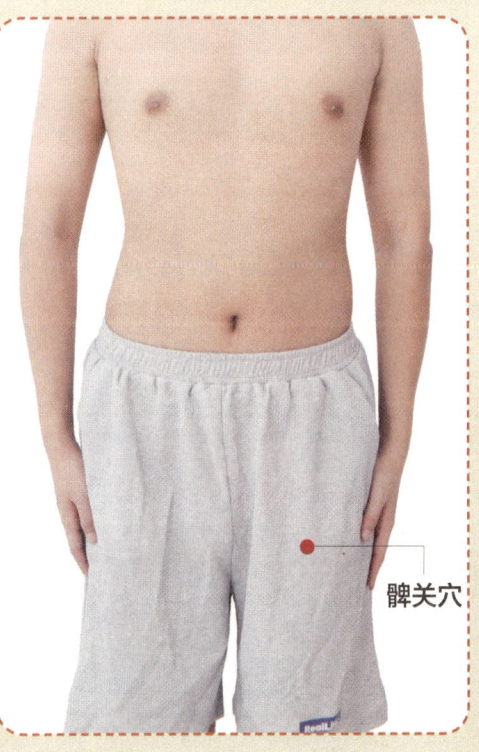

# 腰肌劳损

腰肌劳损是指腰部肌肉及其附着点慢性损伤性炎症，主要表现为腰部酸痛或胀痛，劳累、活动过度及受风寒后疼痛加重，患者腰部活动受限，无法坚持弯腰，有些患者还伴有骨质疏松、腰部脊柱弯曲改变等。

## 对症施灸

**主穴** 肾俞穴、大肠俞穴、腰阳关穴。

**辅穴** 志室穴、命门穴、委中穴、昆仑穴、气海俞穴。

**方法** 艾炷隔姜灸，艾条温和灸。

## 肾俞穴

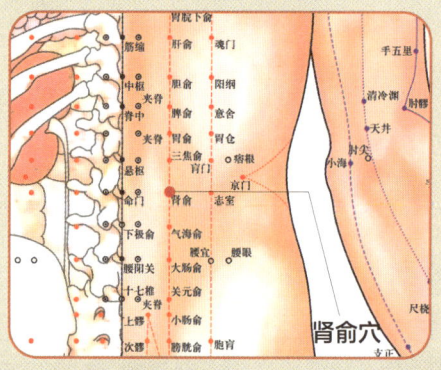

**标准定位** 位于腰部，当第2腰椎棘突下，后正中线旁开1.5寸处。

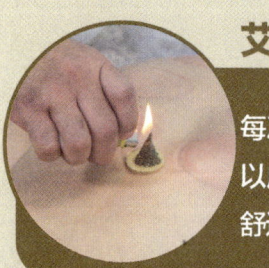

**艾炷隔姜灸** 每次灸3~5壮，以皮肤感到温热舒适为度。

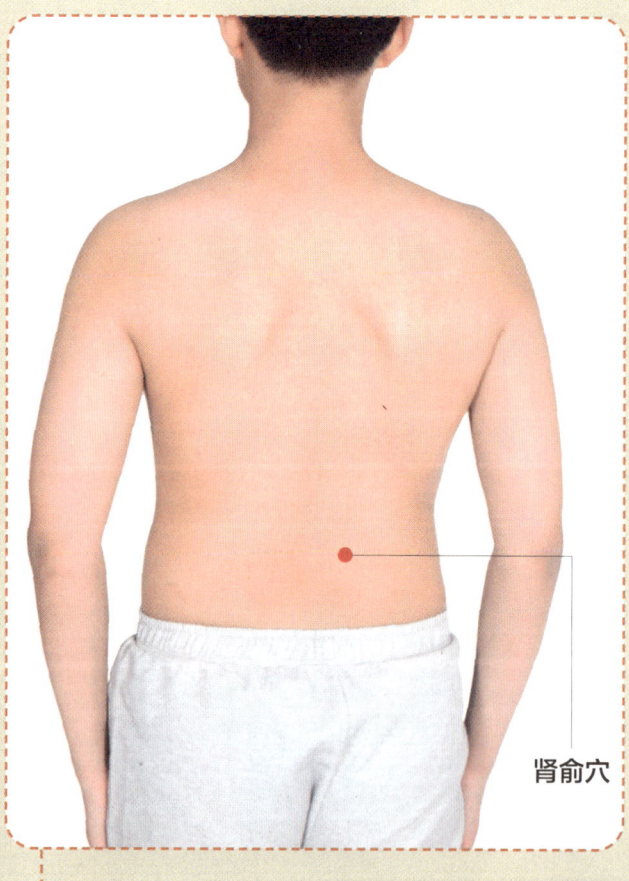

肾俞穴

**快速取穴** 俯卧，肚脐对应椎体棘突下旁开2横指处即是此穴。

# 大肠俞穴

**标准定位**
位于腰部，当第4腰椎棘突下，后正中线旁开1.5寸处。

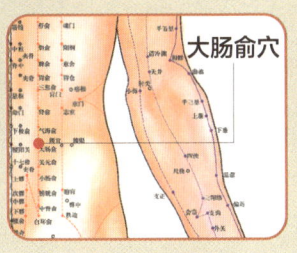

**快速取穴** 俯卧，肚脐对应位置为第2腰椎，由此向下推2个椎体，该椎体棘突下旁开2横指处即是此穴。

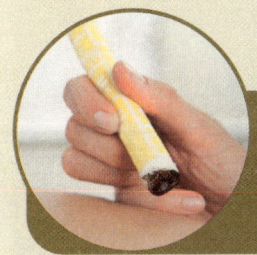

### 艾条温和灸
每次灸10~15分钟，以皮肤有温热感而不灼痛为度。

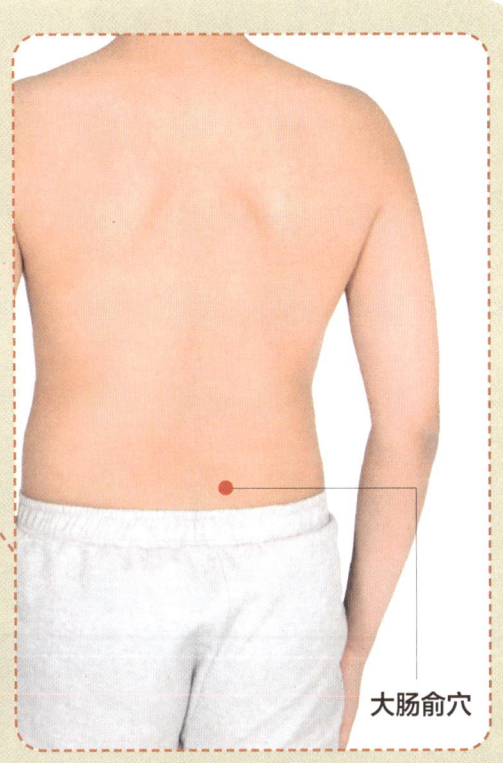

大肠俞穴

---

# 腰阳关穴

**标准定位**
位于腰部，当后正中线上，第4腰椎棘突下凹陷中。

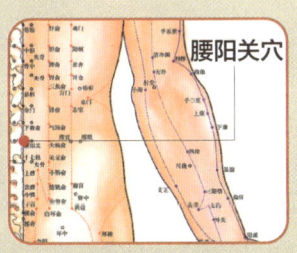

**快速取穴** 两侧髂嵴最高点的连线与后正中线的交点，按压有酸胀感处即是此穴。

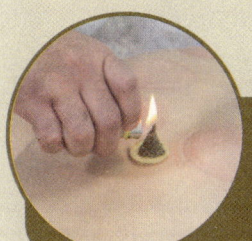

### 艾炷隔姜灸
每次灸3~5壮，以皮肤感到温热舒适为度。

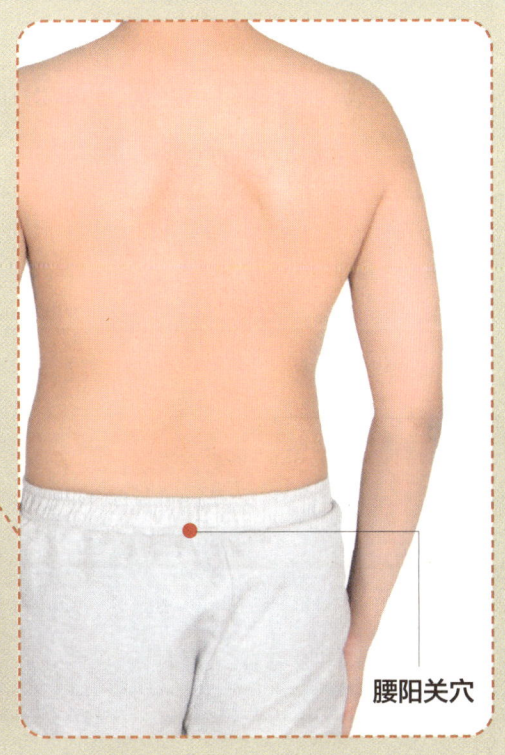

腰阳关穴

# 足跟痛

足跟痛大多是由足跟部骨骼或软组织病变引起的，如跖腱膜炎、足跟脂肪垫萎缩、痛风、类风湿性关节炎等，也可由外伤、经常穿不合适的鞋子、行走或站立姿势不良、足部长期压力过大等引起。

## 对症施灸

**主穴** 昆仑穴、太溪穴、照海穴。

**辅穴** 申脉穴、阿是穴、解溪穴、足三里穴、阴陵泉穴。

**方法** 艾条温和灸。

## 昆仑穴

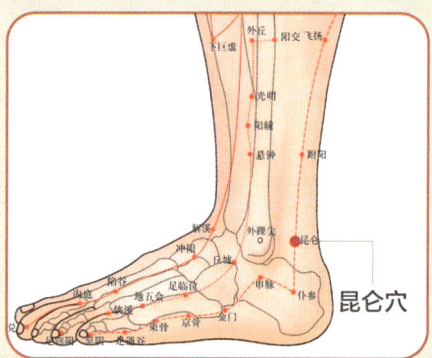

**标准定位** 位于外踝后方，当外踝尖与跟腱之间的凹陷中。

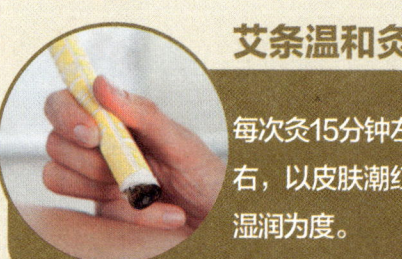

**艾条温和灸** 每次灸15分钟左右，以皮肤潮红湿润为度。

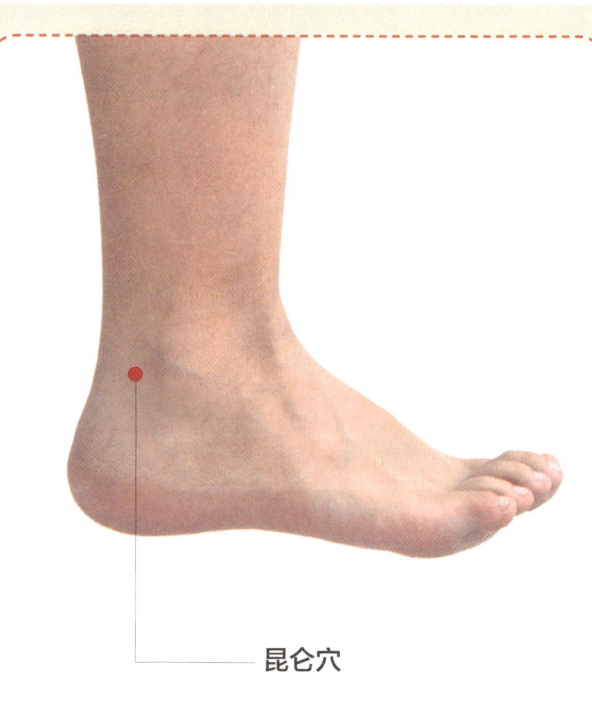

昆仑穴

**快速取穴** 正坐垂足着地，外踝尖与跟腱之间的凹陷处即是此穴。

# 太溪穴

**标准定位** 位于足踝区，当足内踝与跟腱之间的凹陷中。

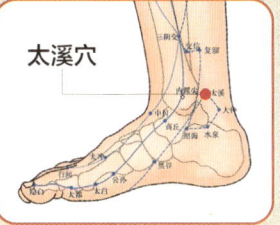

太溪穴

**快速取穴** 足内侧内踝后方，内踝尖与跟腱之间的凹陷处即是此穴。

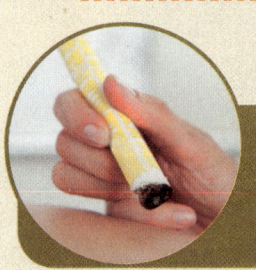

### 艾条温和灸

每次灸15分钟左右，以皮肤潮红湿润为度。

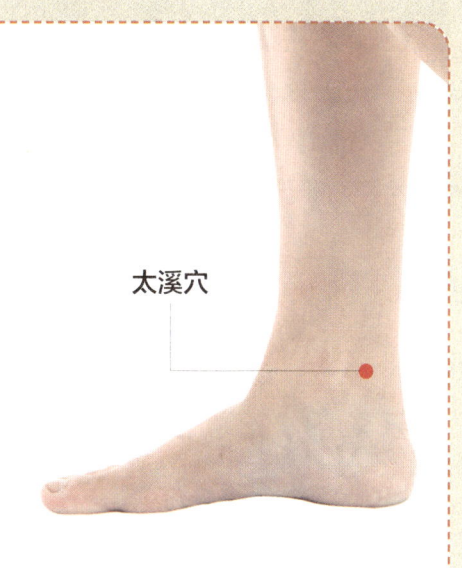

太溪穴

---

# 照海穴

**标准定位** 位于踝区，内踝尖下1寸，当内踝下缘边际凹陷中。

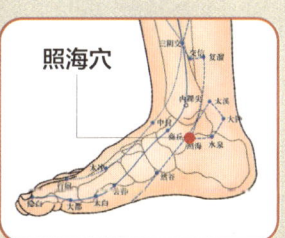

照海穴

**快速取穴** 正坐垂足，足内侧内踝尖下方凹陷中，按压有酸胀感处即是此穴。

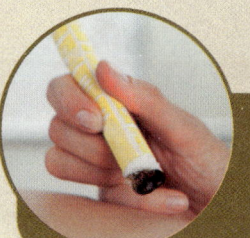

### 艾条温和灸

每次灸15分钟左右，以皮肤潮红湿润为度。

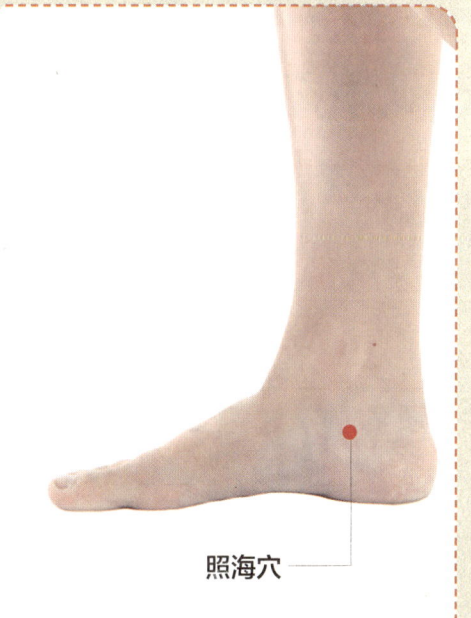

照海穴

# 耳鸣

耳鸣是指在没有外部声源的情况下,却能听到声音。耳鸣往往与眩晕同时出现,还常伴有听力下降、失眠、健忘、心悸、五心烦热等症。中医认为,肾精不足、气血亏虚、肝火上扰等都可导致耳鸣。

## 对症施灸

**主穴** 翳风穴、听宫穴、肾俞穴。
**辅穴** 耳门穴、听会穴、关元穴、足三里穴、太溪穴。
**方法** 艾条温和灸。

## 翳风穴

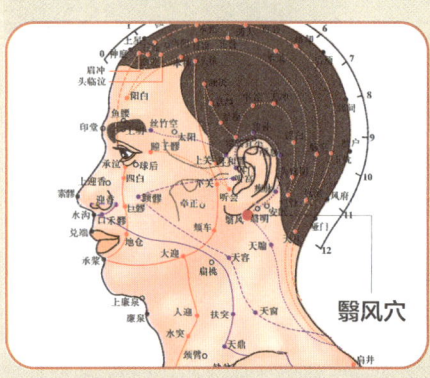

翳风穴

**标准定位**
位于颈部,耳垂后,当乳突下端前方的凹陷中。

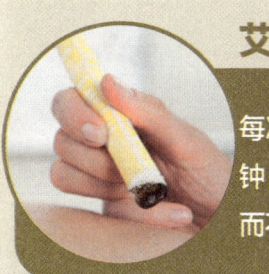

**艾条温和灸**
每次灸10~15分钟,以有温热感而不灼痛为度。

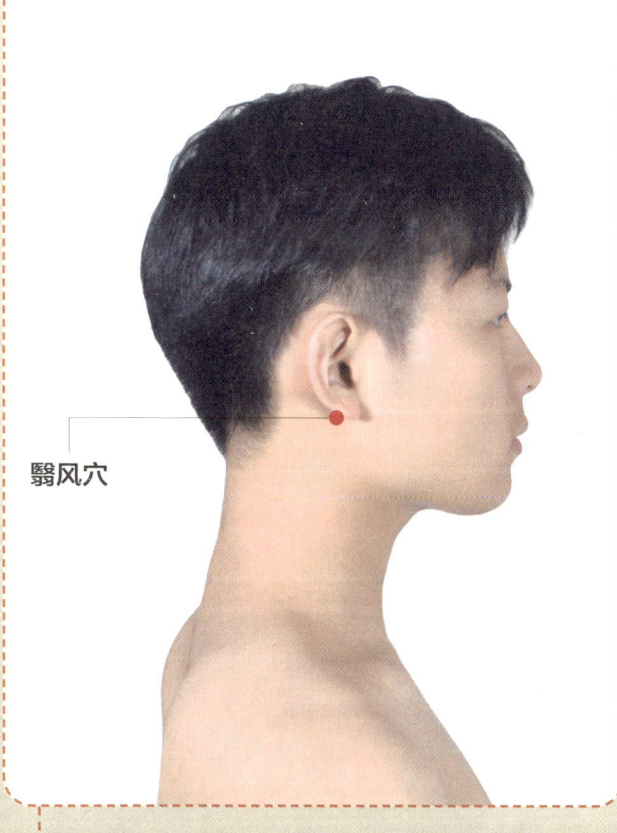

翳风穴

**快速取穴** 侧坐,耳垂后方的凹陷处即是此穴。

# 听宫穴

**标准定位**　位于面部,当耳屏正中与下颌骨髁突之间的凹陷中。

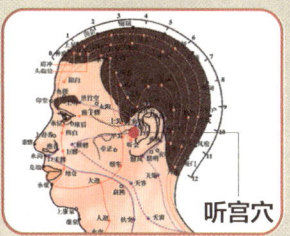
听宫穴

**快速取穴**　微张口,耳门穴与听会穴之间,耳屏正中前缘凹陷处即是此穴。

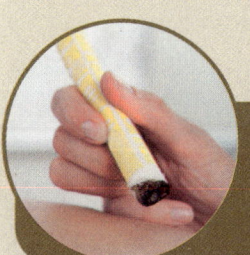

### 艾条温和灸

每次灸10~15分钟,以有温热感而不灼痛为度。

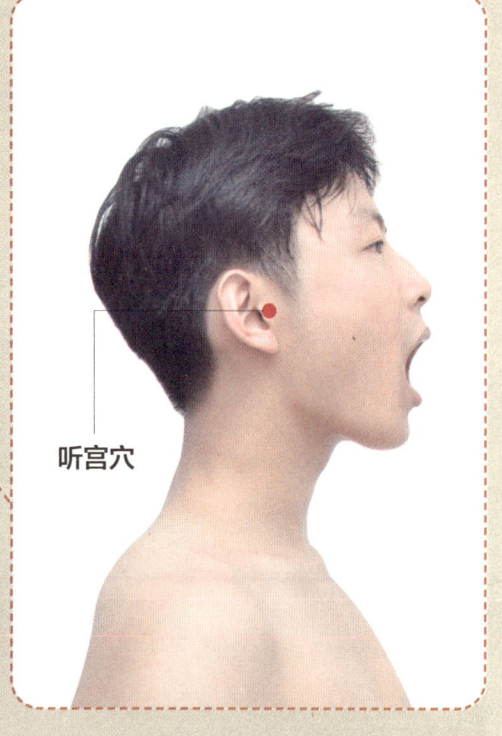
听宫穴

---

# 肾俞穴

**标准定位**　位于腰部,当第2腰椎棘突下,后正中线旁开1.5寸处。

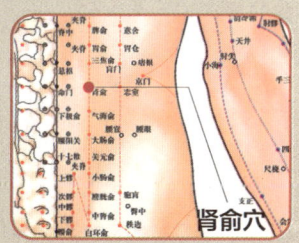
肾俞穴

**快速取穴**　俯卧,肚脐对应椎体棘突下旁开2横指处即是此穴。

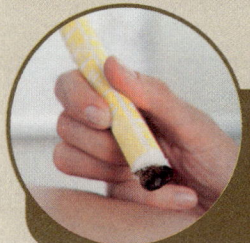

### 艾条温和灸

每次灸10~15分钟,以皮肤有轻微灼热感为度。

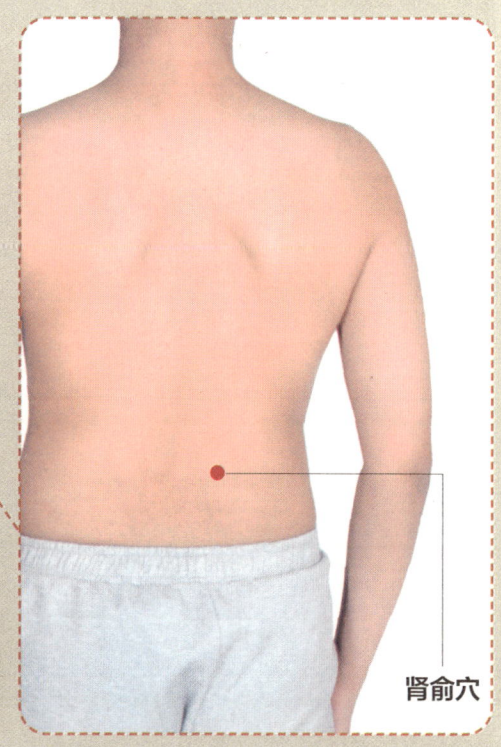
肾俞穴

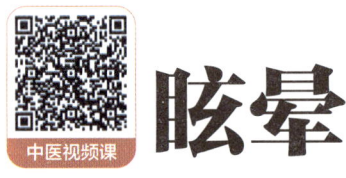

# 眩晕

眩晕是一种感到自身或周围物体不停摇动或旋转的主观感觉障碍，主要表现为视物模糊、眼前发黑、恶心、呕吐、面色苍白、出汗、心跳加快等，轻者闭眼可停止，重者旋转不停、无法站立。

### 对症施灸

**主穴** 百会穴、脾俞穴、关元穴。
**辅穴** 足三里穴、涌泉穴、肾俞穴、四神聪穴、太冲穴。
**方法** 艾条回旋灸，艾炷直接灸。

## 百会穴

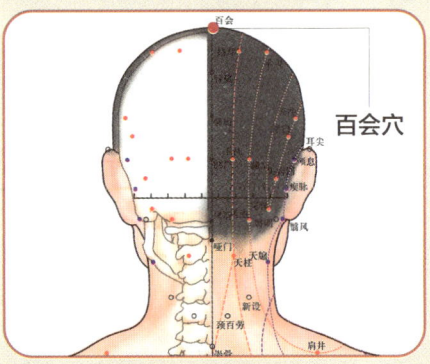

百会穴

**标准定位** 位于头部，前发际正中直上5寸处。

**艾条回旋灸** 距离皮肤2~3厘米，每次灸15~20分钟。

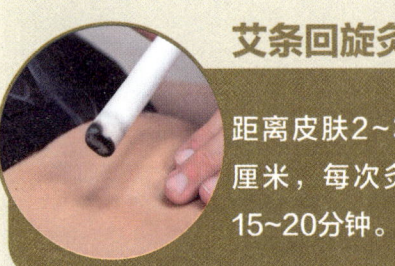

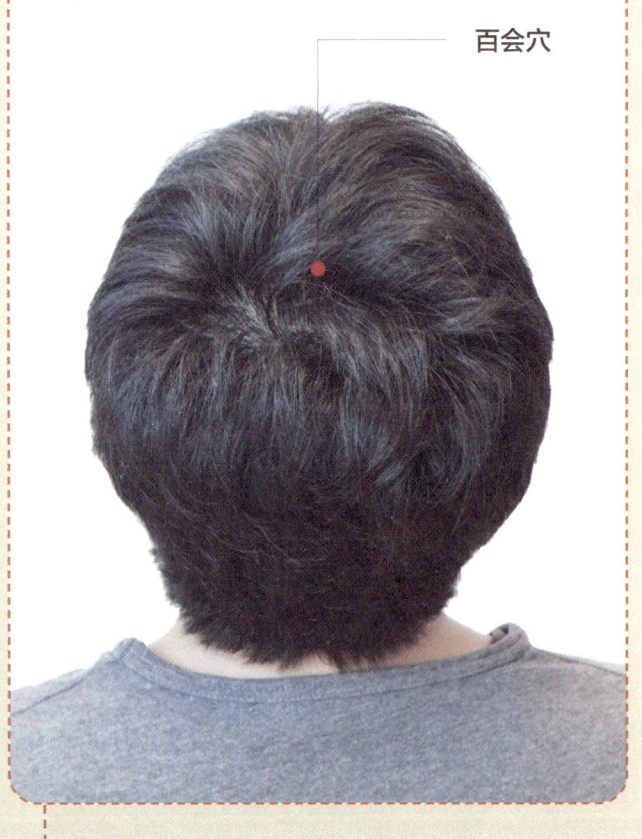

百会穴

**快速取穴** 两耳尖连线与头顶正中线的交点处即是此穴。

## 脾俞穴

**标准定位** 位于背部,当第11胸椎棘突下,后正中线旁开1.5寸处。

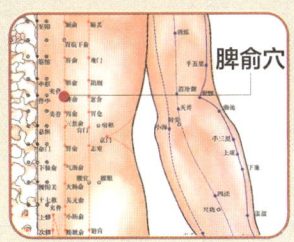

**快速取穴** 从两肩胛下角连线与脊柱相交椎体向下推4个椎体,该椎体棘突下旁开2横指处即是此穴。

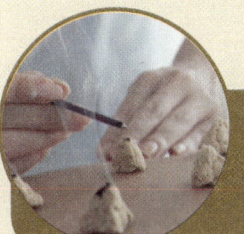

### 艾炷直接灸

每次灸5~7壮,以皮肤感到温热而不灼痛为度。

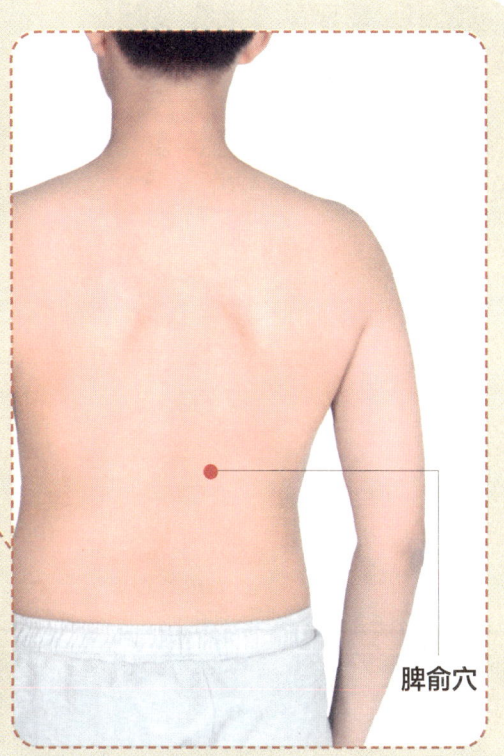

脾俞穴

---

## 关元穴

**标准定位** 位于下腹部,当前正中线上,脐中下3寸处。

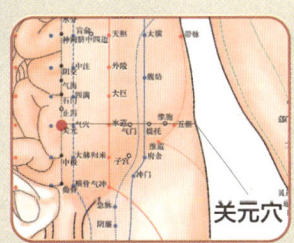

**快速取穴** 肚脐直下4横指处即是此穴。

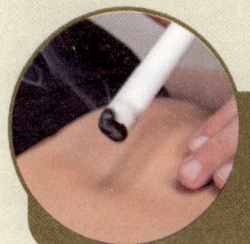

### 艾条回旋灸

距离皮肤2~3厘米,每次灸15~20分钟。

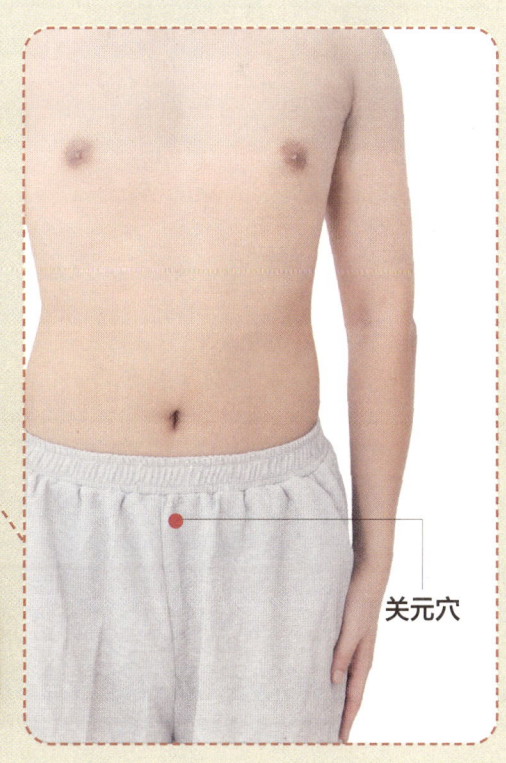

关元穴

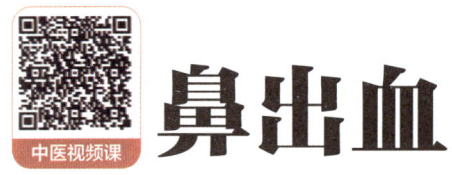

# 鼻出血

鼻出血在中医中被称作鼻衄，是指鼻腔及周围组织的血管破裂，血液经鼻孔流出或流向咽部。鼻出血可由鼻腔本身疾病引起，如鼻部损伤、鼻部炎症、鼻腔异物等；也可由全身疾病引起，如高血压、白血病、维生素C缺乏症等。

**对症施灸**

**主穴** 上星穴、合谷穴、迎香穴。

**辅穴** 内庭穴、三阴交穴、少商穴、神庭穴、巨髎穴。

**方法** 艾条温和灸。

## 上星穴

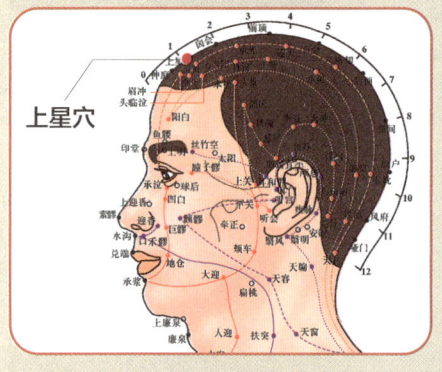

**标准定位** 位于头部，当前发际正中直上1寸处。

**艾条温和灸** 每次灸5~10分钟，以皮肤有温热感而不灼痛为度。

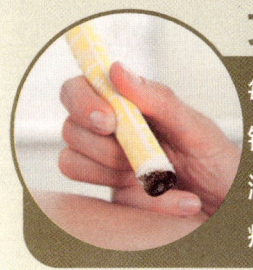

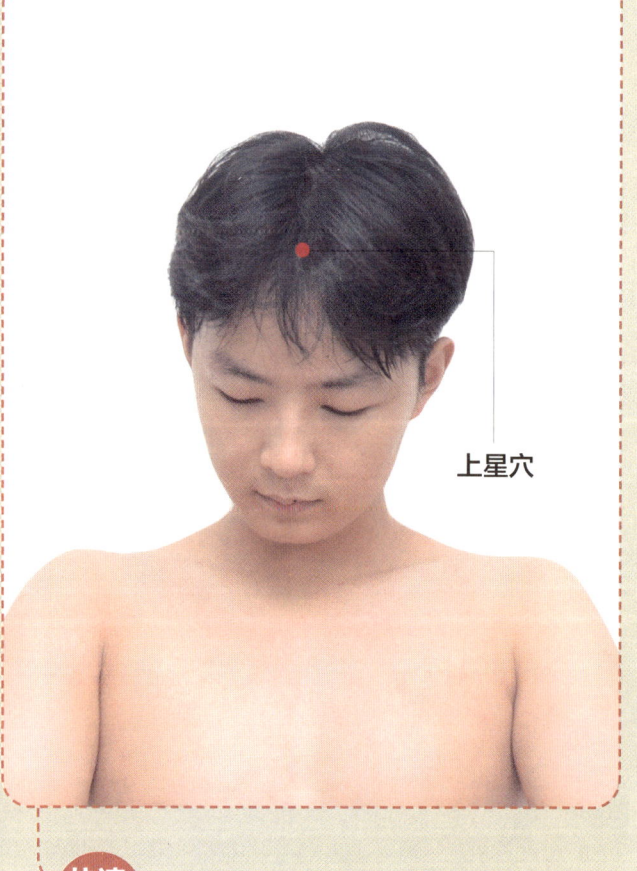

**快速取穴** 前发际正中直上1横指处即是此穴。

# 合谷穴

**标准定位**  位于手背，当第2掌骨桡侧的中点处。

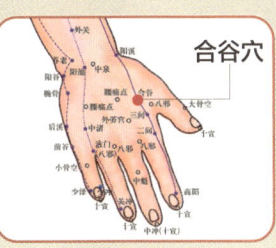

**快速取穴**  一手拇指指间关节横纹压在另一手虎口上，则拇指指尖处即是此穴。

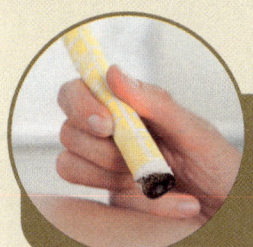

### 艾条温和灸
每次灸5~10分钟，以皮肤有温热感而不灼痛为度。

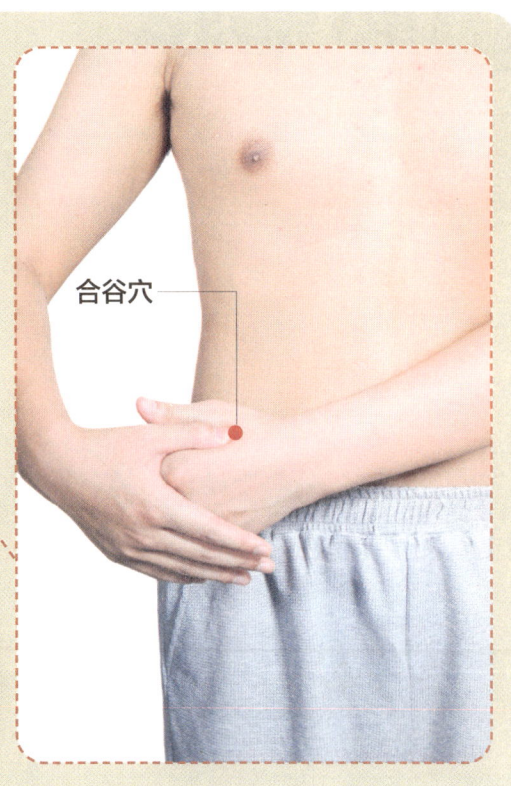

# 迎香穴

**标准定位**  位于面部，当鼻翼外缘中点旁，鼻唇沟中。

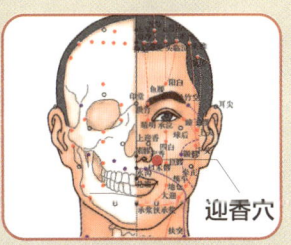

**快速取穴**  在鼻唇沟中，横平鼻翼下缘处即是此穴。

### 艾条温和灸
每次灸5~10分钟，以皮肤有温热感而不灼痛为度。

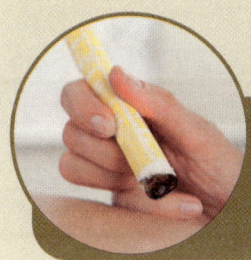

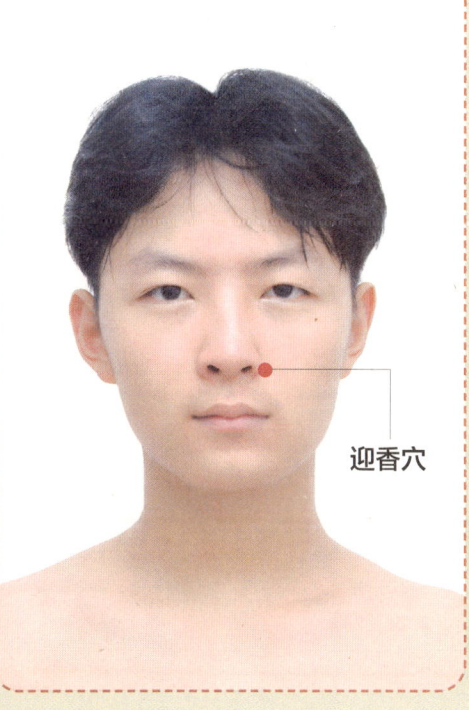

# 口腔溃疡

口腔溃疡俗称口疮，是发生在口腔黏膜局部的溃疡性损伤，主要表现为口腔黏膜上有圆形或椭圆形的溃疡点，疼痛明显。口腔溃疡的病因尚不明确，遗传因素、免疫因素、饮食因素、精神因素、创伤因素等都可引起该病。

### 对症施灸

**主穴** 足三里穴、涌泉穴、三阴交穴。
**辅穴** 合谷穴、阴陵泉穴、脾俞穴、太冲穴、太溪穴。
**方法** 艾条温和灸。

## 足三里穴

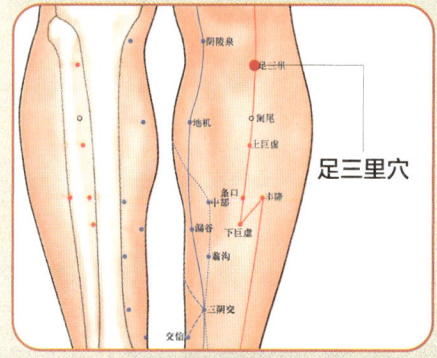

**标准定位**
位于小腿外侧，当犊鼻穴下3寸，犊鼻穴与解溪穴连线上。

**艾条温和灸**
每次灸10~15分钟，以皮肤潮红湿润为度。

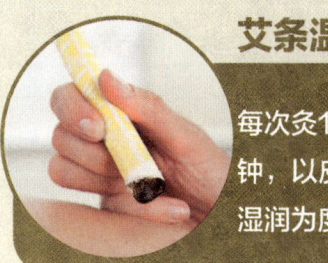

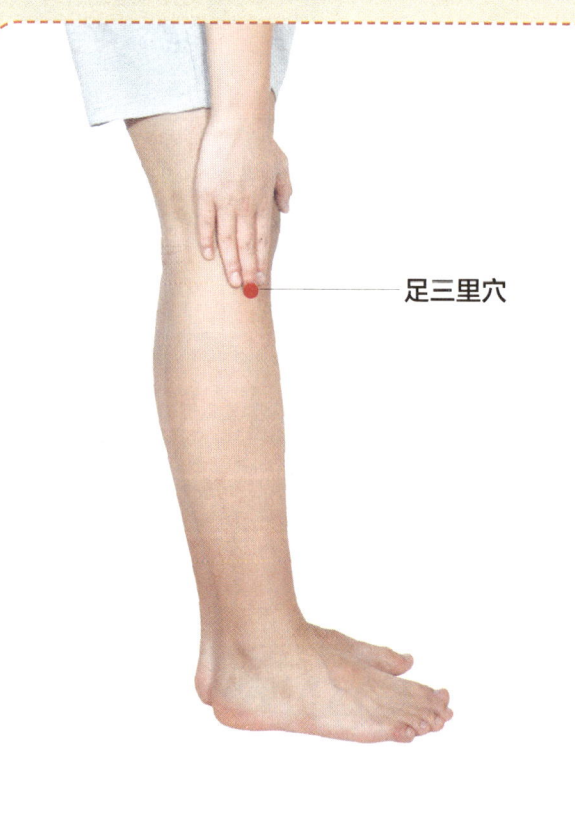

足三里穴

**快速取穴** 站位弯腰，同侧手虎口围住髌骨上外缘，其余四指向下，中指指尖处即是此穴。

## 涌泉穴

**标准定位**
位于足底部,当足底第2、第3趾趾缝纹头端与足跟连线的前1/3与后2/3交点处。

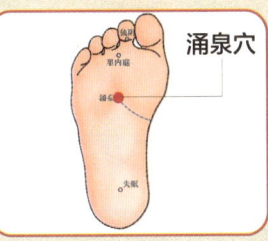

**快速取穴**
屈足卷趾,足底前端最凹陷处即是此穴。

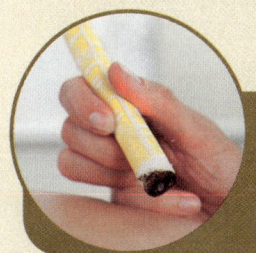

**艾条温和灸**
每次灸10~15分钟,以皮肤潮红湿润为度。

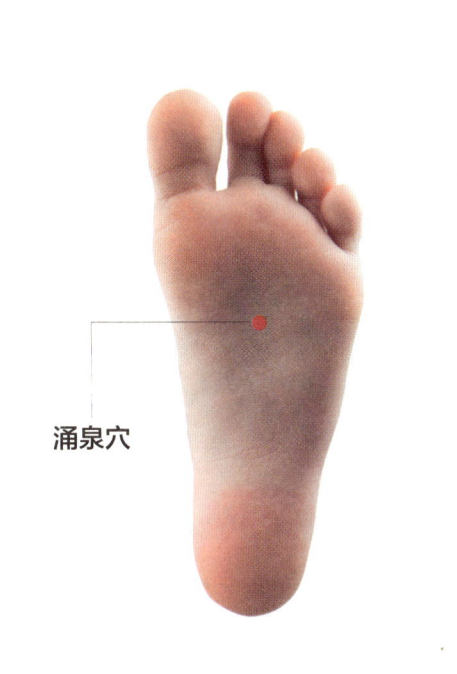

---

## 三阴交穴

**标准定位**
位于小腿内侧,当足内踝尖上3寸,胫骨内侧缘后方。

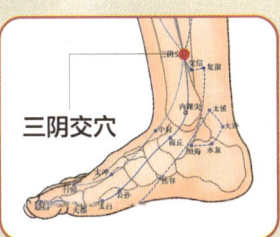

**快速取穴**
一手四指并拢,小指置于足内踝上缘,食指上缘、内踝尖正上方的凹陷处即是此穴。

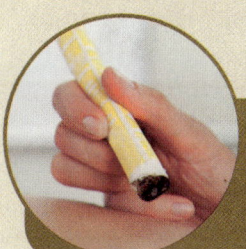

**艾条温和灸**
每次灸10~15分钟,以皮肤潮红湿润为度。

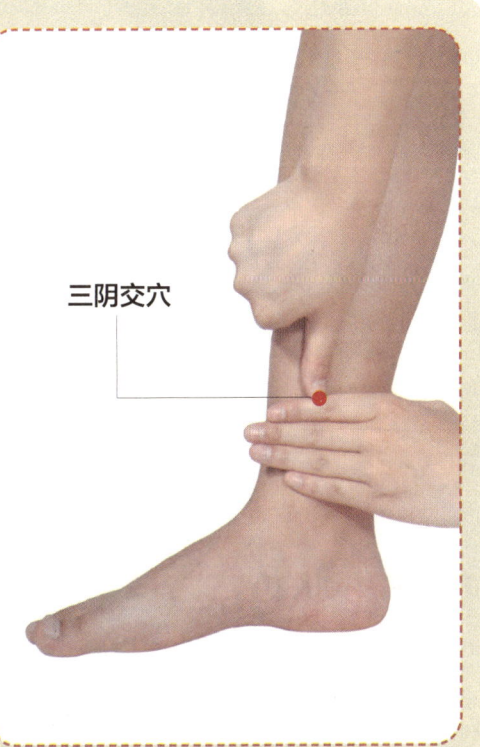

# 牙痛

牙痛是口腔疾病的常见症状之一，病因包括龋齿、牙髓炎、牙周炎、根尖周炎、牙齿感觉过敏症及牙外伤、阻生智齿、牙隐裂等。此外，三叉神经痛、偏头痛、急性心绞痛等口腔外的疾病也可以引起牙痛。

## 对症施灸

**主穴** 下关穴、颊车穴、内庭穴。
**辅穴** 外关穴、太溪穴、天枢穴、阳溪穴。
**方法** 艾条雀啄灸，艾炷隔姜灸。

## 下关穴

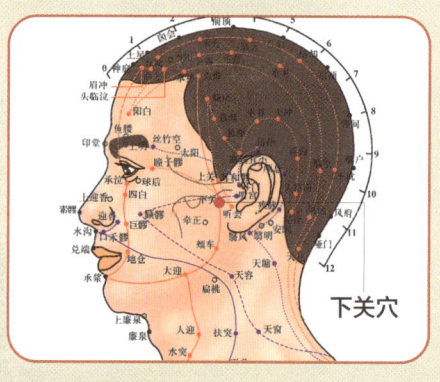

**标准定位**
位于面部，耳前方，当颧弓与下颌切迹之间的凹陷中。

**艾条雀啄灸**
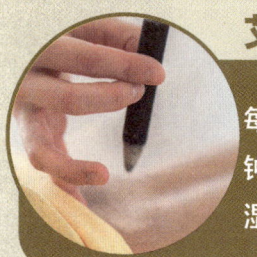
每次灸10~15分钟，以皮肤潮红湿润为度。

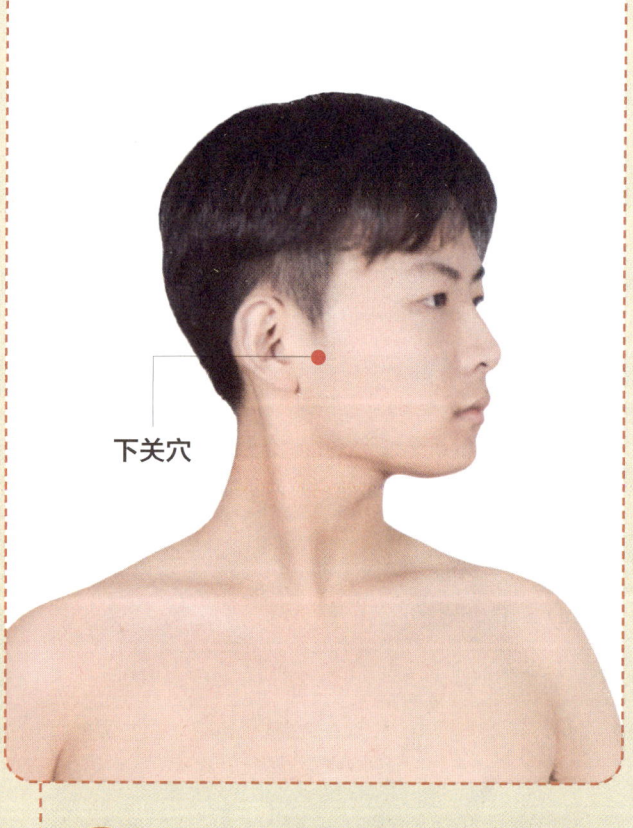

下关穴

**快速取穴** 闭口，食指、中指并拢，食指贴于耳垂旁，中指指腹处即是此穴。

# 颊车穴

**标准定位**
位于面部,当下颌角前上方1横指处。

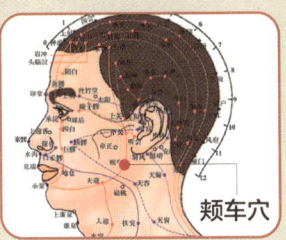

**快速取穴**
上下牙关咬紧时,隆起的咬肌高点处,按之凹陷处即是此穴。

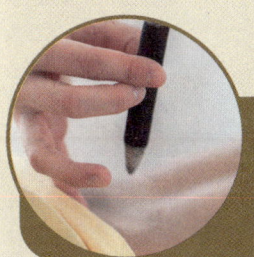

### 艾条雀啄灸
每次灸10~15分钟,以皮肤潮红湿润为度。

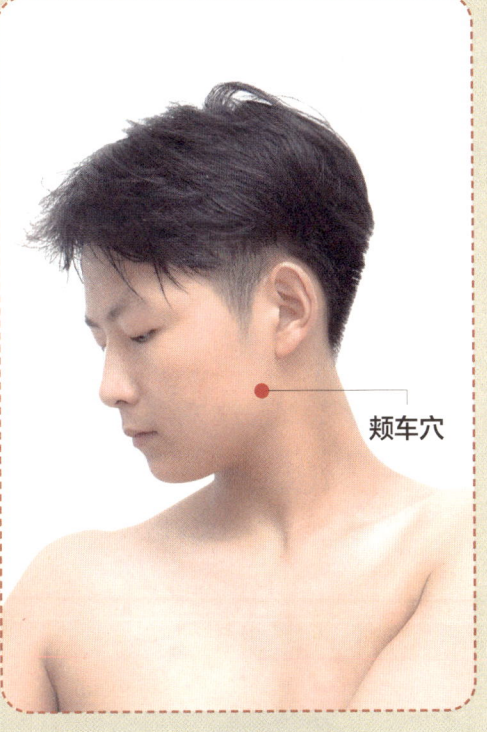

---

# 内庭穴

**标准定位**
位于足背,当第2、第3趾间,趾蹼缘后方赤白肉际处。

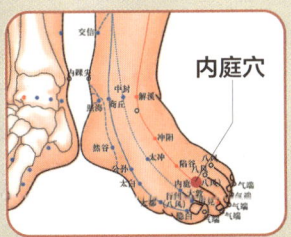

**快速取穴**
足的次趾和中趾之间,脚趾缝后面的凹陷处即是此穴。

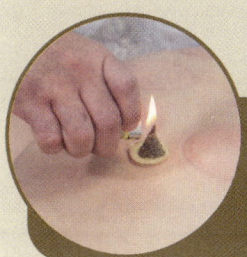

### 艾炷隔姜灸
每次灸3~5壮,以皮肤有微微灼热感为度。

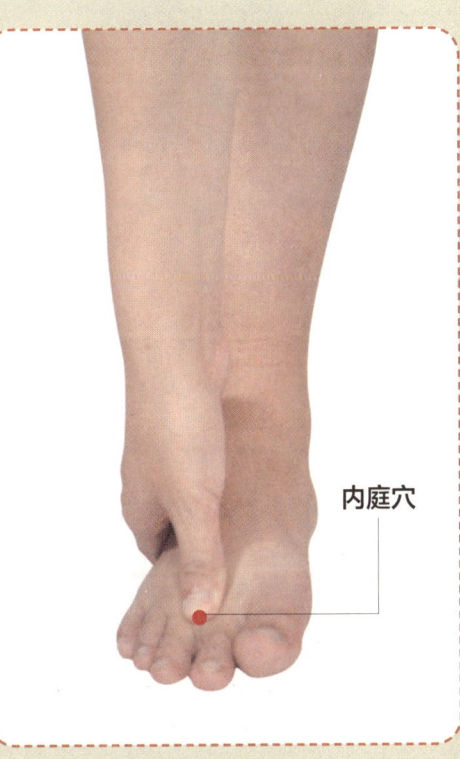

# 鼻炎

鼻炎是指由过敏原如花粉、尘螨、宠物毛发，以及病毒、细菌、刺激性气味等引起的鼻腔黏膜炎症，主要表现为打喷嚏、鼻痒、鼻塞、流鼻涕等症状，有些患者发病严重时可累及呼吸道黏膜，导致咽喉炎、气管炎、中耳炎等。

### 对症施灸

**主穴** 迎香穴、印堂穴、上星穴。
**辅穴** 风门穴、肺俞穴、列缺穴、合谷穴、大椎穴。
**方法** 艾条温和灸，艾炷隔姜灸。

## 迎香穴

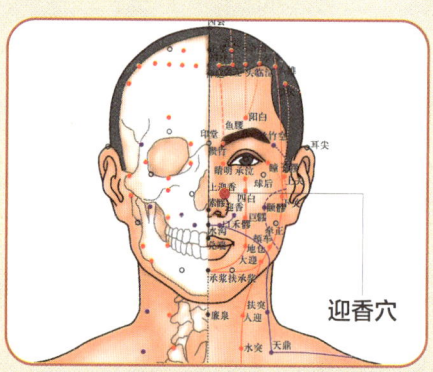

**标准定位**
位于面部，当鼻翼外缘中点旁，鼻唇沟中。

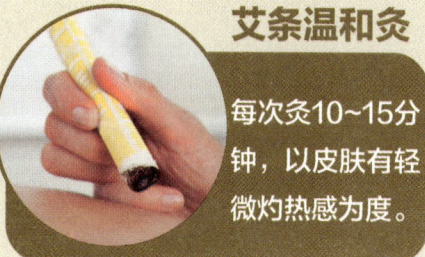

**艾条温和灸**
每次灸10~15分钟，以皮肤有轻微灼热感为度。

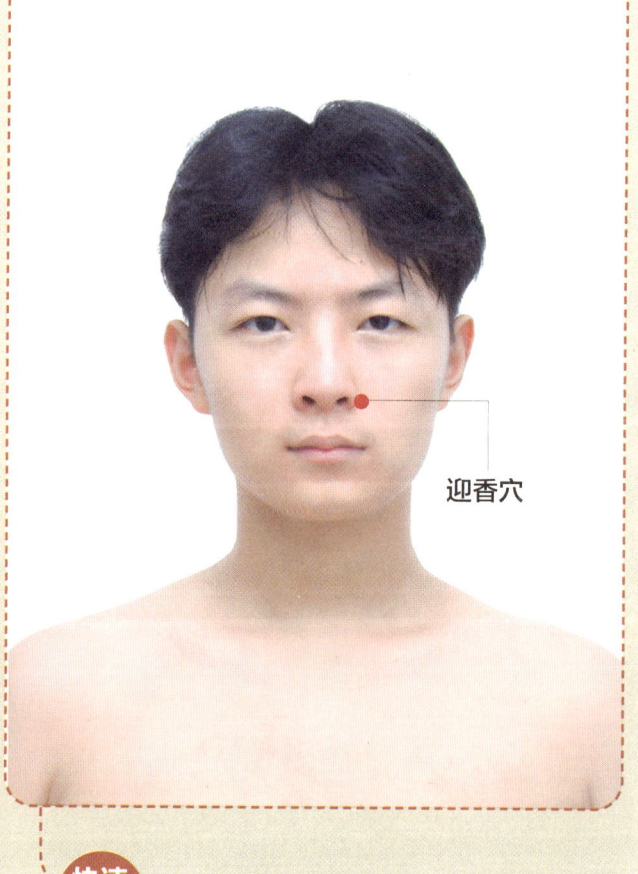

迎香穴

**快速取穴** 在鼻唇沟中，横平鼻翼下缘处即是此穴。

## 印堂穴

**标准定位** 位于前额部,当两眉头间连线与前正中线之交点处。

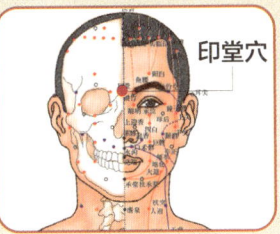

**快速取穴** 两眉头间连线与前正中线的交点处即是此穴。

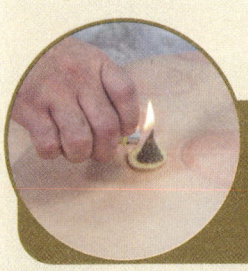

### 艾炷隔姜灸
每次灸3壮左右,以皮肤潮红湿润为度。

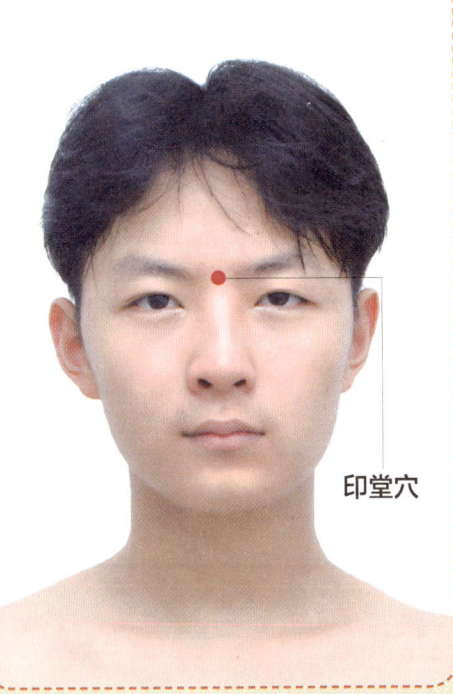

印堂穴

---

## 上星穴

**标准定位** 位于头部,当前发际正中直上1寸处。

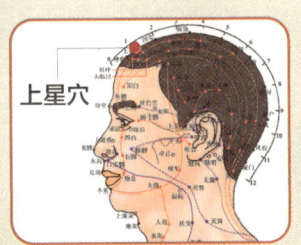

**快速取穴** 前发际正中直上1横指处即是此穴。

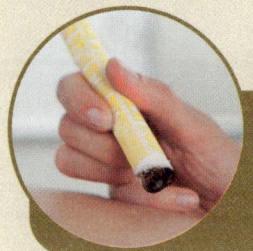

### 艾条温和灸
每次灸15分钟左右,以皮肤感到温热而不灼痛为度。

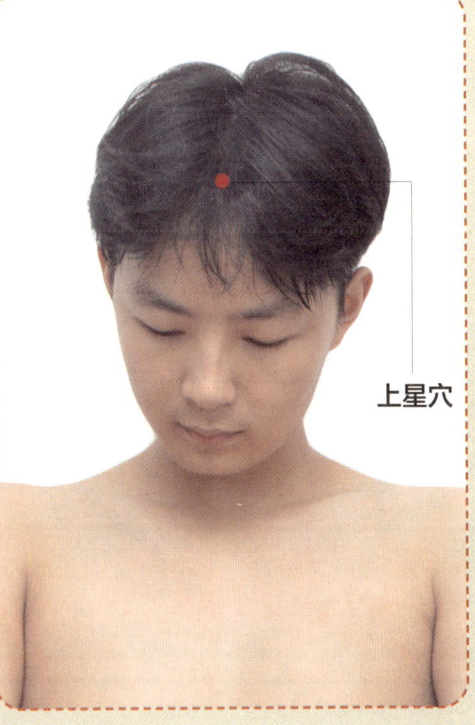

上星穴

# 扁桃体炎

扁桃体炎是一种由致病微生物引起的急性或慢性上呼吸道感染性疾病，主要表现为咽痛、咽部有异物感、吞咽困难、发热、咽干、咽痒、咳嗽等症状，急性期具有一定的传染性，发病人群以儿童和青少年居多。

### 对症施灸

**主穴** 合谷穴、大椎穴、风府穴。
**辅穴** 曲池穴、少商穴、关元穴、内庭穴、足三里穴。
**方法** 艾炷直接灸，艾条温和灸。

## 合谷穴

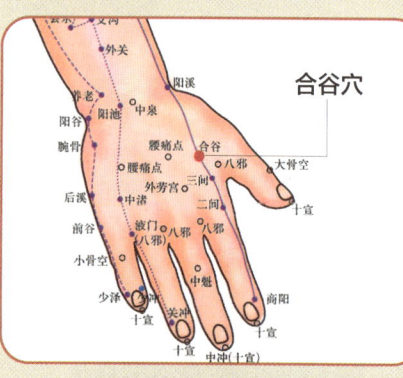

**标准定位**
位于手背，当第2掌骨桡侧的中点处。

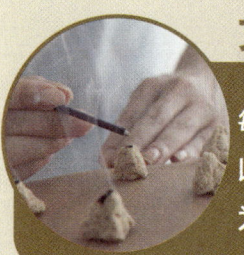

**艾炷直接灸**
每次灸3~5壮，以感到温热舒适为度。

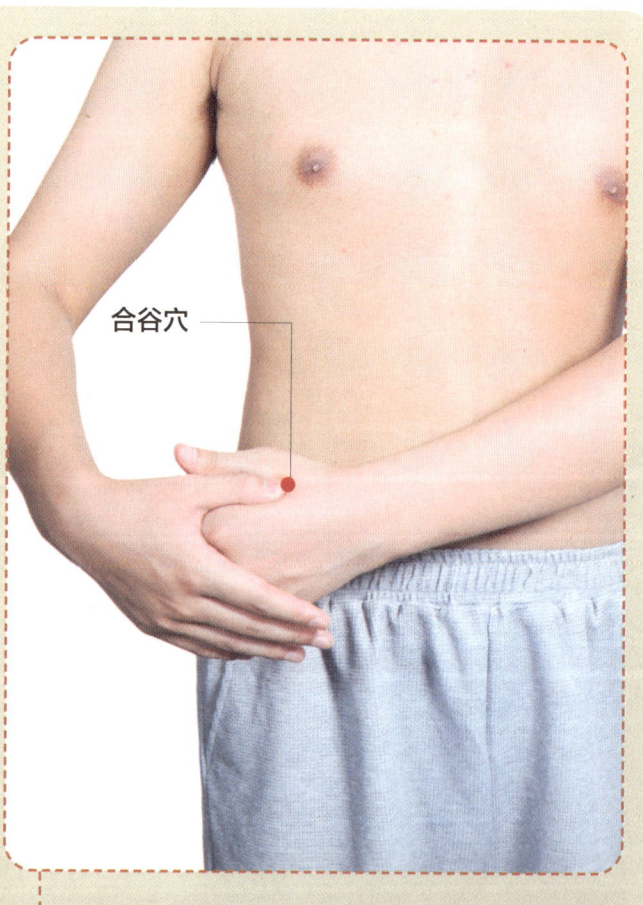

**快速取穴** 一手拇指指间关节横纹压在另一手虎口上，则拇指指尖处即是此穴。

## 大椎穴

**标准定位**
位于颈后部，当后正中线上，第7颈椎棘突下凹陷中。

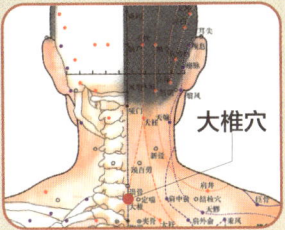

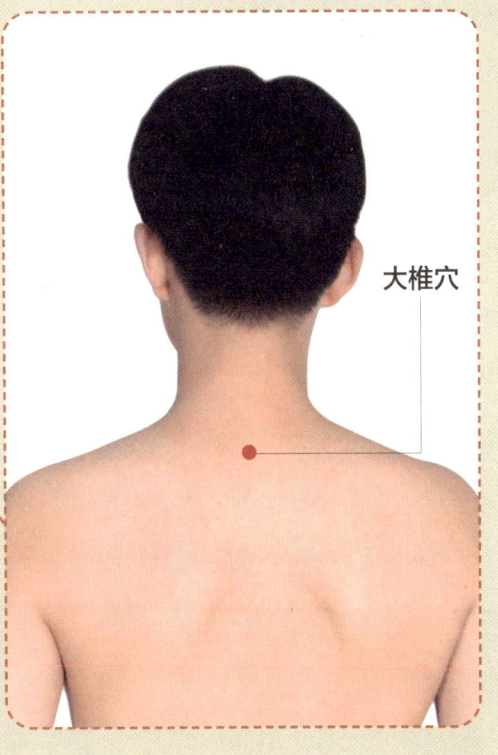

大椎穴

**快速取穴**
颈部最突起椎体为第7颈椎，其棘突下凹陷处即是此穴。

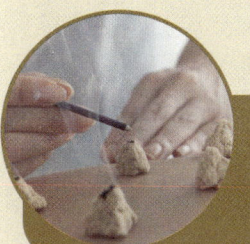

### 艾炷直接灸
每次灸3~5壮，以感到温热舒适为度。

---

## 风府穴

**标准定位**
位于颈后部，当枕外隆凸直下，两侧斜方肌之间的凹陷中。

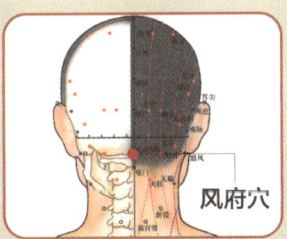

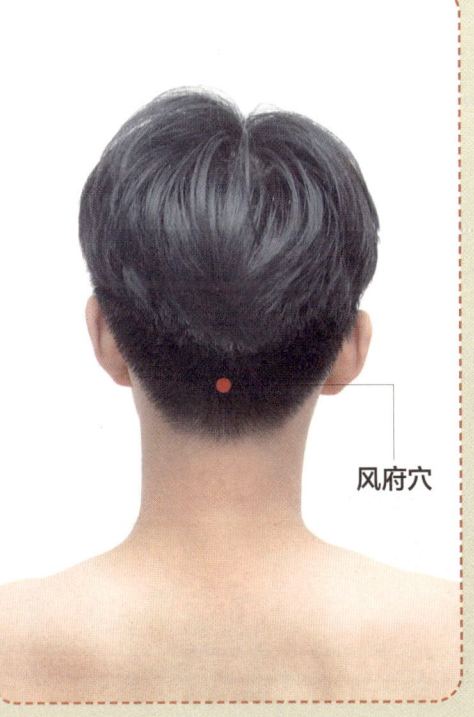

风府穴

**快速取穴**
后发际正中直上1寸，与耳垂大致齐平处即是此穴。

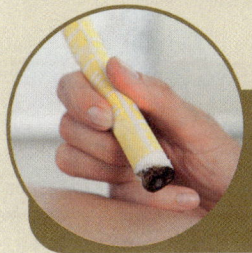

### 艾条温和灸
每次灸10~15分钟，以皮肤感到温热而不灼痛为度。

# 睑腺炎

睑腺炎俗称"针眼"，是一种发生在眼睑腺的急性化脓性炎症，主要表现为患处红、肿、热、痛，脓液积聚时出现黄色脓头，有淡黄色渗出物。睑腺炎通常只感染一只眼，很少出现双眼同时感染的情况。

## 对症施灸

**主穴** 丘墟穴、太冲穴、足窍阴穴。
**辅穴** 合谷穴、足三里穴、后溪穴、风池穴。
**方法** 艾条回旋灸，艾条温和灸。

## 丘墟穴

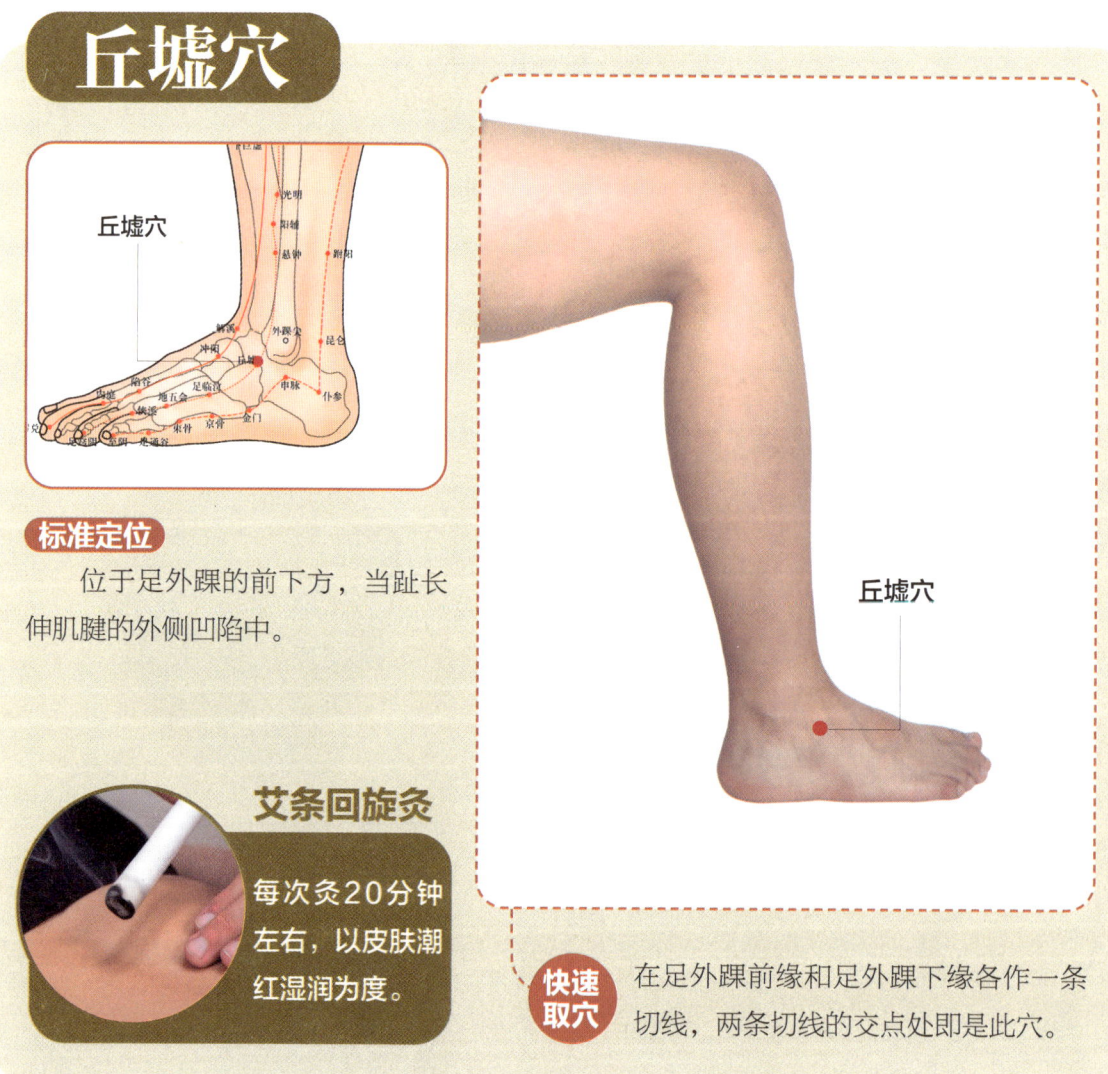

**标准定位**
位于足外踝的前下方，当趾长伸肌腱的外侧凹陷中。

**艾条回旋灸**
每次灸20分钟左右，以皮肤潮红湿润为度。

**快速取穴** 在足外踝前缘和足外踝下缘各作一条切线，两条切线的交点处即是此穴。

## 太冲穴

**标准定位** 位于足背，当第1、第2跖骨间，跖骨底结合部前方凹陷中。

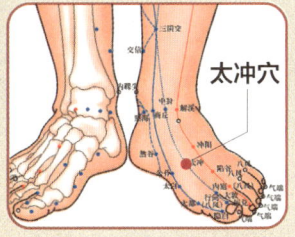

**快速取穴** 用手指沿第1、第2趾的夹缝向上推，推至底部凹陷中，动脉搏动处即是此穴。

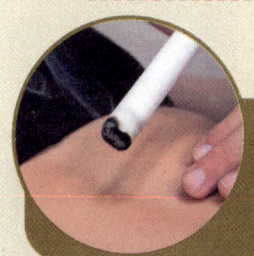

### 艾条回旋灸

每次灸20分钟左右，以皮肤潮红湿润为度。

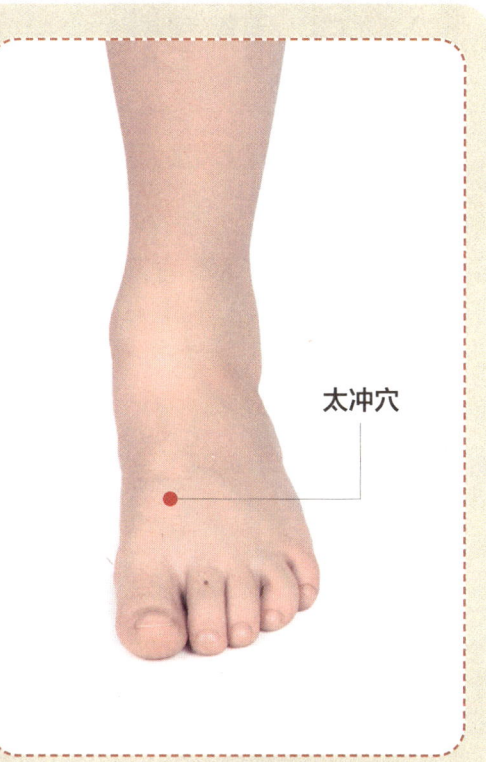

太冲穴

## 足窍阴穴

**标准定位** 位于足趾，当第4趾末节外侧，距趾甲根角侧后方0.1寸处。

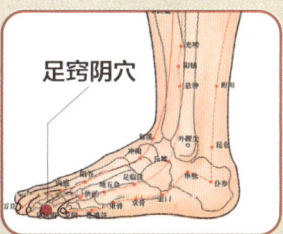

**快速取穴** 在第4趾趾甲外侧缘与下缘各作一条切线，两条切线的交点处即是此穴。

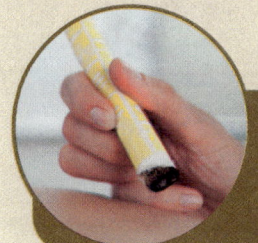

### 艾条温和灸

每次灸15分钟左右，以皮肤感到温热舒适为度。

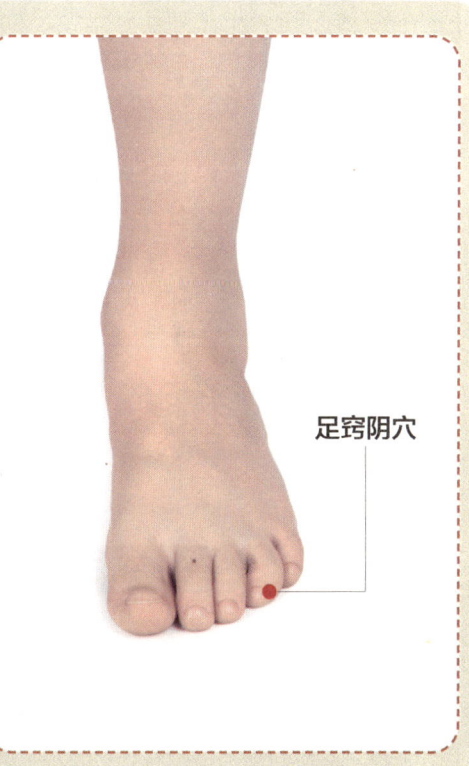

足窍阴穴

# 上睑下垂

上睑下垂是指上眼睑明显低于正常位置，而将瞳孔部分遮盖或完全遮盖的眼睑疾病，有的患者仅一侧眼睑低垂，有的患者则双侧眼睑均低垂，轻者只影响外观，重者影响视物及视觉发育，还可能伴有弱视、斜视等。

### 对症施灸

**主穴** 阳白穴、鱼腰穴、足三里穴。
**方法** 艾条温和灸。
**辅穴** 关元穴、丝竹空穴、脾俞穴、太阳穴。

## 阳白穴

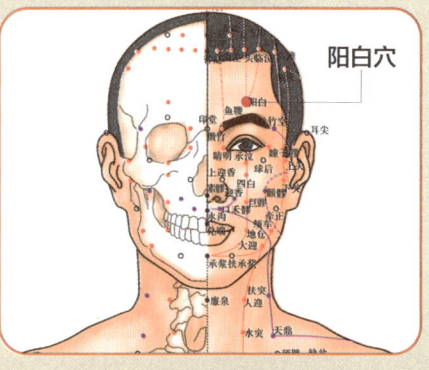

**标准定位**
位于前额部，当瞳孔直上，眉上1寸处。

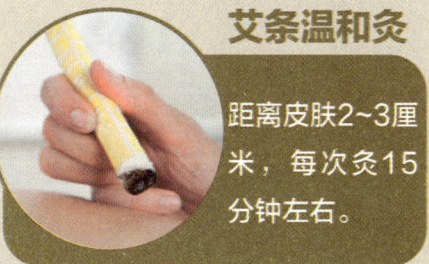

**艾条温和灸**
距离皮肤2~3厘米，每次灸15分钟左右。

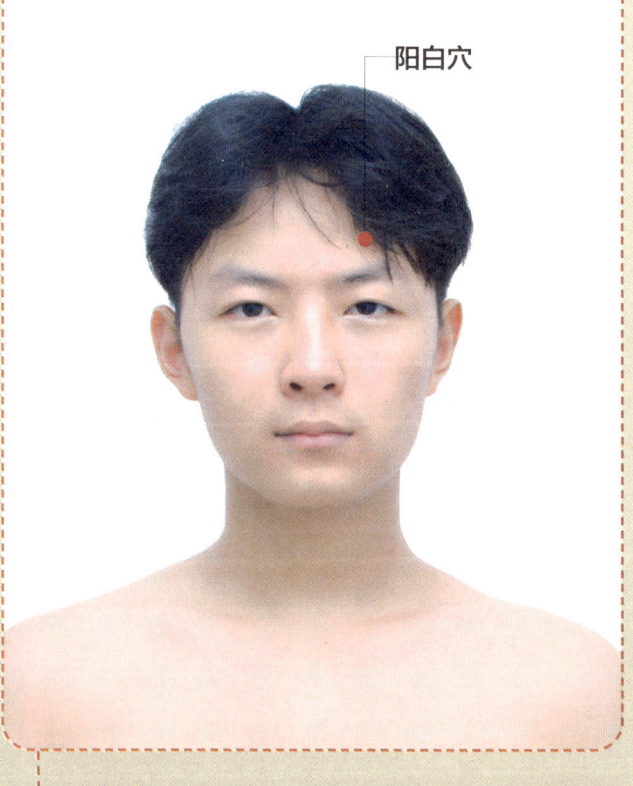

**快速取穴** 目视前方，瞳孔直上方，眉毛上缘1横指处即是此穴。

# 鱼腰穴

**标准定位**　位于额部,当瞳孔直上,眉毛中。

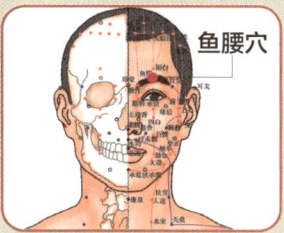

**快速取穴**　两眼平视,瞳孔直上,眉毛中即是此穴。

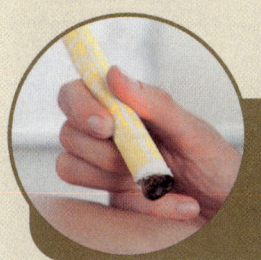

### 艾条温和灸
距离皮肤2~3厘米,每次灸15分钟左右。

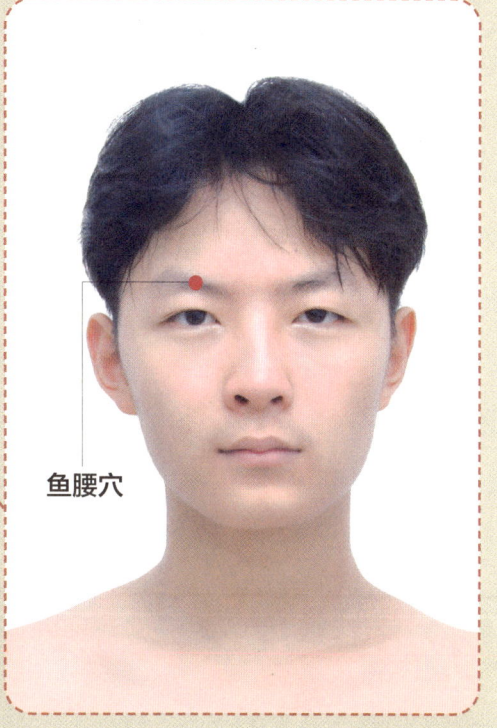

# 足三里穴

**标准定位**　位于小腿外侧,当犊鼻穴下3寸,犊鼻穴与解溪穴连线上。

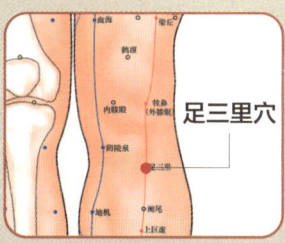

**快速取穴**　站位弯腰,同侧手虎口围住髌骨上外缘,其余四指向下,中指指尖处即是此穴。

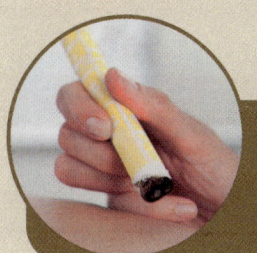

### 艾条温和灸
距离皮肤2~3厘米,每次灸15分钟左右。

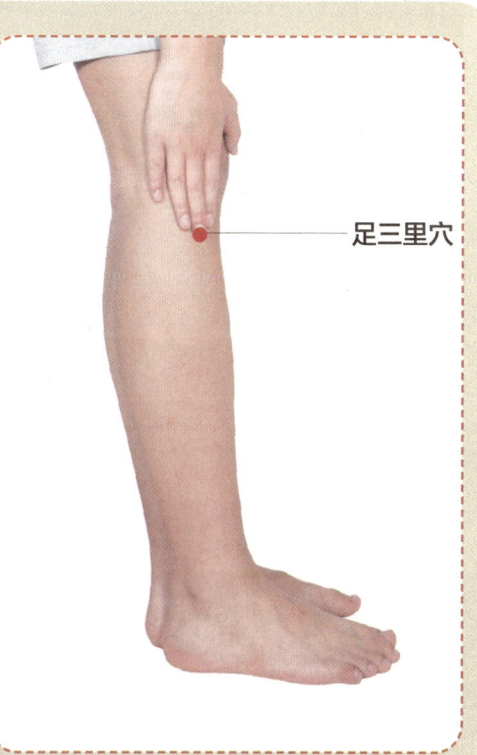

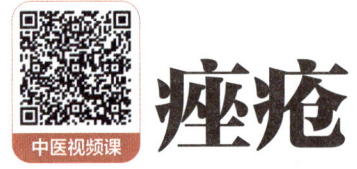

# 痤疮

痤疮是一种好发于青少年的慢性炎症性皮肤病，因此又叫"青春痘"。该病以粉刺、丘疹、脓疱、结节、囊肿等皮损为主要特点，且常伴有皮脂溢出，皮损一般出现在额头、两颊、下颌、前胸、背部等身体部位。

## 对症施灸

**主穴** 曲池穴、肺俞穴、足三里穴。
**辅穴** 合谷穴、大椎穴、三阴交穴、血海穴。
**方法** 艾条温和灸。

## 曲池穴

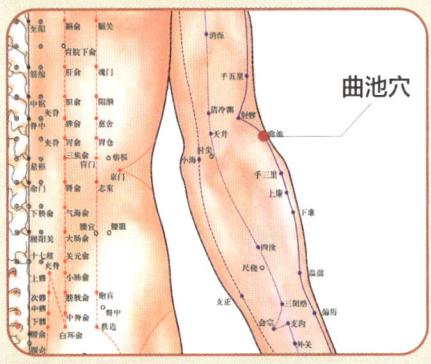

**标准定位**
位于肘部，当尺泽穴与肱骨外上髁连线中点处。

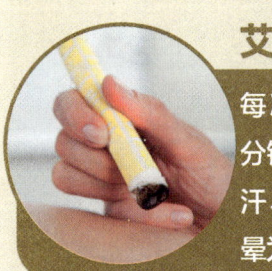

**艾条温和灸**
每次灸15~20分钟，以微微出汗、皮肤出现红晕为度。

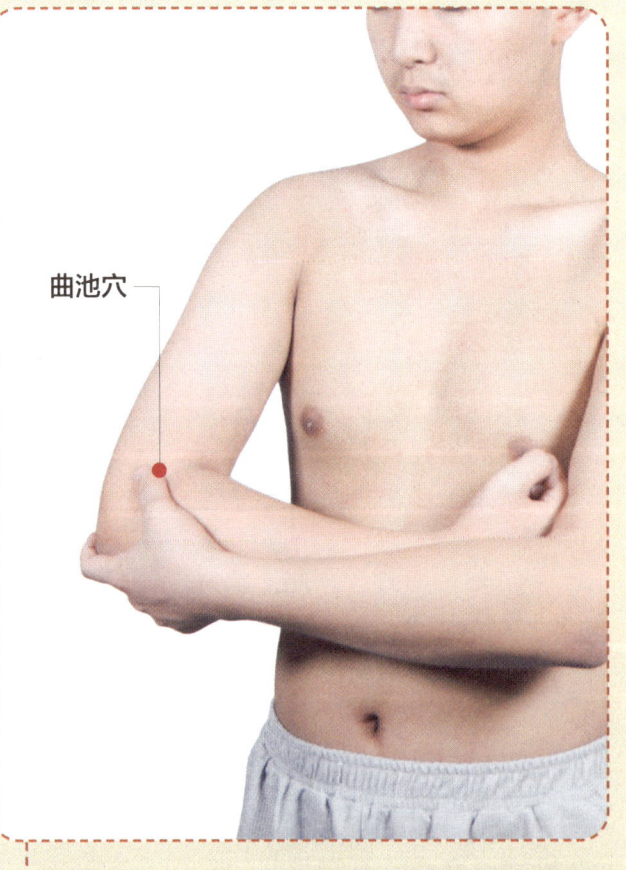

**快速取穴** 轻抬手臂，屈肘90°，肘横纹外侧端凹陷处即是此穴。

## 肺俞穴

**标准定位**
位于背部，当第3胸椎棘突下，后正中线旁开1.5寸处。

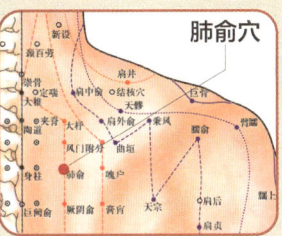

**快速取穴**
颈背交界处最高椎骨突起向下推3个椎体，该椎体棘突下旁开2横指处即是此穴。

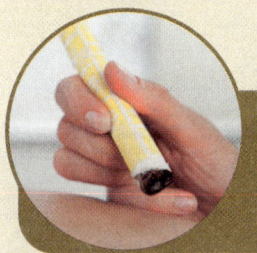

### 艾条温和灸
每次灸10~15分钟，以微微出汗、皮肤出现红晕为度。

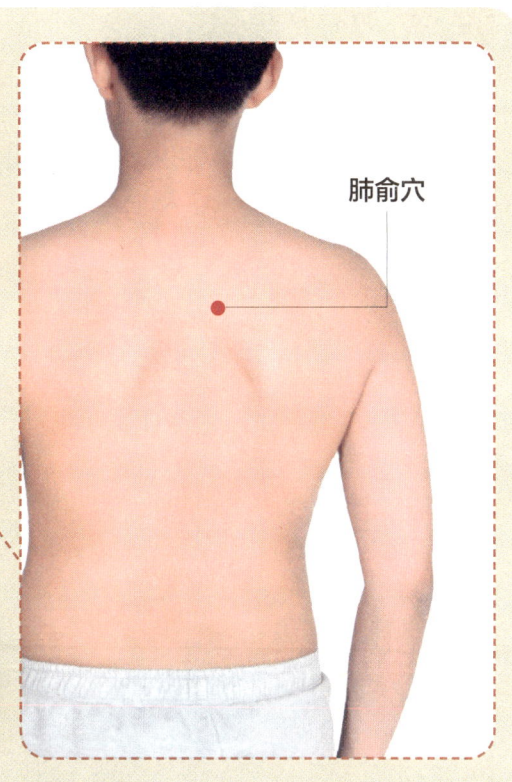

## 足三里穴

**标准定位**
位于小腿外侧，当犊鼻穴下3寸，犊鼻穴与解溪穴连线上。

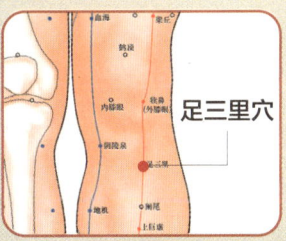

**快速取穴**
站位弯腰，同侧手虎口围住髌骨上外缘，其余四指向下，中指指尖处即是此穴。

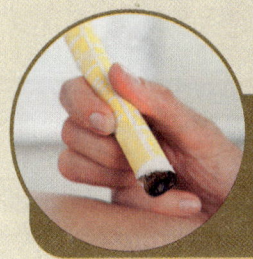

### 艾条温和灸
每次灸10~15分钟，以微微出汗、皮肤出现红晕为度。

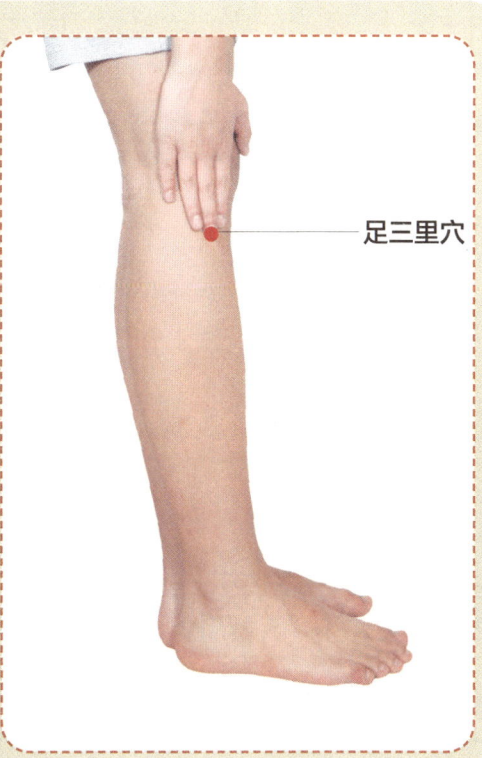

# 湿疹

湿疹是一种慢性炎症性瘙痒性皮肤病,皮疹多呈对称分布,有明显的瘙痒感,内分泌疾病、慢性感染性疾病、嗜酒、嗜辣及海鲜、动物皮毛、真菌、花粉、某些化学制品等都可引发湿疹。该病容易复发,严重影响患者的生活质量。

## 对症施灸

**主穴** 血海穴、曲池穴、脾俞穴。

**辅穴** 大椎穴、商丘穴、阴陵泉穴、行间穴。

**方法** 艾条温和灸。

## 血海穴

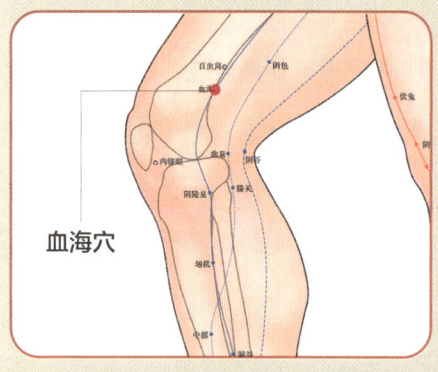

**标准定位** 位于大腿内侧,当髌底内侧端上2寸,股内侧肌隆起处。

**艾条温和灸** 距离皮肤2~3厘米,每次灸15分钟左右。

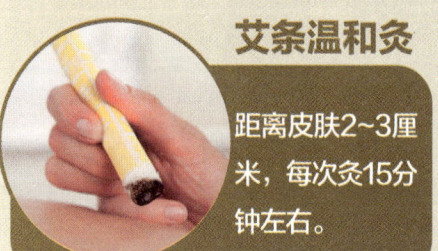

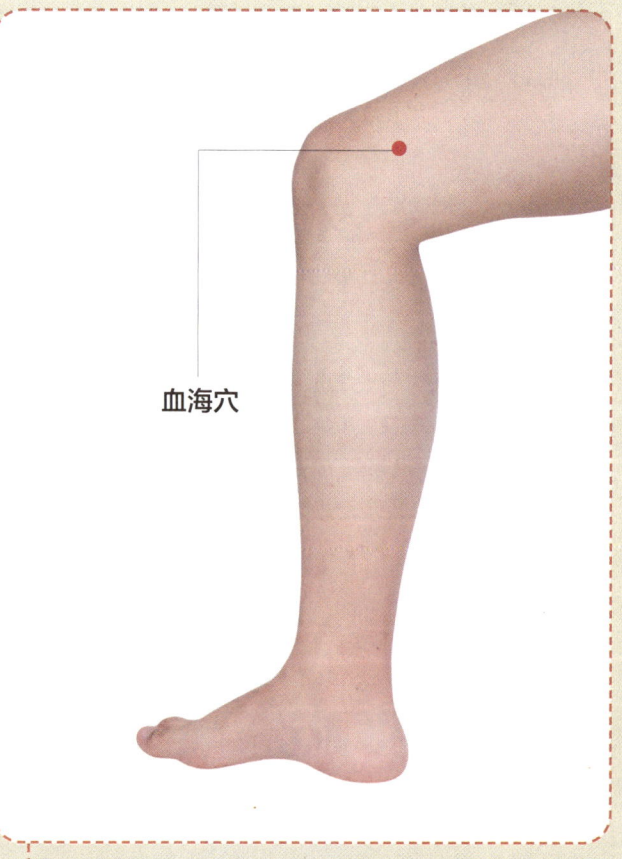

血海穴

**快速取穴** 手掌按于膝盖上,四指向上,与拇指呈45°角,则拇指指端所在位置即是此穴。

# 曲池穴

**标准定位**
位于肘部,当尺泽穴与肱骨外上髁连线中点处。

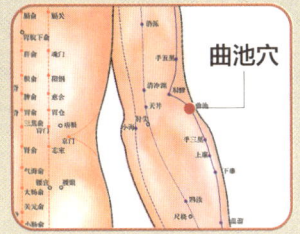

**快速取穴**
轻抬手臂,屈肘90°,肘横纹外侧端凹陷处即是此穴。

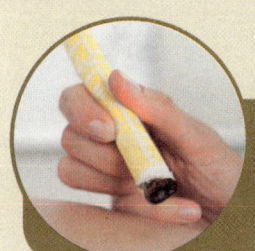

### 艾条温和灸
距离皮肤2~3厘米,每次灸15分钟左右。

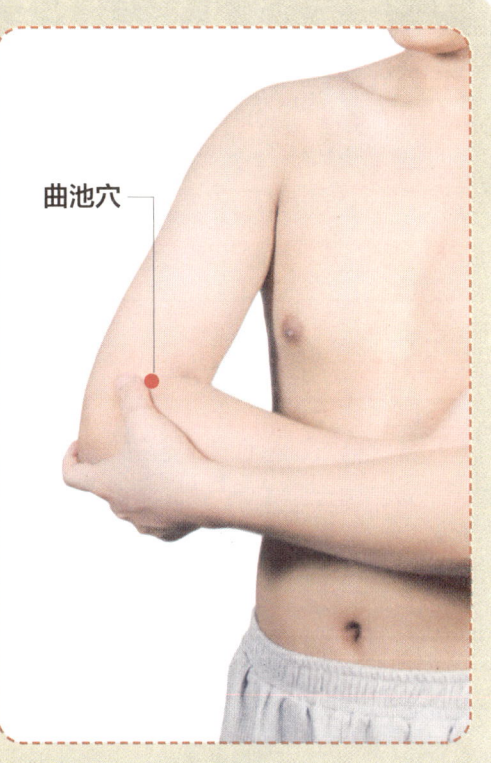

# 脾俞穴

**标准定位**
位于背部,当第11胸椎棘突下,后正中线旁开1.5寸处。

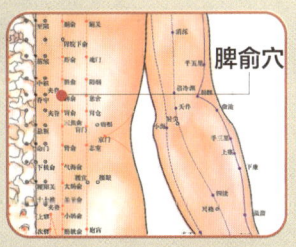

**快速取穴**
从两肩胛下角连线与脊柱相交椎体向下推4个椎体,该椎体棘突下旁开2横指处即是此穴。

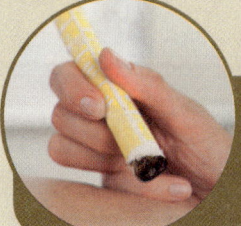

### 艾条温和灸
距离皮肤2~3厘米,每次灸15分钟左右。

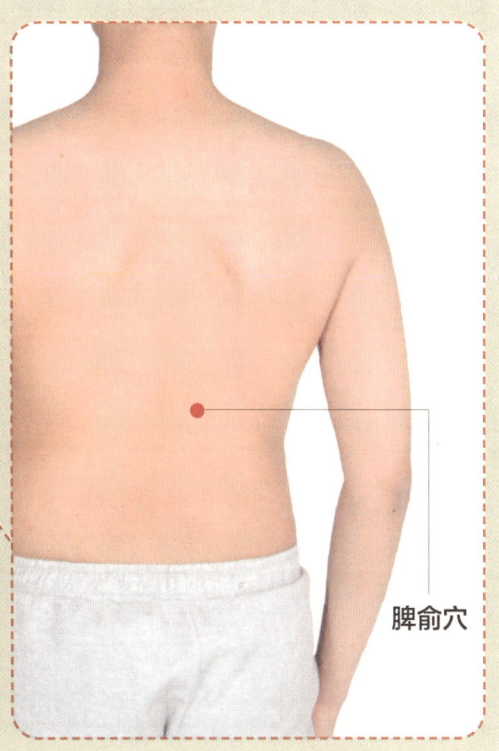

# 带状疱疹

带状疱疹是一种由水痘-带状疱疹病毒引起的影响神经和皮肤的感染性疾病，主要表现为簇集性的水疱，且伴有疼痛，具有一定的传染性。带状疱疹可发生于面部、颈部、胸腹部、背腰部和四肢，一般只出现在身体一侧，并按周围神经走向分布。

## 对症施灸

**主穴** 大椎穴、曲池穴、支沟穴。

**辅穴** 阳辅穴、肝俞穴、阴陵泉穴、阿是穴。

**方法** 艾炷直接灸，艾条温和灸。

## 大椎穴

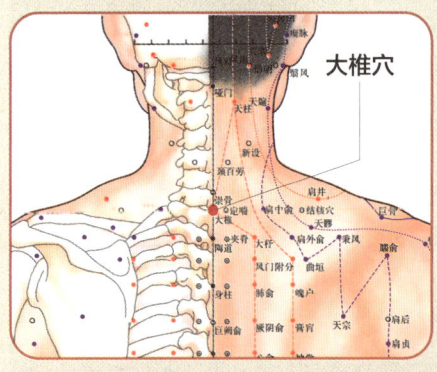

**标准定位**
位于颈后部，当后正中线上，第7颈椎棘突下凹陷中。

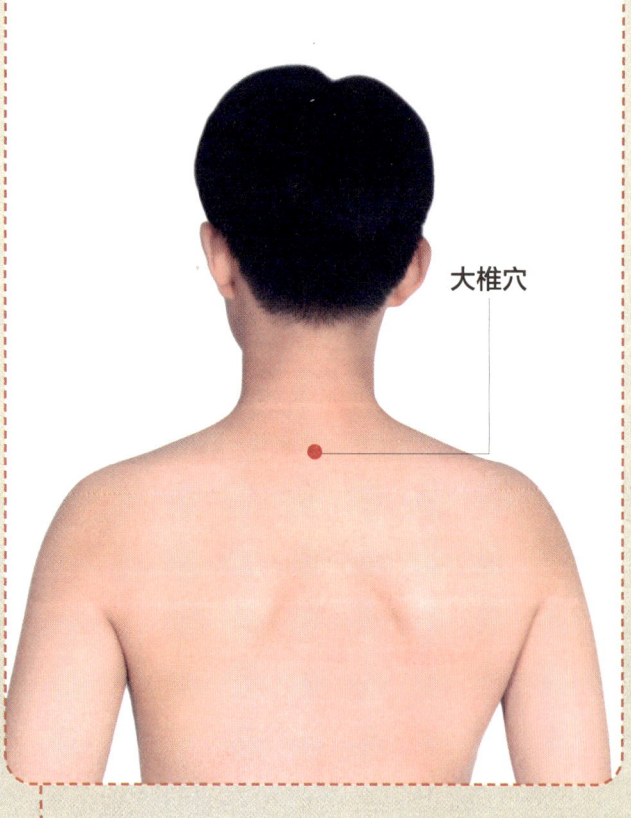

**艾炷直接灸**
每次灸3~5壮，以皮肤有温热感而不灼痛为度。

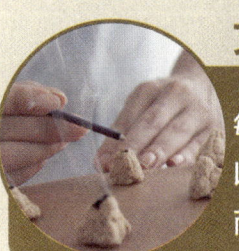

**快速取穴** 正坐低头，颈部最突起椎体为第7颈椎，其棘突下凹陷处即是此穴。

## 曲池穴

**标准定位**
位于肘部，当尺泽穴与肱骨外上髁连线中点处。

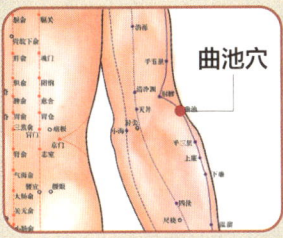

**快速取穴**
轻抬手臂，屈肘90°，肘横纹外侧端凹陷处即是此穴。

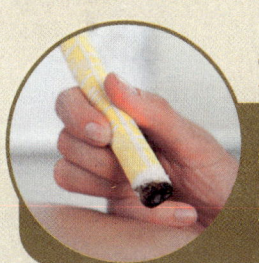

### 艾条温和灸
每次灸10分钟左右，以皮肤有轻微灼热感为度。

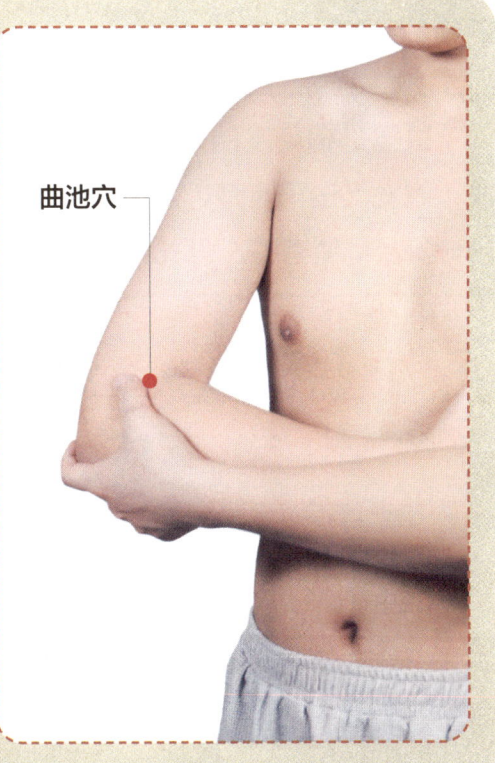

---

## 支沟穴

**标准定位**
位于前臂背侧，腕背侧远端横纹上3寸，当尺骨与桡骨间隙中点处。

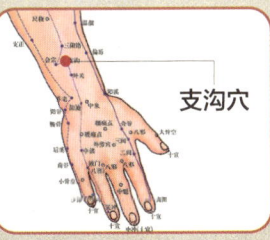

**快速取穴**
从腕背横纹中点向上量4横指，与间使穴相对处即是此穴。

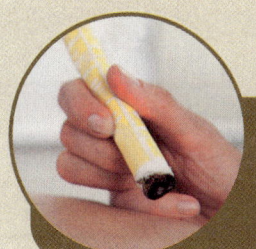

### 艾条温和灸
每次灸10分钟左右，以皮肤有轻微灼热感为度。

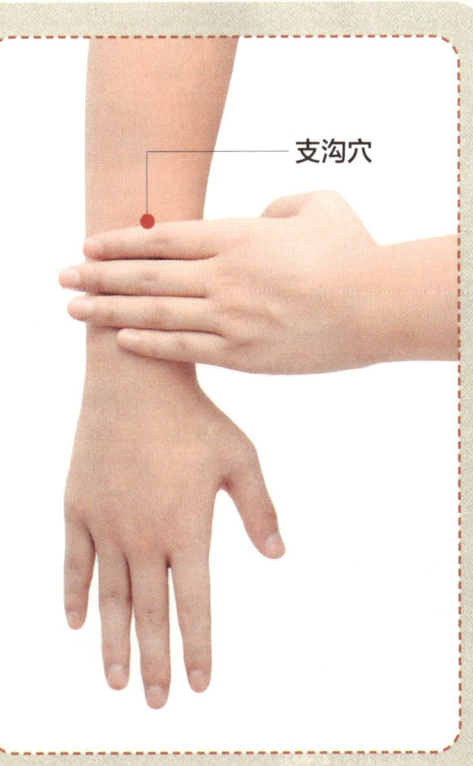

# 斑秃

斑秃是指突发的局限性斑片状脱发，主要表现为突然出现的圆形或卵圆形脱发，脱发区边界清楚，且无瘢痕，也没有炎症反应。该病与自身免疫、遗传因素、内分泌及情绪有关，可发生于任何年龄，但发病人群以青壮年居多。

## 对症施灸

**主穴** 风池穴、头维穴、肝俞穴。

**辅穴** 血海穴、阿是穴、肾俞穴、大椎穴、膈俞穴。

**方法** 艾条回旋灸，艾炷隔姜灸。

## 风池穴

**标准定位** 位于项部，当枕骨之下，胸锁乳突肌上端与斜方肌上端之间的凹陷中。

**艾条回旋灸** 每次灸15~20分钟，以皮肤潮红或有轻微灼热感为度。

**快速取穴** 后头骨下两条大筋外缘的陷窝中，与耳垂大致齐平处即是此穴。

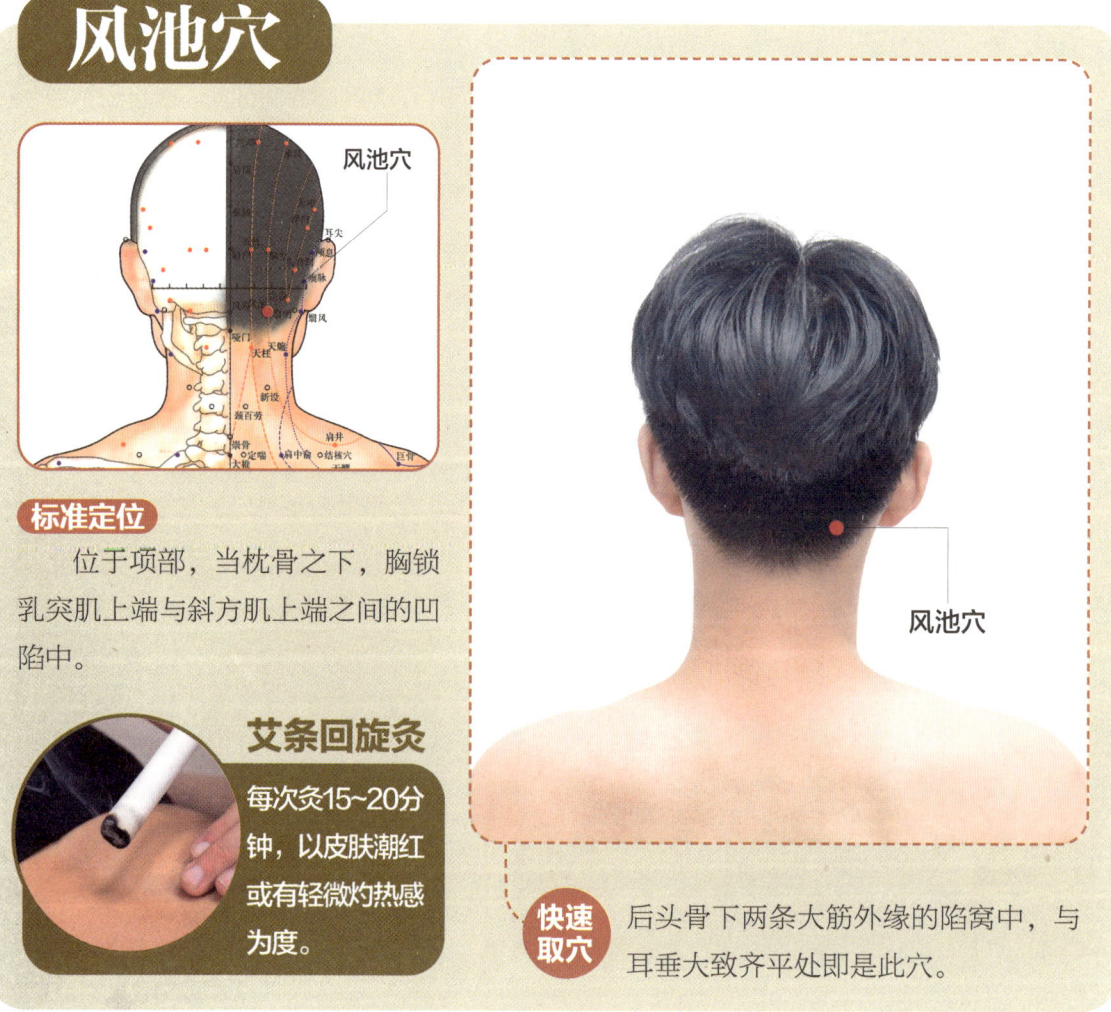

## 头维穴

**标准定位**
位于头侧部，当额角发际上0.5寸，头正中线旁开4.5寸处。

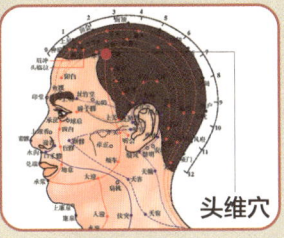

**快速取穴**
食指、中指并拢，中指指腹位于头侧部发际点处，食指指腹处即是此穴。

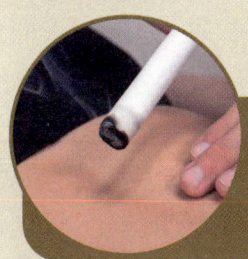

### 艾条回旋灸
每次灸15~20分钟，以皮肤潮红或有轻微灼热感为度。

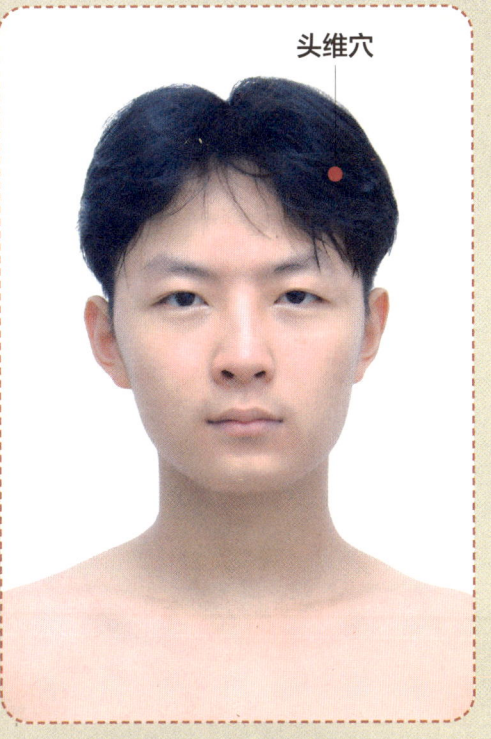

---

## 肝俞穴

**标准定位**
位于背部，当第9胸椎棘突下，后正中线旁开1.5寸处。

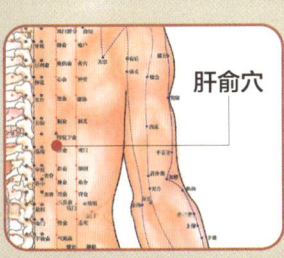

**快速取穴**
从两肩胛下角连线与脊柱相交椎体向下推2个椎体，该椎体棘突下旁开2横指处即是此穴。

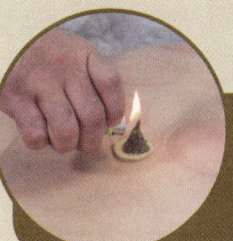

### 艾炷隔姜灸
每次灸3~5壮，以皮肤有温热感而不灼痛为度。

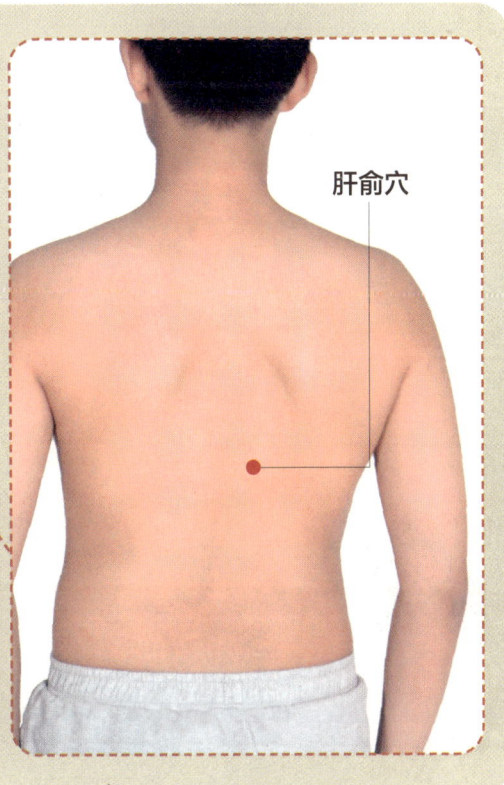

# 痛经

痛经是一种妇科常见病，是指月经前后及月经期下腹部有坠胀感或程度不同的疼痛，还伴有腰酸等其他不适，疼痛剧烈者可出现出冷汗、面色苍白、恶心、呕吐、头晕、乏力等症状，影响工作和生活。

### 对症施灸

**主穴** 血海穴、曲泉穴、行间穴。
**辅穴** 气海穴、关元穴、阴陵泉穴、中极穴、次髎穴。
**方法** 艾条回旋灸，艾条雀啄灸。

## 血海穴

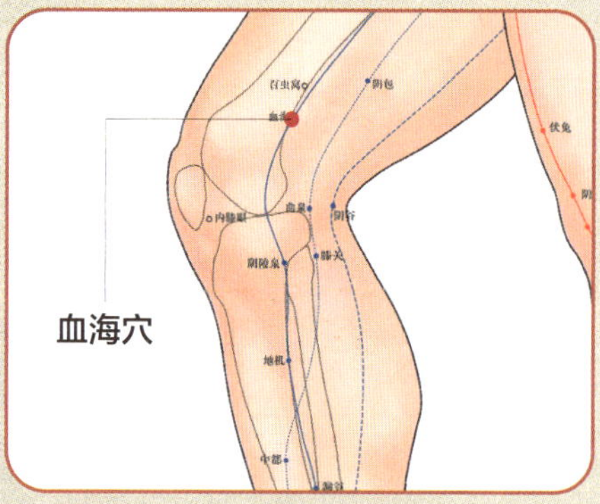

血海穴

### 标准定位

位于大腿内侧，当髌底内侧端上2寸，股内侧肌隆起处。

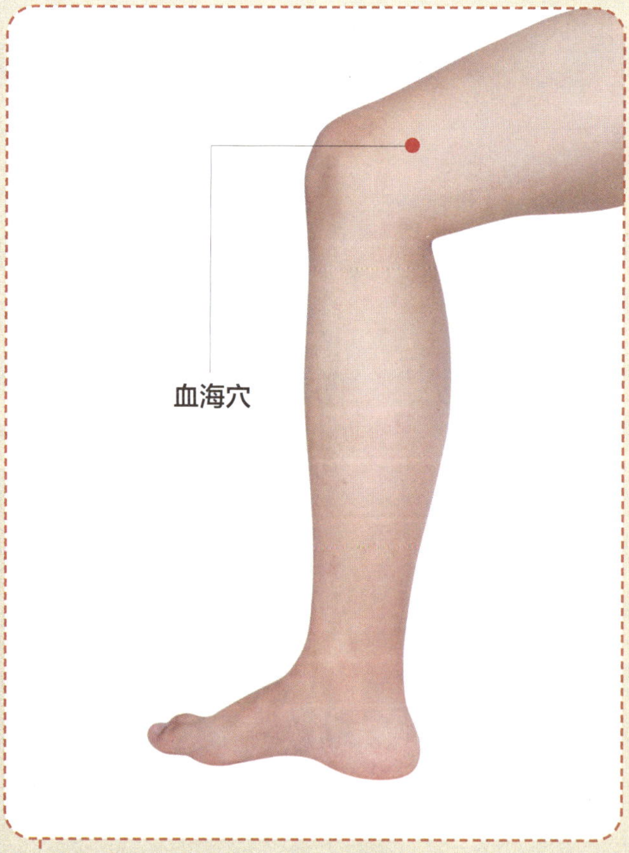

### 艾条回旋灸

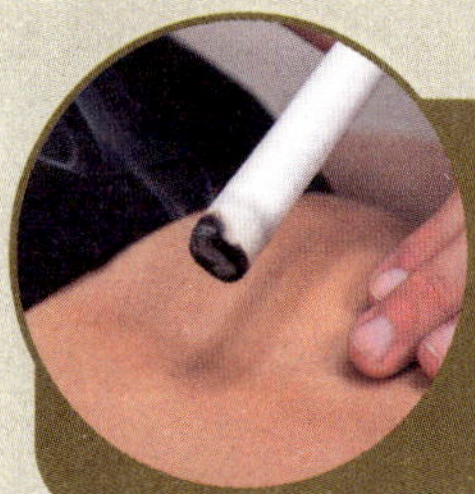

距离皮肤2~3厘米，以皮肤潮红或有轻微灼热感为度。

**快速取穴** 手掌按于膝盖上，四指向上，与拇指呈45°角，则拇指指端所在位置即是此穴。

# 曲泉穴

**标准定位**　位于膝部，当腘横纹内侧端，半腱肌肌腱内缘凹陷中。

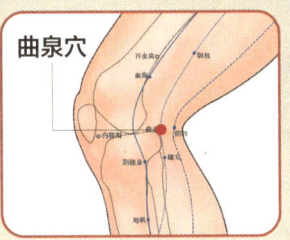

**快速取穴**　正坐屈膝，膝关节内侧面腘横纹内侧端的凹陷处即是此穴。

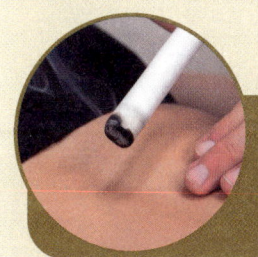

### 艾条回旋灸
距离皮肤2~3厘米，以皮肤潮红或有轻微灼热感为度。

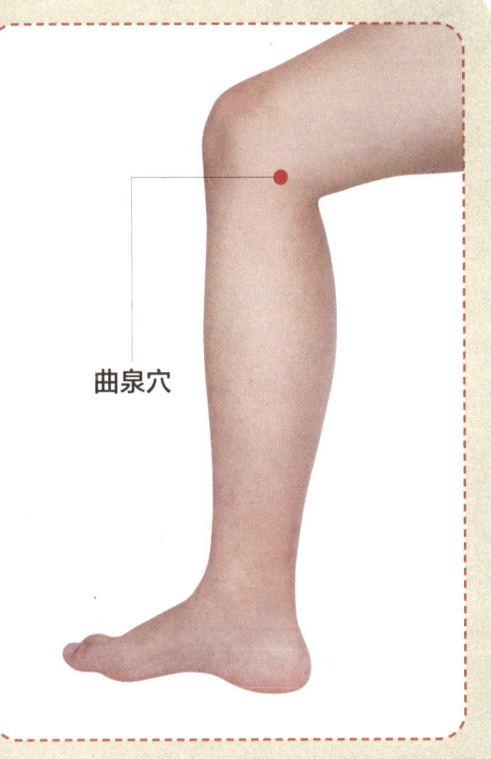

---

# 行间穴

**标准定位**　位于足背部，当第1、第2趾间，趾蹼缘后方赤白肉际处。

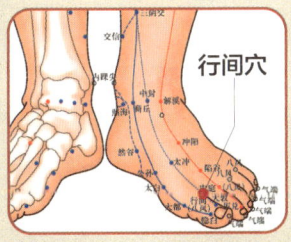

**快速取穴**　正坐垂足，第1、第2趾之间连接处的缝纹头处即是此穴。

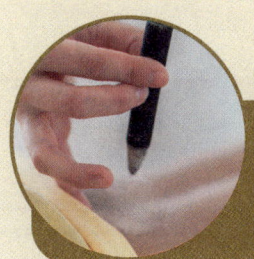

### 艾条雀啄灸
每次10~15分钟，以皮肤有温热感而不灼痛为度。

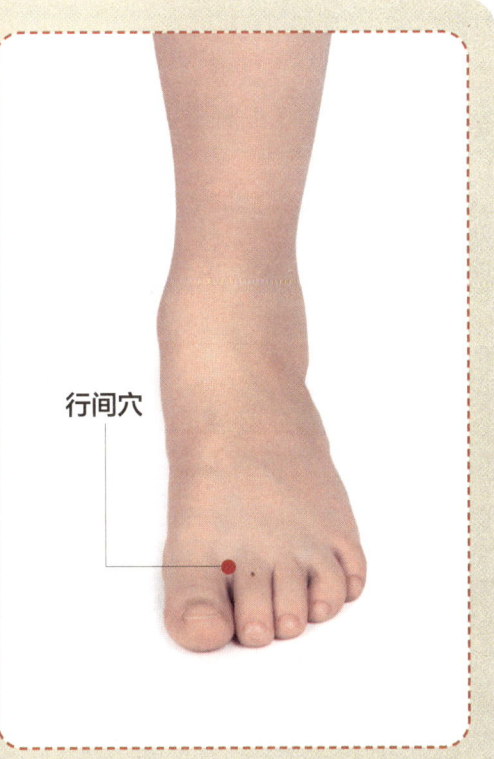

# 月经失调

月经失调是指月经的周期、经期或经量出现异常,如周期延长或缩短、持续天数变化大、经量增多或减少,甚至闭经等,患者还可能伴有乳房胀痛、腰膝酸软、腹痛、头晕、乏力、贫血、烦躁等症状。

### 对症施灸

**主穴** 三阴交穴、命门穴、气海穴。
**辅穴** 地机穴、太冲穴、关元穴、归来穴、血海穴。
**方法** 艾条温和灸,艾炷隔姜灸。

## 三阴交穴

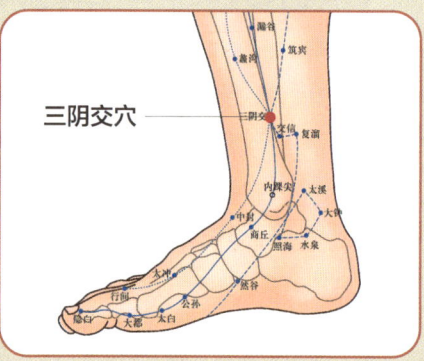

**标准定位**
位于小腿内侧,当足内踝尖上3寸,胫骨内侧缘后方。

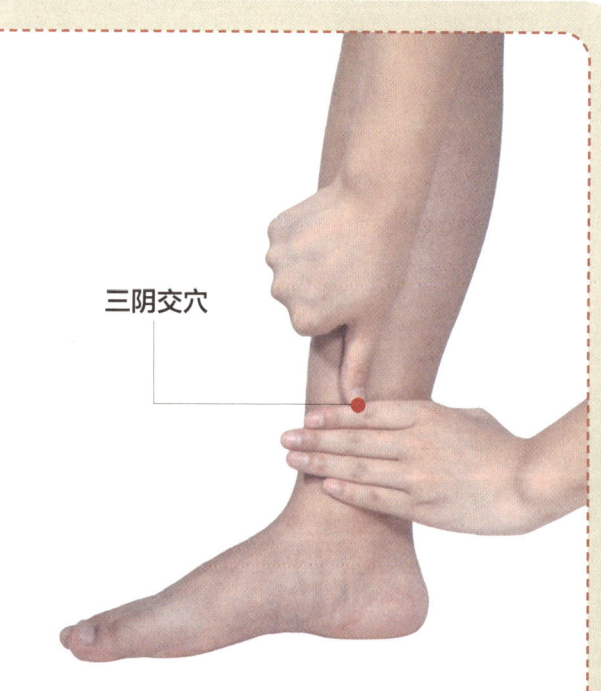

**艾条温和灸**
每次灸10~15分钟,以皮肤潮红湿润为度。

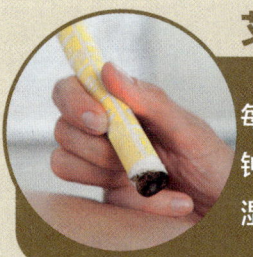

**快速取穴** 一手四指并拢,小指置于足内踝上缘,食指上缘、内踝尖正上方的凹陷处即是此穴。

# 命门穴

**标准定位**
位于腰部，当后正中线上，第2腰椎棘突下凹陷中。

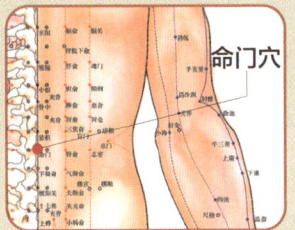

 **快速取穴**
腰部后正中线上，与肚脐位置前后对应处即是此穴。

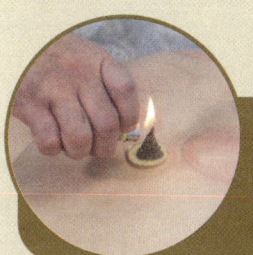

### 艾炷隔姜灸
每次灸3~5壮，以皮肤潮红或有轻微灼热感为度。

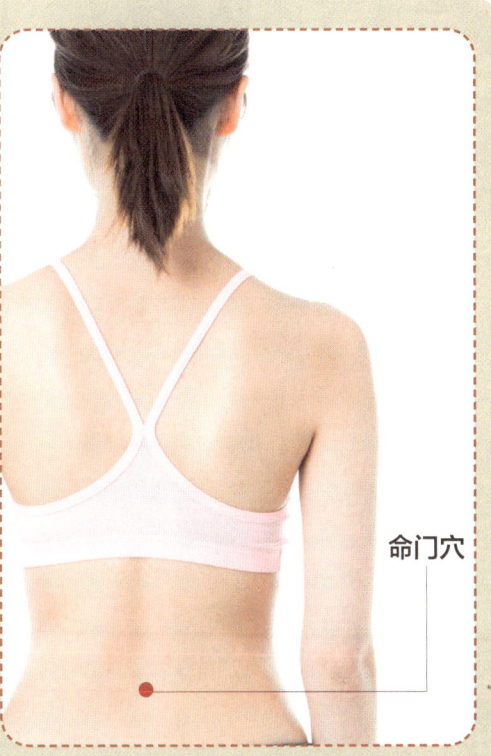

---

# 气海穴

**标准定位**
位于下腹部，当前正中线上，脐中下1.5寸处。

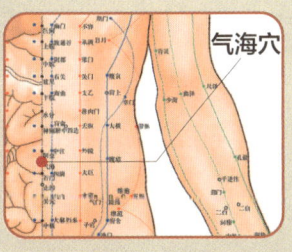

 **快速取穴**
肚脐直下2横指处即是此穴。

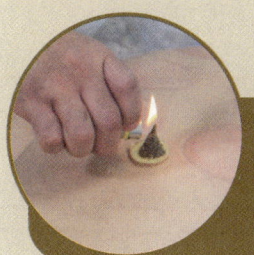

### 艾炷隔姜灸
每次灸3~5壮，以皮肤潮红或有轻微灼热感为度。

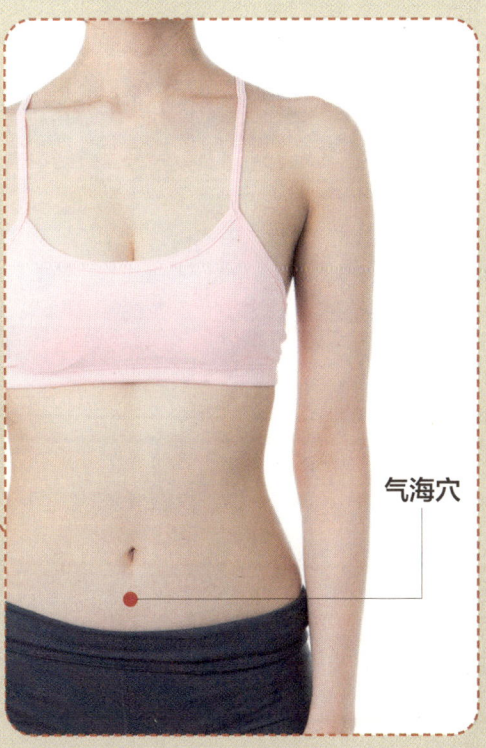

# 产后缺乳

产后缺乳是指产妇哺乳时乳汁量少，甚至完全没有乳汁，而不能满足哺育婴儿的需要。乳汁分泌少或完全不分泌的原因主要包括饮食不合理引起的营养不良、哺乳不当、乳腺发育不良，以及精神压力过大等。

### 对症施灸

**主穴** 膻中穴、乳根穴、少泽穴。
**辅穴** 足三里穴、期门穴、脾俞穴、太冲穴。
**方法** 艾条温和灸。

## 膻中穴

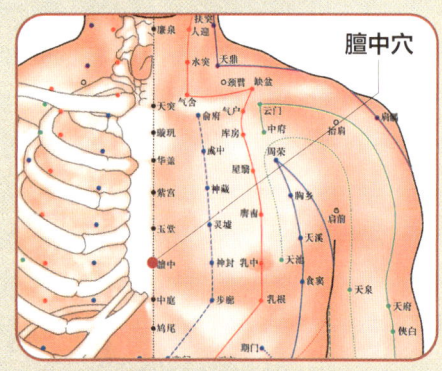

**标准定位**
位于胸部，当前正中线上，平第4肋间隙处。

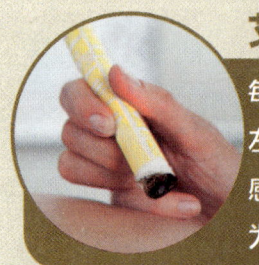

**艾条温和灸**
每次灸10分钟左右，以皮肤感到温热舒适为度。

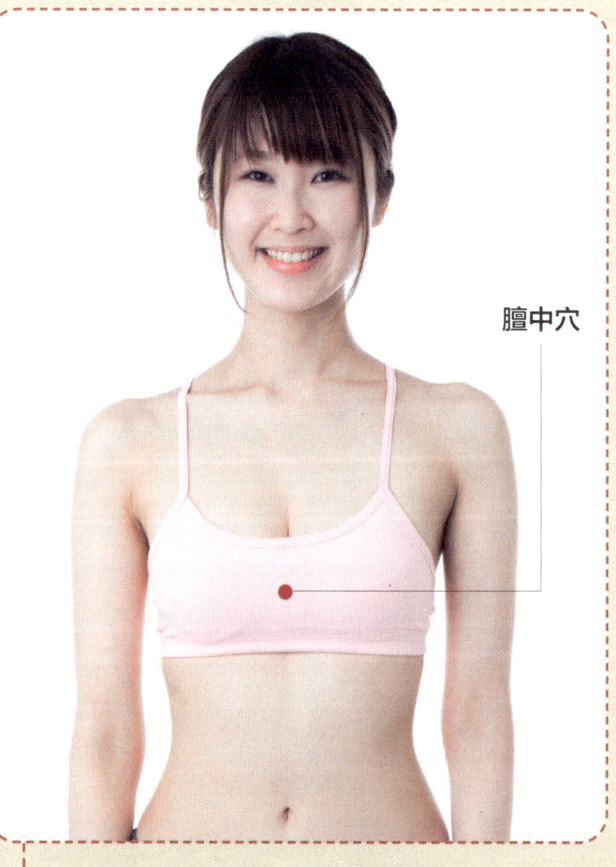

**快速取穴** 前正中线上，两乳头连线的中点处即是此穴。

# 乳根穴

**标准定位**
位于胸部，当第5肋间隙，前正中线旁开4寸处。

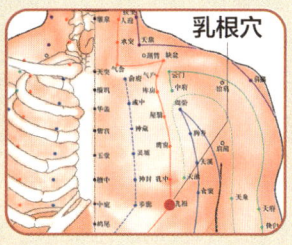

**快速取穴**
乳头直下推1个肋间隙，按压有酸胀感处即是此穴。

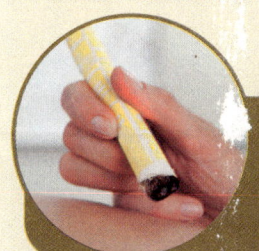

### 艾条温和灸
每次灸10分钟左右，以皮肤感到温热舒适为度。

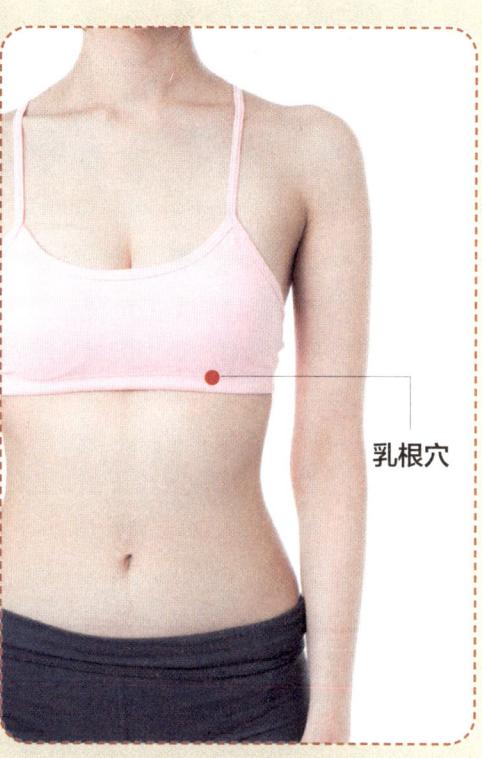

# 少泽穴

**标准定位**
位于手指，当小指末节尺侧，指甲根角侧上方0.1寸处。

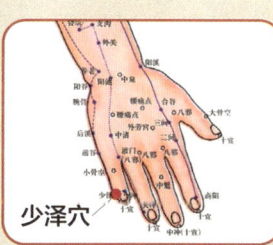

**快速取穴**
在小指末节尺侧缘与指甲基底部各作一条切线，两条切线的交点处即是此穴。

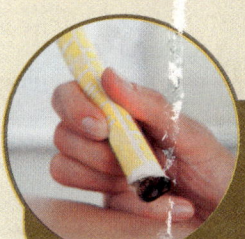

### 艾条温和灸
每次灸10分钟左右，以皮肤感到温热舒适为度。

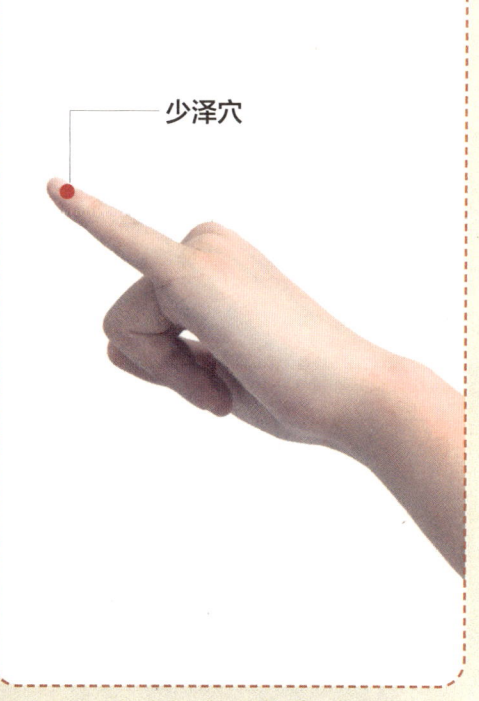

# 阳痿

阳痿又叫勃起功能障碍，是指阴茎不能正常勃起或虽然勃起但不够坚硬，妨碍或无法进行性交，其病因主要包括心理和精神问题、血管问题、神经损伤、手术或外伤、阴茎本身问题及某些慢性疾病等。

## 对症施灸

**主穴** 中极穴、关元穴、肾俞穴。
**辅穴** 命门穴、气海穴、然谷穴、曲泉穴。
**方法** 艾炷直接灸，艾炷隔姜灸。

## 中极穴

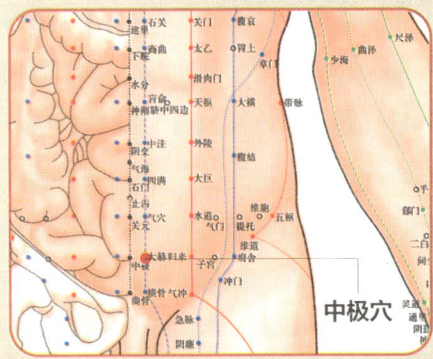

**标准定位**
位于下腹部，当前正中线上，脐中下4寸处。

**艾炷直接灸**
每次灸3壮左右，以皮肤有轻微灼热感为度。

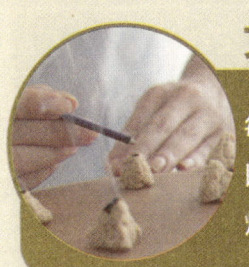

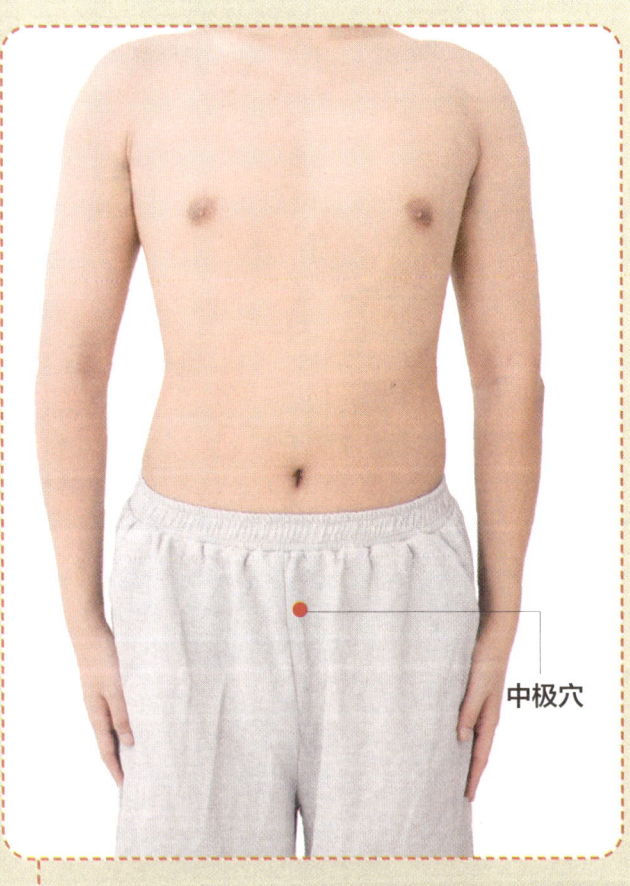

中极穴

**快速取穴** 肚脐直下，先量4横指，再量1横指处即是此穴。

## 关元穴

**标准定位** 位于下腹部,当前正中线上,脐中下3寸处。

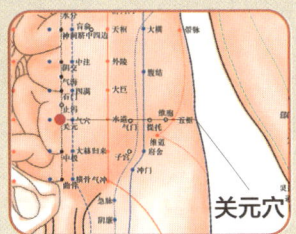

**快速取穴** 肚脐直下4横指处即是此穴。

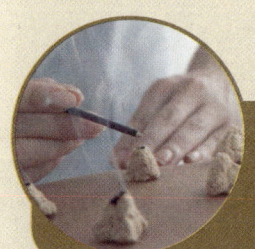

### 艾炷直接灸

每次灸3壮左右,以皮肤有轻微灼热感为度。

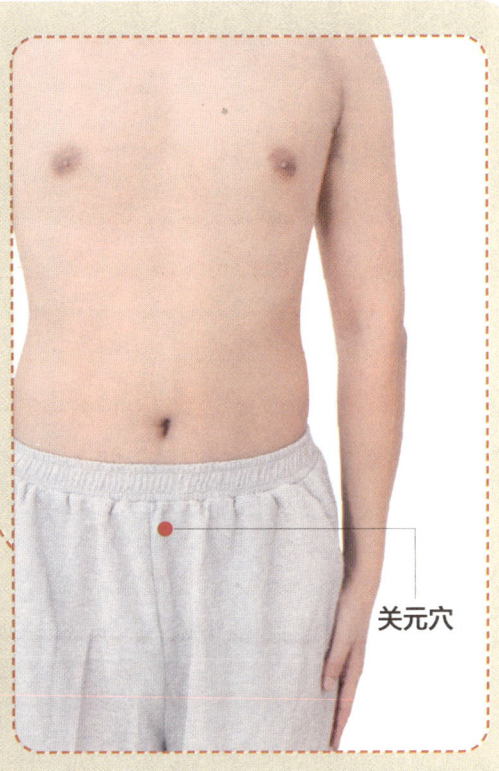

关元穴

## 肾俞穴

**标准定位** 位于腰部,当第2腰椎棘突下,后正中线旁开1.5寸处。

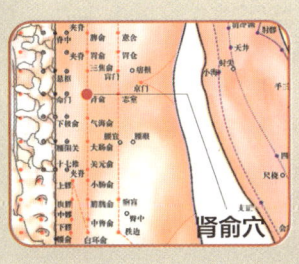

**快速取穴** 俯卧,肚脐对应椎体棘突下旁开2横指处即是此穴。

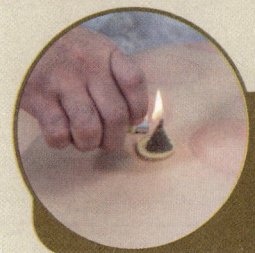

### 艾炷隔姜灸

每次灸5壮左右,以皮肤有温热感而不灼痛为度。

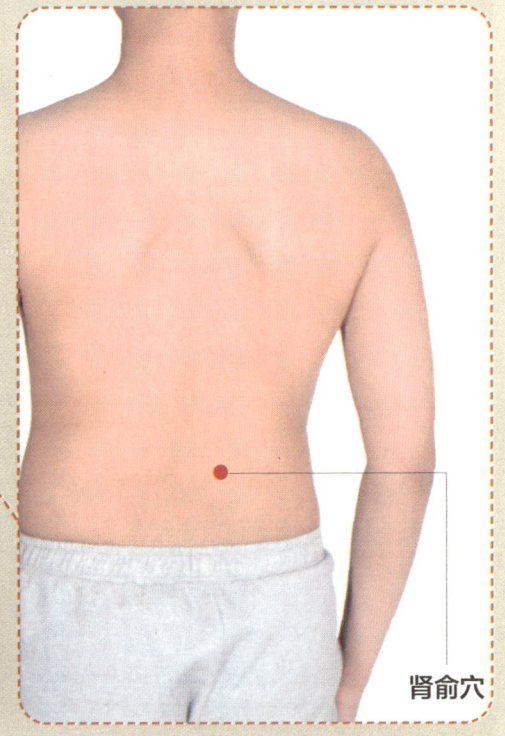

肾俞穴

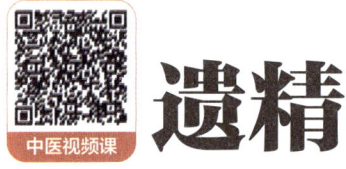

# 遗精

遗精是指在没有性交的情况下，精液自行流出的一种现象，偶尔遗精属于正常现象，但如果遗精过于频繁且伴有腰膝酸软、精神萎靡不振、失眠多梦、头晕眼花、面色发黄等症状的，就属于病态了。

## 对症施灸

**主穴** 三阴交穴、肾俞穴、关元穴。

**辅穴** 中极穴、志室穴、大赫穴、心俞穴、阴陵泉穴。

**方法** 艾条温和灸。

## 三阴交穴

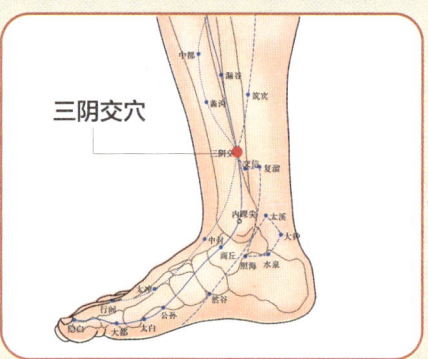

**标准定位**

位于小腿内侧，当足内踝尖上3寸，胫骨内侧缘后方。

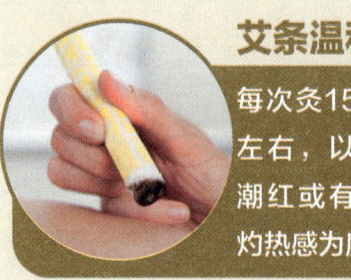

**艾条温和灸**

每次灸15分钟左右，以皮肤潮红或有轻微灼热感为度。

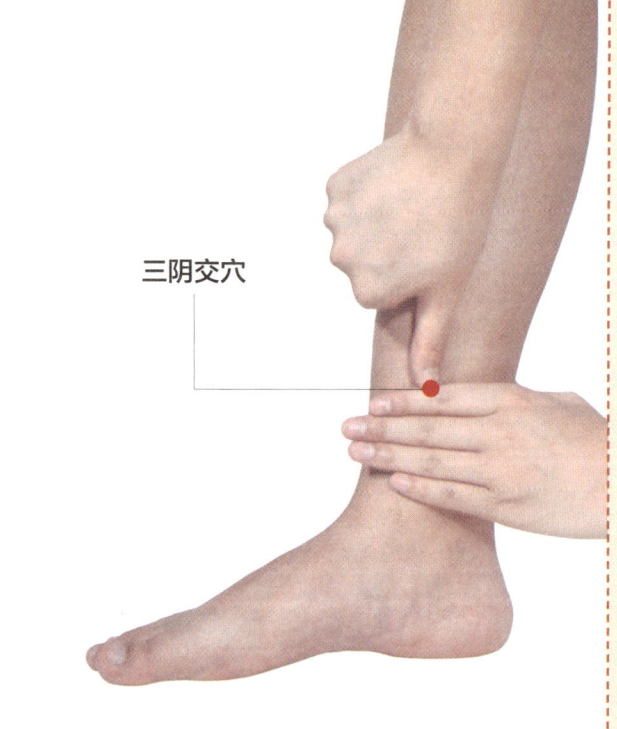

**快速取穴** 一手四指并拢，小指置于足内踝上缘，食指上缘、内踝尖正上方的凹陷处即是此穴。

# 肾俞穴

**标准定位** 位于腰部,当第2腰椎棘突下,后正中线旁开1.5寸处。

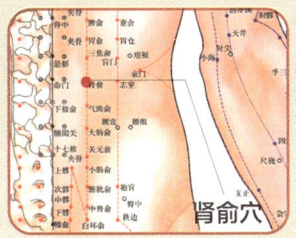
肾俞穴

**快速取穴** 俯卧,肚脐对应椎体棘突下旁开2横指处即是此穴。

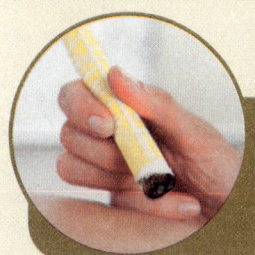

### 艾条温和灸
每次灸15分钟左右,以皮肤潮红或有轻微灼热感为度。

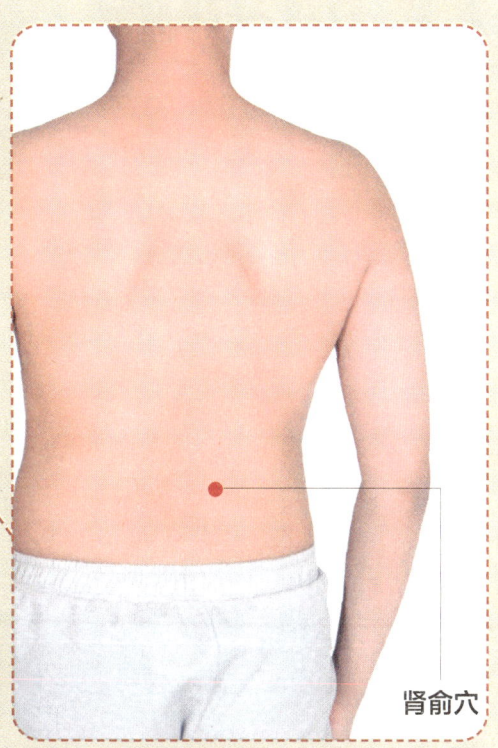
肾俞穴

---

# 关元穴

**标准定位** 位于下腹部,当前正中线上,脐中下3寸处。

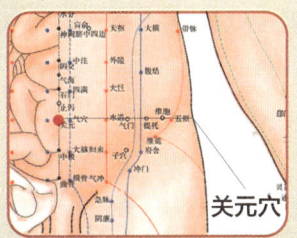
关元穴

**快速取穴** 肚脐直下4横指处即是此穴。

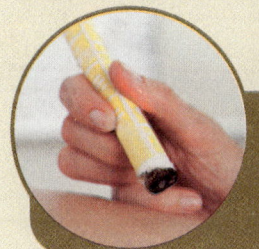

### 艾条温和灸
每次灸15分钟左右,以皮肤潮红或有轻微灼热感为度。

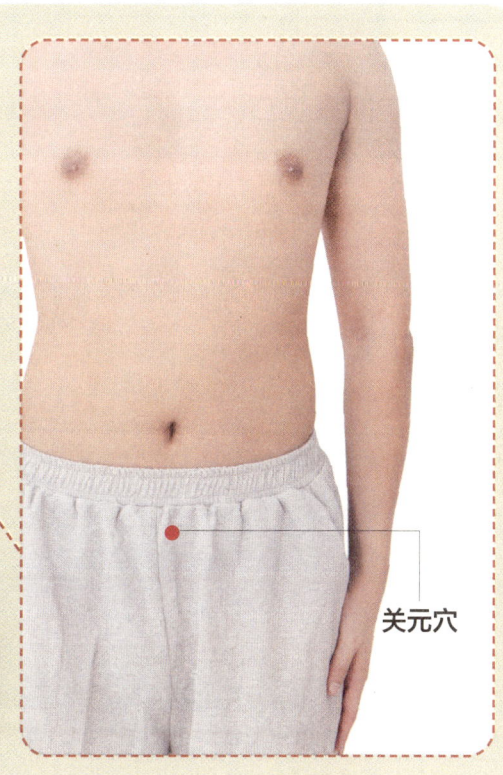
关元穴

# 前列腺炎

前列腺炎是一种常见的男性泌尿系统疾病，包括各种前列腺急、慢性炎症，主要表现为发热、排尿异常、尿频、尿急、尿痛、尿道分泌物异常、骨盆区域疼痛、性功能障碍等。该病的多发群体为50岁以下男性。

## 对症施灸

**主穴** 阴陵泉穴、中极穴、曲泉穴。

**辅穴** 太冲穴、膀胱俞穴、肾俞穴、三阴交穴。

**方法** 艾条温和灸，艾炷直接灸。

## 阴陵泉穴

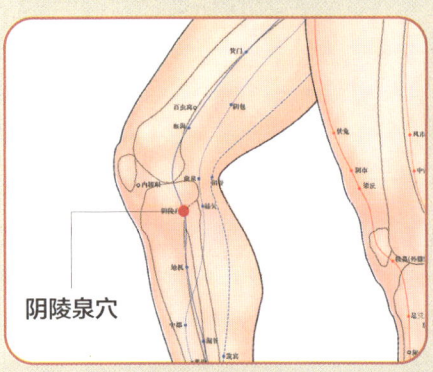

阴陵泉穴

**标准定位**
位于小腿内侧，当胫骨内侧髁下缘与胫骨内侧缘之间的凹陷中。

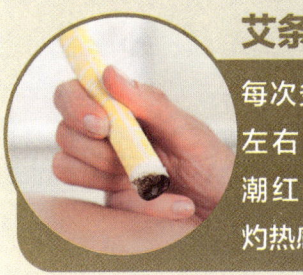

**艾条温和灸**
每次灸20分钟左右，以皮肤潮红或有轻微灼热感为度。

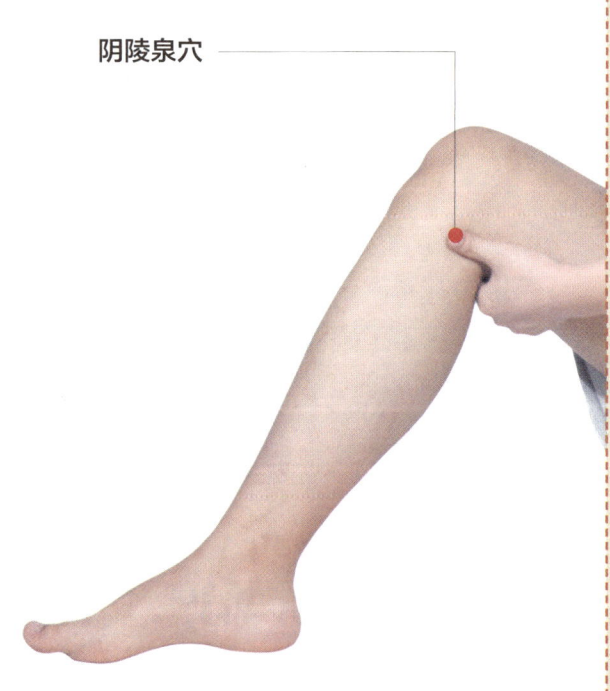

阴陵泉穴

**快速取穴** 用手指沿胫骨内缘自下向上推，至膝关节下方拐弯处，此处的凹陷即是此穴。

## 中极穴

**标准定位**

位于下腹部,当前正中线上,脐中下4寸处。

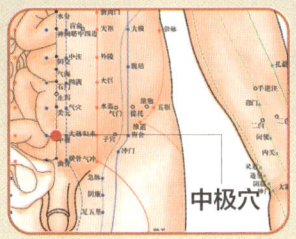

 **快速取穴**

肚脐直下,先量4横指,再量1横指处即是此穴。

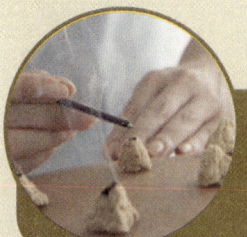

### 艾炷直接灸

每次灸3~5壮,以皮肤感到温热舒适为度。

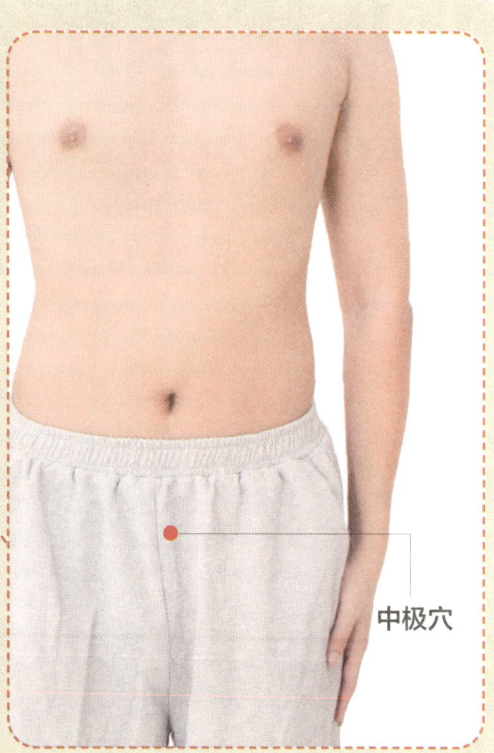

中极穴

---

## 曲泉穴

**标准定位**

位于膝部,当腘横纹内侧端,半腱肌肌腱内缘凹陷中。

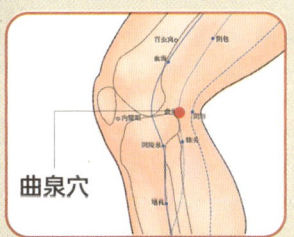

 **快速取穴**

正坐屈膝,膝关节内侧面腘横纹内侧端的凹陷处即是此穴。

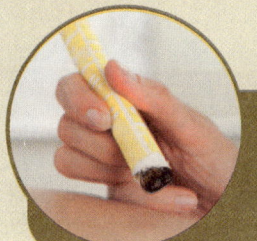

### 艾条温和灸

每次灸20分钟左右,以皮肤潮红或有轻微灼热感为度。

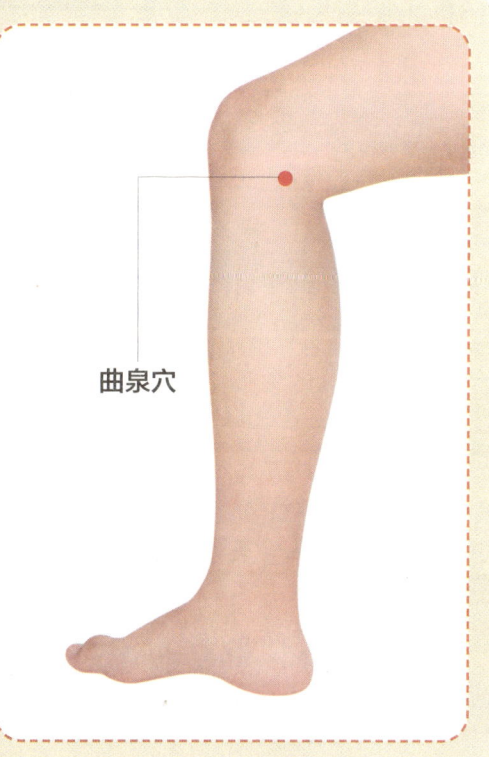

曲泉穴

# 小儿厌食症

小儿厌食症是一种慢性消化功能紊乱综合征,主要表现为长期食欲减退或没有食欲,进食量减少甚至拒绝进食。该病常见于1~6岁的儿童,患儿可能出现消瘦、面色萎黄等,严重者可导致贫血、营养不良、佝偻病等。

### 对症施灸

**主穴** 足三里穴、中脘穴、梁门穴。
**辅穴** 脾俞穴、胃俞穴、身柱穴、四缝穴。
**方法** 艾条温和灸。

## 足三里穴

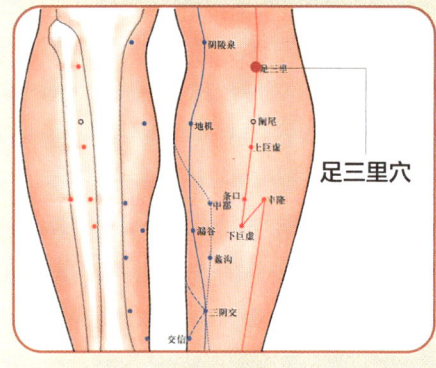

**标准定位**
位于小腿外侧,当犊鼻穴下3寸,犊鼻穴与解溪穴连线上。

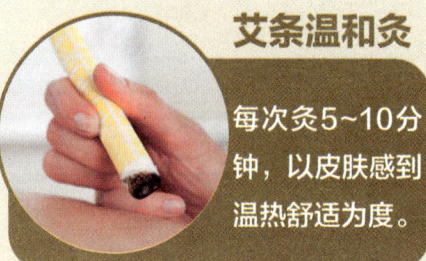

**艾条温和灸**
每次灸5~10分钟,以皮肤感到温热舒适为度。

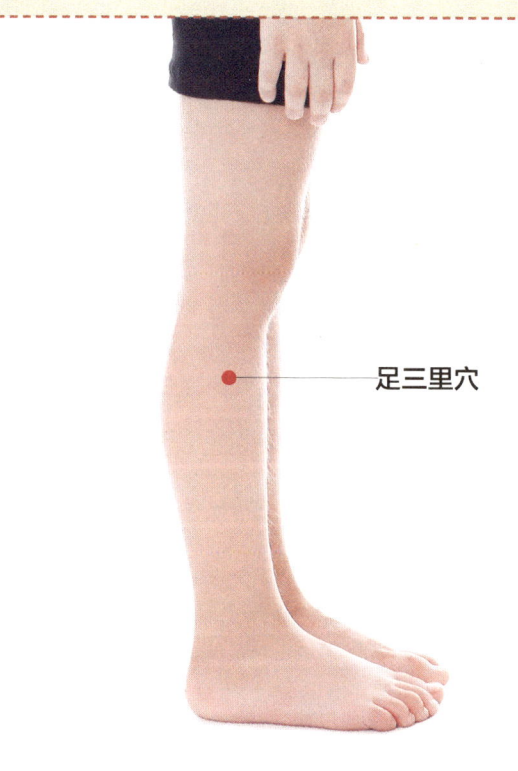

足三里穴

**快速取穴** 站位弯腰,同侧手虎口围住髌骨上外缘,其余四指向下,中指指尖处即是此穴。

# 中脘穴

**标准定位**　位于上腹部,当前正中线上,脐中上4寸处。

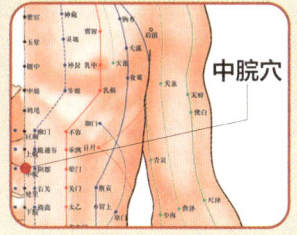

 快速取穴　肚脐直上,先量4横指,再量1横指处即是此穴。

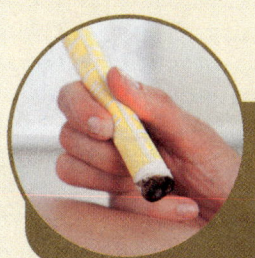

**艾条温和灸**　每次灸5~10分钟,以皮肤感到温热舒适为度。

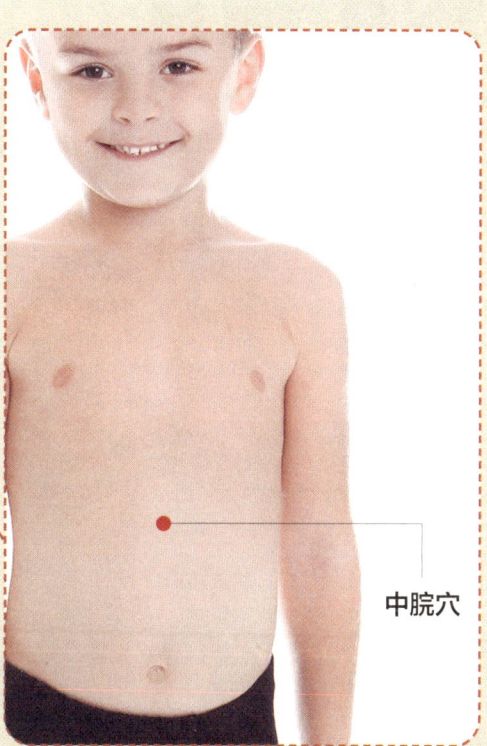

中脘穴

---

# 梁门穴

**标准定位**　位于上腹部,当脐中上4寸,前正中线旁开2寸处。

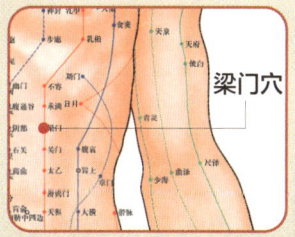

 快速取穴　取肚脐与剑胸联合连线的中点,再水平旁开3横指处即是此穴。

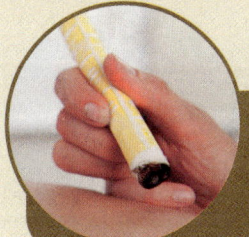

**艾条温和灸**　每次灸5~10分钟,以皮肤感到温热舒适为度。

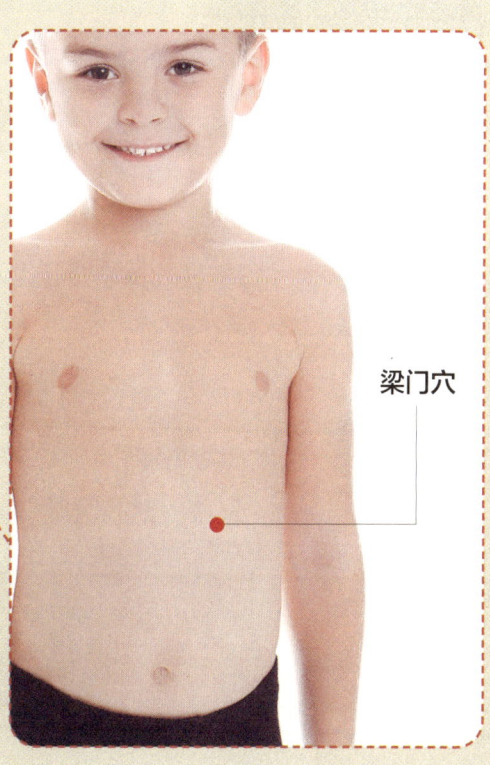

梁门穴

# 小儿遗尿

小儿遗尿是指5岁以上的儿童在睡眠中不自觉地排出小便，醒后才发觉的一种病症。患儿一般睡眠较沉，不容易唤醒，隔几天或每天都发生遗尿，甚至一晚发生多次，且白天过度活动后遗尿次数增多。

## 对症施灸

**主穴** 肾俞穴、膀胱俞穴、气海穴。
**辅穴** 关元穴、命门穴、中极穴、三阴交穴。
**方法** 艾条温和灸。

## 肾俞穴

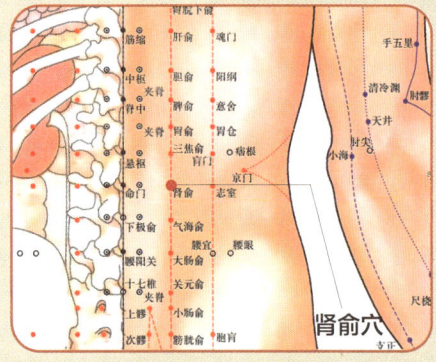

**标准定位** 位于腰部，当第2腰椎棘突下，后正中线旁开1.5寸处。

**艾条温和灸**
每次灸5~10分钟，以皮肤感到温热舒适为度。

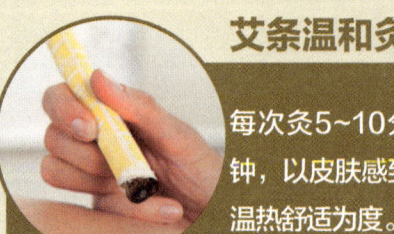

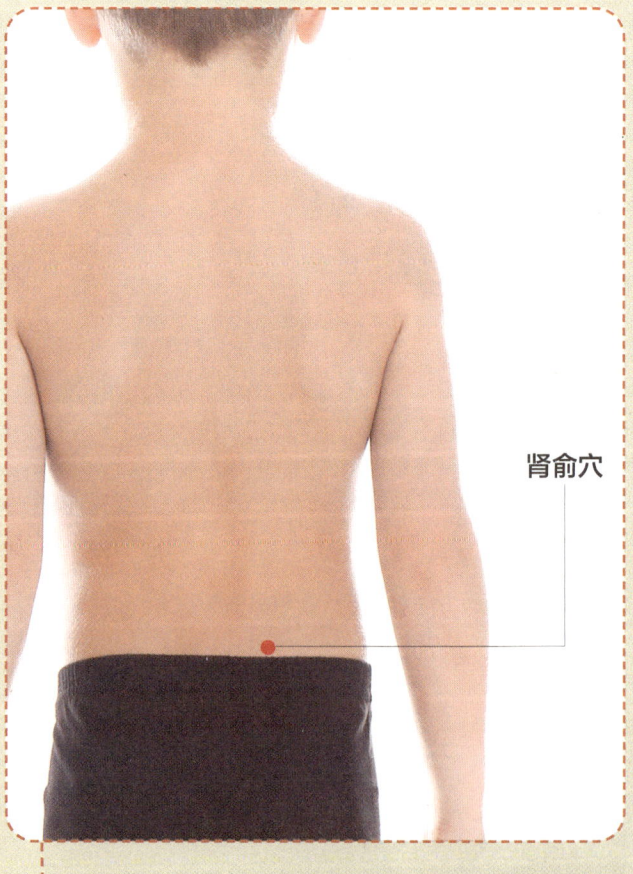

肾俞穴

**快速取穴** 俯卧，肚脐对应椎体棘突下旁开2横指处即是此穴。

## 膀胱俞穴

**标准定位** 位于骶部，横平第2骶后孔，当骶正中嵴旁开1.5寸处。

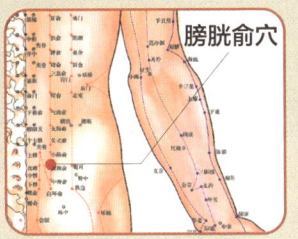

**快速取穴** 俯卧，两髂嵴高点连线与脊柱交点向下推3个椎体，该椎体旁开2横指处即是此穴。

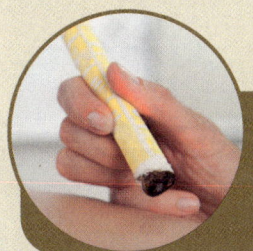

### 艾条温和灸

每次灸5~10分钟，以皮肤感到温热舒适为度。

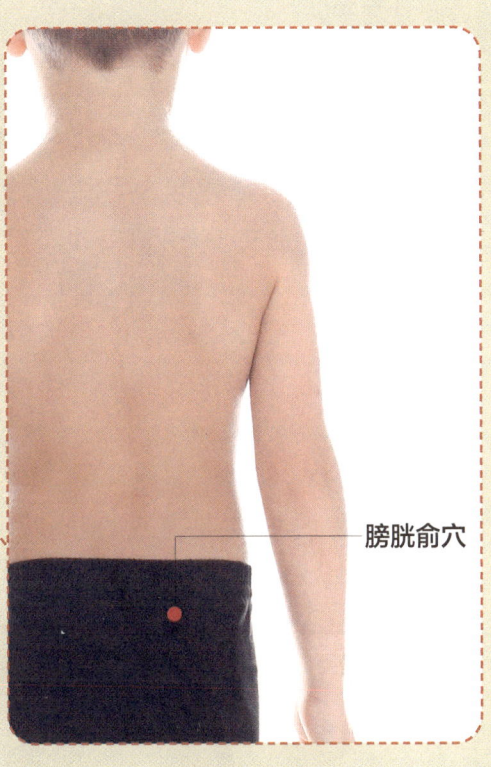

膀胱俞穴

---

## 气海穴

**标准定位** 位于下腹部，当前正中线上，脐中下1.5寸处。

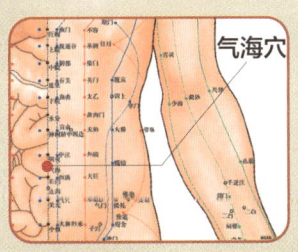

**快速取穴** 肚脐直下2横指处即是此穴。

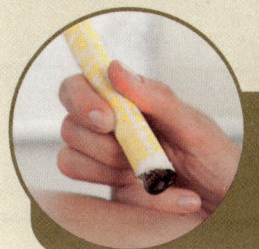

### 艾条温和灸

每次灸5~10分钟，以皮肤感到温热舒适为度。

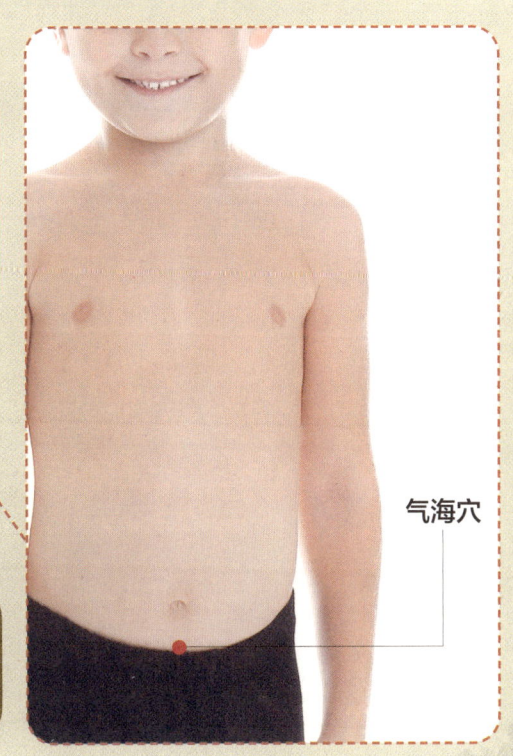

气海穴

# 夜啼

夜啼是一种睡眠障碍，常见于1岁以内的小儿，指小儿白天正常吃奶、玩耍，且可以安静入睡，但到了晚上就会啼哭不止，有的小儿每晚定时啼哭，有的小儿时哭时止，情况甚至可持续整个夜晚。

## 对症施灸

**主穴** 中冲穴、神阙穴、公孙穴。

**辅穴** 通里穴、劳宫穴、涌泉穴、神门穴。

**方法** 艾条雀啄灸，艾条温和灸。

## 中冲穴

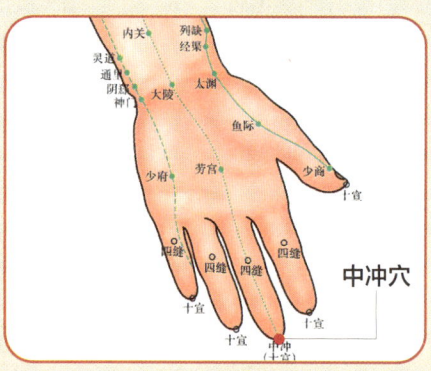

**标准定位**
位于手指，当中指指尖中点，距指甲游离缘约0.1寸处。

**艾条雀啄灸**
每次灸5~10分钟，以皮肤感到温热舒适为度。

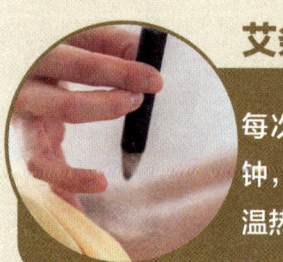

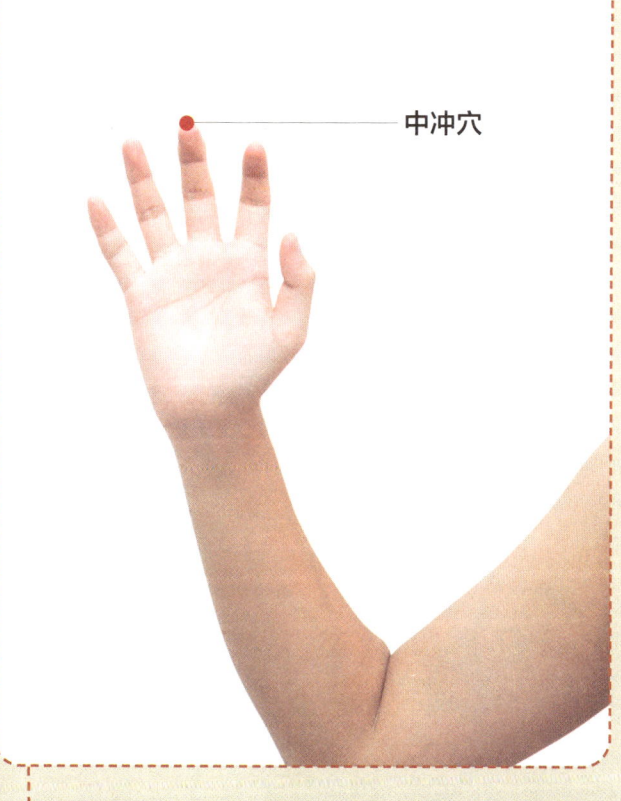

**快速取穴** 仰掌，微屈指，中指尖端中央即是此穴。

## 神阙穴

**标准定位**

位于腹中部,当脐中央处。

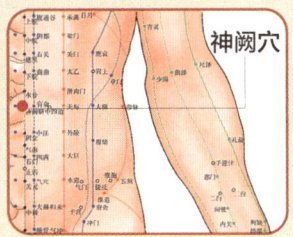

神阙穴

**快速取穴** 脐窝中点处即是此穴。

### 艾条温和灸

每次灸5~10分钟,以皮肤潮红湿润为度。

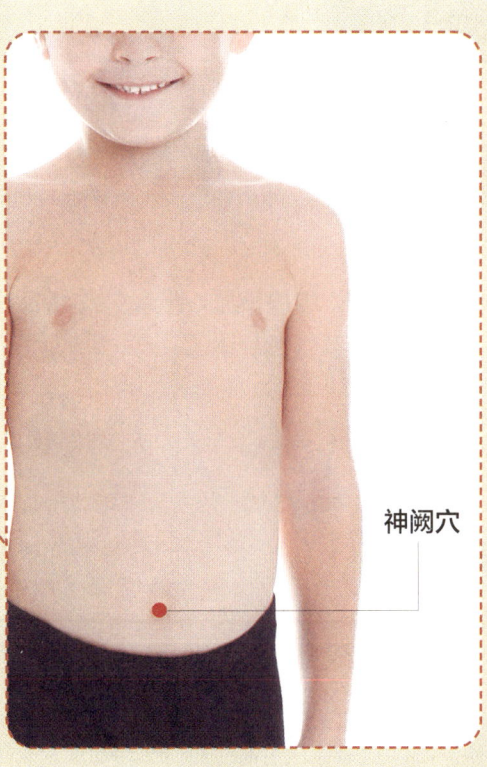

神阙穴

---

## 公孙穴

**标准定位**

位于足内侧,当第1跖骨底的前下方赤白肉际处。

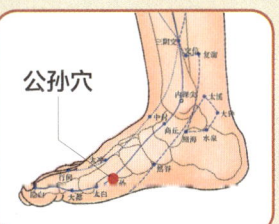

公孙穴

**快速取穴** 足大趾与足掌所构成的关节内侧,弓形骨前段下缘凹陷处即是此穴。

### 艾条雀啄灸

每次灸5~10分钟,以皮肤感到温热舒适为度。

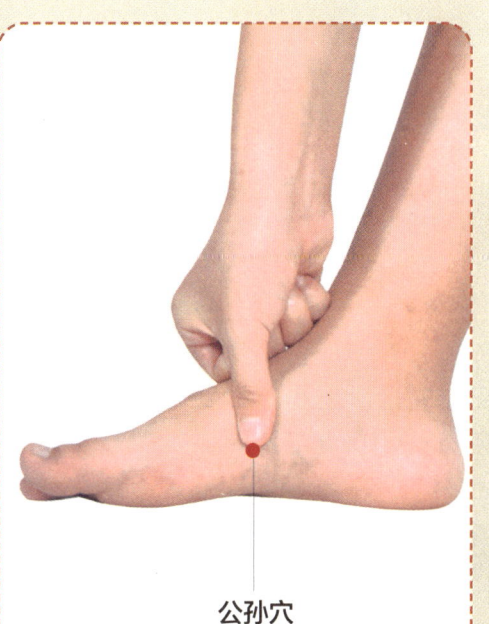

公孙穴

# 附录：艾灸问答

## 哪种体质的人适宜艾灸？

中医将人的体质分为9种，分别为平和体质、气虚体质、阳虚体质、阴虚体质、湿热体质、痰湿体质、血瘀体质、气郁体质和特禀体质。

平和体质的人身体健康，艾灸可以保持阴阳调和，防止身体出现偏颇；气虚体质的人元气不足，常气短、乏力，艾灸可以补充元气；阳虚体质的人阳气不足，畏寒怕冷，艾灸可以温经散寒、扶阳固本；阴虚体质的人阴液亏损，容易感受热、燥、暑邪，艾灸需适量，既要滋阴，又要避免上火；湿热体质的人湿热内蕴，易患皮肤病，艾灸要慎重选穴，避免助火化热；痰湿体质的人聚湿生痰，形体多偏胖，艾灸可以祛湿化痰；血瘀体质的人血行不畅，常发生痛证，并易长斑，艾灸可以促进血液循环；气郁体质的人气机郁滞，常胸闷气满，艾灸可以疏肝理气；特禀体质的人体质特殊，容易过敏，艾灸可益气固表，增强身体免疫力。

## 更年期女性适合艾灸吗？

更年期是女性绝经前后的一个生理阶段，大多发生于45~55岁。这个阶段的女性常有月经紊乱、精神不佳、自汗盗汗、睡眠障碍、头痛、心悸、易疲劳、关节疼痛、记忆力下降、焦虑、易怒等症状。

艾灸可以温通经脉、升阳举陷、增强脏腑功能，具有调和气血、调经止痛、缓解疲劳、镇静安神等作用。因此，更年期女性可以通过艾灸进行调理，以缓解相关症状。

## 艾灸时的烟雾对身体有害吗？

无论是艾条灸还是艾炷灸，都会产生一定的烟雾，这些烟雾并不会对健康产生危害。相反，艾灸时的烟雾还有一定杀灭细菌、净化空气的作用。但在给患有呼吸系统疾病的人群进行艾灸时应特别注意，一定要保证房间空气流通，以免烟雾浓度过高，对患者产生刺激，使其出现咳嗽、哮喘等症状。

## 艾灸会出现过敏的情况吗？

虽然极少发生，但艾灸也会出现过敏的情况。这种情况主要发生于过敏体质的人，这类人群一般对多种药物过敏，或者患有哮喘、荨麻疹等。艾灸时产生的香味和烟雾可能会使其出现过敏反应，如鼻塞、流鼻涕、皮肤瘙痒、起红疹等，此时应立即停止艾灸。如果患者出现胸闷、头晕、面色苍白、大汗淋漓、呼吸急促等症状，表明过敏严重，应尽快到医院就诊。

## 药艾条比纯艾条效果更好吗？

纯艾条就是用艾绒制作而成的艾条，药艾条则是在艾绒中加入某些药物制作而成的艾条。纯艾条作用普遍、适用范围广，几乎适用于所有病症和身体所有穴位。药艾条因加入了桂枝、白芷、香附、细辛、陈皮、高良姜等药物而增强了驱寒、止痛等功效，主要用于风寒湿痹、肌肉酸痛、关节疼痛等症的治疗。因此，药艾条和纯艾条可以说各有千秋，使用时可根据具体情况进行选择。

## 常用艾灸保健穴有哪些？

足三里穴：位于小腿外侧，当犊鼻穴下3寸，犊鼻穴与解溪穴连线上，具有和胃健脾、通腑化痰、促进消化等功效，艾灸时可以采用艾条温和灸、艾炷直接灸等方法。

关元穴：位于下腹部，当前正中线上，脐中下3寸处，具有温阳固脱、补肾培元、通利小便等功效，艾灸时可以采用艾炷直接灸、艾条温和灸等方法。

中脘穴：位于上腹部，当前正中线上，脐中上4寸处，具有降逆利水、健脾益胃、通调腑气等功效，艾灸时可以采用艾条温和灸、艾炷直接灸等方法。

涌泉穴：位于足底部，当足底第2、第3趾趾缝纹头端与足跟连线的前1/3与后2/3交点处，具有醒脑开窍、散热生气、滋阴益肾等功效，艾灸时可以采用艾炷隔姜灸、艾条温和灸等方法。

大椎穴：位于颈后部，当后正中线上，第7颈椎棘突下凹陷中，具有清热解表、截疟止痛、宁心安神等功效，艾灸时可以采用艾炷隔姜灸、艾条温和灸等方法。

命门穴：位于腰部，当后正中线上，第2腰椎棘突下凹陷中，具有补肾壮阳、调理冲任、固本培元等功效，艾灸时可以采用艾炷隔姜灸、艾炷直接灸等方法。

神阙穴：位于腹中部，当脐中央处，具有温阳救逆、健运脾胃、培元固脱等功效，艾灸时可以采用艾炷隔盐灸、艾条温和灸等方法。

气海穴：位于下腹部，当前正中线上，脐中下1.5寸处，具有调经固精、益气助阳、强壮体质等功效，艾灸时可以采用艾炷隔姜灸、艾条温和灸等方法。

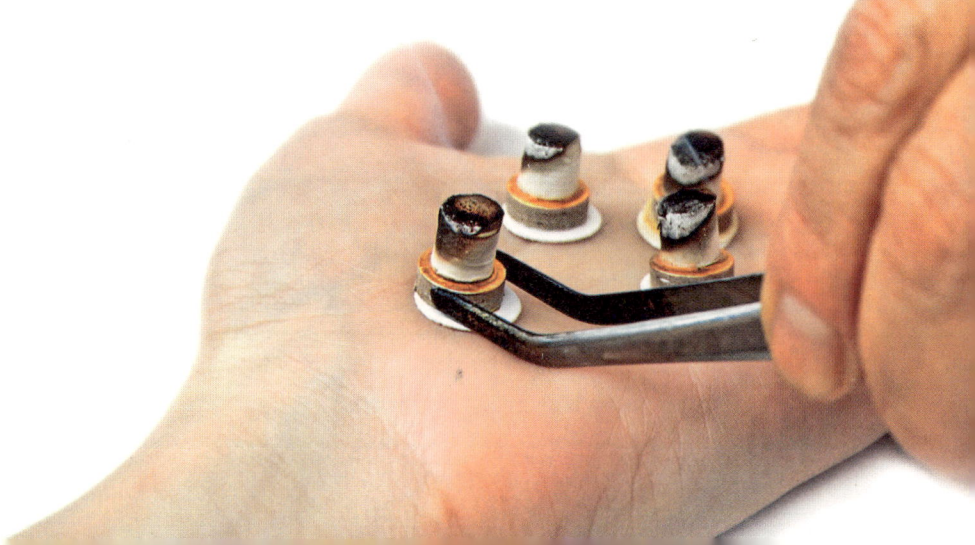